ゼロから完全攻略！
登録販売者 独学テキスト
（改訂2版1刷）

追 補

厚生労働省「試験問題の作成に関する手引き」（令和5年4月一部改訂）に伴い内容の一部に変更がありました．
本編の内容と併せてご参照ください．

赤字：改定箇所
<u>下線</u>：重要箇所

南 山 堂

（2023年7月）

● p.8　表

【旧】

		消費者庁の審査	許可等のマーク	用途・機能の表示	表示例
特別用途食品		必要	あり (p.387 参照)	特別の用途	嚥下困難者 乳児用
保健機能食品	特定保健用食品（トクホ）	必要	あり (p.388 参照)	科学的根拠に基づいた機能	血圧が高めの人に適する
	栄養機能食品	不要	なし	ビタミン・ミネラルなどの栄養成分の機能	鉄は，赤血球を作るのに必要な栄養素である
	機能性表示食品※	不要 （届出制）	なし	科学的根拠に基づいた機能	脂肪の吸収を抑える

【新】

		消費者庁の審査	許可等のマーク	用途・機能の表示	表示例
特別用途食品		必要	あり (p.387 参照)	特別の用途	嚥下困難者用 乳児用
保健機能食品	特定保健用食品（トクホ）	必要	あり (p.388 参照)	特定の保健の用途	血圧が高めの人に適する
	栄養機能食品	不要	なし	ビタミン・ミネラルなどの栄養成分の機能	鉄は，赤血球を作るのに必要な栄養素である
	機能性表示食品※	不要 （届出制）	なし	科学的根拠に基づいた機能	脂肪の吸収を抑える

● p.167　上から 13 行目

【旧】ボレイ（イボタガキ科のカキの貝殻を基原とする生薬）などの生薬成分も，含有する炭酸カルシウムにより制酸作用を示します．

【新】ボレイ（イタボガキ科のカキの貝殻を基原とする生薬）などの生薬成分も，含有する炭酸カルシウムにより制酸作用を示します．

● p.307　上から 4 行目

【旧】○クレゾール石けん液

【新】○クレゾール石ケン液

● p.307　見出し
【旧】
クレゾール石けん液
【新】
クレゾール石ケン液

● p.309　表
【旧】
殺菌消毒成分一覧

適応部位	成分名	適用範囲				備考
		一般細菌	結核菌	真菌	ウイルス	
手指・皮膚,器具	クレゾール石けん液	○	○	○	×（一部○）	刺激性が強いため，原液が直接皮膚に付着しないようにする必要がある．
	エタノール	○	○	○	○	イソプロパノールは，ウイルスに対する不活性効果はエタノールよりも低い．刺激性，揮発性がある．
	イソプロパノール	○	○	○	○	
	クロルヘキシジングルコン酸塩	○	×	○	×	

【新】
殺菌消毒成分一覧

適応部位	成分名	適用範囲				備考
		一般細菌	結核菌	真菌	ウイルス	
手指・皮膚,器具	クレゾール石ケン液	○	○	○	×（一部○）	刺激性が強いため，原液が直接皮膚に付着しないようにする必要がある．
	エタノール	○	○	○	○	イソプロパノールは，ウイルスに対する不活性効果はエタノールよりも低い．刺激性，揮発性がある．
	イソプロパノール	○	○	○	○	
	クロルヘキシジングルコン酸塩	○	×	○	×	

● p.309　コメント

【旧】

クレゾール石けん液とクロルヘキシジングルコン酸塩の適応範囲を注意すれば，残りはすべてに効くと覚えられますね．

【新】

クレゾール石ケン液とクロルヘキシジングルコン酸塩の適応範囲を注意すれば，残りはすべてに効くと覚えられますね．

● p.310　練習問題（3）

【旧】

（3）クレゾール石けん液は，結核菌を含む一般細菌類，真菌類，ウイルスに対して比較的広い殺菌消毒作用を示す．

【新】

（3）クレゾール石ケン液は，結核菌を含む一般細菌類，真菌類，ウイルスに対して比較的広い殺菌消毒作用を示す．

● p.360　表

【旧】

| 生薬名 | 基　原 | 作用等 |
		出題箇所
ボレイ	**イボタガキ**科のカキの貝殻	**制酸** 炭酸カルシウム含有
		胃の薬

【新】

| 生薬名 | 基　原 | 作用等 |
		出題箇所
ボレイ	**イタボガキ**科のカキの貝殻	**制酸** 炭酸カルシウム含有
		胃の薬

● p.388　表

【旧】

		消費者庁の審査	許可等のマーク	用途・機能の表示	表示例
特別用途食品		必要	あり	特別の用途	嚥下困難者 乳児用
保健機能食品	特定保健用食品（トクホ）	必要	あり	科学的根拠に基づいた機能	血圧が高めの人に適する
	栄養機能食品	不要	なし	ビタミン・ミネラルなどの栄養成分の機能	鉄は，赤血球を作るのに必要な栄養素である
	機能性表示食品	不要 （届出制）	なし	科学的根拠に基づいた機能	脂肪の吸収を抑える

【新】

		消費者庁の審査	許可等のマーク	用途・機能の表示	表示例
特別用途食品		必要	あり	特別の用途	嚥下困難者用 乳児用
保健機能食品	特定保健用食品（トクホ）	必要	あり	特定の保健の用途	血圧が高めの人に適する
	栄養機能食品	不要	なし	ビタミン・ミネラルなどの栄養成分の機能	鉄は，赤血球を作るのに必要な栄養素である
	機能性表示食品	不要 （届出制）	なし	科学的根拠に基づいた機能	脂肪の吸収を抑える

● p.397　上から1行目

【旧】また，第二類医薬品または第三類医薬品を販売し、授与する店舗において、登録販売者が管理者となる際は、薬局、店舗販売業または配置販売業において、下記期間が過去5年間のうち、通算して2年以上（従事期間が月単位で計算して、1カ月に80時間以上従事した月が24月以上、または、従事期間が通算して2年以上あり、かつ、過去5年間において合計1,920時間以上）あることが必要です。（規則第140条第1項）

> ○一般従事者として薬剤師または登録販売者の管理および指導の下に実務
> に従事した期間
>
> ○登録販売者として業務に従事した期間

【新】また、第二類医薬品または第三類医薬品を販売し、授与する店舗におい
て、登録販売者が管理者となる際は、次の3つのいずれかに該当する必要があ
ります。（規則第140条第1項）

> 1．薬局，店舗販売業または配置販売業において，下記期間が<u>過去5年間</u>
> <u>のうち、通算して2年以上</u>（従事期間が月単位で計算して，1カ月に80
> 時間以上従事した月が24月以上、または、従事期間が通算して2年以上
> あり、かつ、過去5年間において合計1,920時間以上）ある
>
> 2．下記期間が過去5年間のうち、<u>通算して1年以上</u>（従事期間が月単位
> で計算して、1カ月に160時間以上従事した月が12月以上、または、従
> 事期間が通算して1年以上あり、かつ、過去5年間において合計1,920
> 時間以上）あり、研修実施機関が行う毎年度受講する必要がある研修に
> 加えて、<u>店舗の管理および法令遵守に関する追加的な研修を修了してい</u>
> <u>る</u>
>
> 3．下記期間が<u>通算して1年以上であり、かつ、過去に店舗管理者等とし</u>
> <u>て業務に従事した経験がある</u>
>
> ○一般従事者として薬剤師または登録販売者の管理および指導の下に実務
> に従事した期間
>
> ○登録販売者として業務に従事した期間

● p.399　上から3行目

【旧】第二類医薬品または第三類医薬品を販売等する区域の区域管理者におい
て登録販売者が管理者となる際は、薬局、店舗販売業または配置販売業におい
て、下記期間が<u>過去5年間のうち、通算して2年以上</u>あることが必要です。（規
則第149条の2）

> ○一般従事者として薬剤師または登録販売者の管理および指導の下に実務
> に従事した期間
>
> ○登録販売者として業務に従事した期間

【新】第二類医薬品または第三類医薬品を販売等する区域において登録販売者

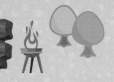

目次

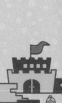

特に色分けされた重要語句やアンダーラインは，試験において出題されやすいポイントです．意識的に覚えるようにしましょう．

　ステップ２では，各章の練習問題の８割以上を正答できるように進めていきましょう．またこの段階で，各章ごとに過去問題を解いてみるのも記憶の定着に有効です．

ステップ３：模擬試験を実施して現状を把握する

　本書では，過去問題から頻出問題を厳選して，一部改訂した解説付きの模擬試験をインターネット上に公開しています．模擬試験に挑戦して学習状況を把握してみましょう．また，正答できなかった問題については，必ず問題の解説や本書の本文を確認しましょう．
（模擬試験の URL：https://www.nanzando.com/downloads/70732.php）

ステップ４：不得意分野を学習し，過去問題を解く

　登録販売者試験では，満点を取る必要はありません．模擬試験で把握した不得意な分野を再度学習して全体的な正答率の底上げをしていきましょう．漢方処方製剤と生薬製剤一覧は覚える量が多いため，繰り返し学習することをお勧めします．

　不得意な分野を勉強した後は，受験予定の都道府県の過去問題を章ごとに解いて，理解を深めましょう．

　過去問題については，各都道府県ホームページにて公開されているほか，過去問題集として解説付きで出版されているものもあります．

メディカルライフデザインについて

　本書は「登録販売者試験対策サイト　メディカルライフデザイン」（https://medical-lifedesign.net/）で公開している各章解説の完全版として出版しております．ホームページもあわせてご利用ください．

合格までのステップ

登録販売者試験の合格を目指し，本書での学習を進めるにあたって，お勧めの学習方法を4つのステップに分けて解説します．

合格までの効率的な学習ステップ

次に示すステップをイメージしながら学習を進めることをお勧めします．

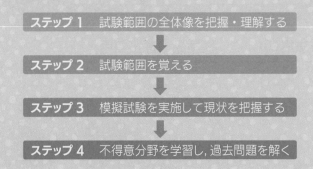

ステップ1 試験範囲の全体像を把握・理解する

ステップ2 試験範囲を覚える

ステップ3 模擬試験を実施して現状を把握する

ステップ4 不得意分野を学習し，過去問題を解く

ステップ1：試験範囲の全体像を把握・理解する

試験範囲がとても広いため，すべての内容を確実に覚えていこうとすると，学習するのに時間が掛かってしまいます．覚えることよりも，まずは理解することを意識して本書での学習を進めてみましょう．

ただ読み流すわけではなく，イラストや図，アドバイスなども参考にして，記載内容を簡潔にイメージすることで，全体像の把握・理解が深まり知識が定着しやすいです．

また各章の練習問題は，現段階で正答できなくても心配ありません．解答と解説を確認して，問われている内容を理解しましょう．

全体像を把握・理解することで，ステップ2の暗記効率や学習速度が飛躍的に上がります．

ステップ2：試験範囲を覚える

次は覚えることを意識して試験範囲の学習をもう一度進めてみましょう．当然，内容を忘れていることもありますが，全体像の把握・理解をしていれば，覚えることに集中して学習することができます．

原文に近い文章でまとめました．各章の解説には細かく練習問題を設けているため，解き進めながら理解を深めることできます．また，内容をイメージしやすくするために詳細な人体のイラストなどを解説に盛り込みました．

　効率よく学習する方法を，合格までのステップ（p.ⅷ）で紹介しています．

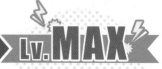

第4章	第5章	Lv.MAX
薬事関係法規・制度	医薬品の適正使用・安全対策	いざ 模擬試験へ！

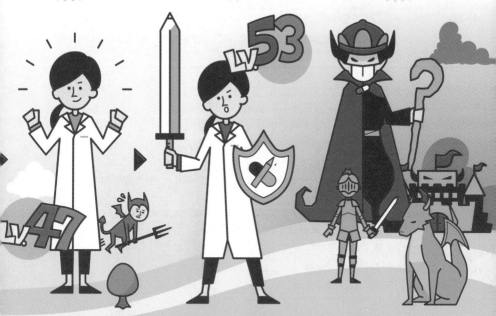

　薬事に関連する法令について学習します．理解するために時間が掛かる章になりますが，焦らずコツコツと進めましょう．

　添付文書や製品表示の読み方，副作用情報の収集・評価・措置などについて学習します．最後まで諦めずに学習していきましょう．

　頻出問題を厳選して，一部改訂した模擬試験をダウンロードできます．学習状況の確認や不得意分野を把握するために挑戦してみましょう．
（https://www.nanzando.com/downloads/70732.php）

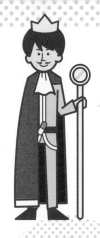

本書の特徴
　本書は，厚生労働省作成の「試験問題作成に関する手引き」を基に，登録販売者試験に合格することを目標としています．そのため，理解がより難しくなる疾患名などの用語解説は敢えて行わず，出題傾向の高い箇所は，可能な限り「手引き」の

第1章	→	第2章	→	第3章
医薬品に共通する特性と基本的な知識		人体の働きと医薬品		主な医薬品とその作用

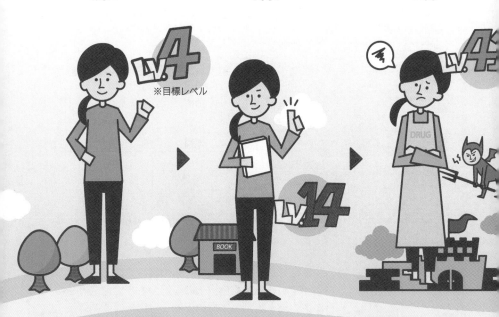

※目標レベル

医薬品の全般的な基礎知識や薬害の歴史などを学習します．医薬品に関する知識がない人にも学習を始めやすい章です．

人体の基本的な構造と医薬品が効果を発現する仕組みなどを学習します．第3章を学習するための土台となる章になります．

具体的な症状や，個々の有効成分について期待される作用と注意が必要な副作用などを学習します．最も出題数が多い章です．

登録販売者試験について

　登録販売者試験は各都道府県において少なくとも年1回は施行されます．各都道府県で試験日が異なっており，通例，毎年8月から12月にわたって試験が行われます．具体的な試験情報や受験方法については，各都道府県のホームページをご確認ください．

受験資格

　2015年度より，実務経験や学歴などの要件が不要となり，誰でも受験することが可能になりました．また原則的に住所と関係なく全国どの都道府県でも受験可能で，受験日が異なれば，複数の都道府県で受験できます．

出題範囲

　試験問題は，厚生労働省作成の「試験問題作成に関する手引き」から出題されます．

試験形式と試験項目

　試験形式はすべて選択式のマークシート方式による筆記試験です．試験項目は以下のとおりになります．

試験項目	出題数	配分時間
第1章 医薬品に共通する特性と基本的な知識	20問	40分
第2章 人体の働きと医薬品	20問	40分
第3章 主な医薬品とその作用	40問	80分
第4章 薬事関係法規・制度	20問	40分
第5章 医薬品の適正使用・安全対策	20問	40分
合計	120問	240分

　実際の試験では，午前・午後ともに各60問を120分（計240分）で解答するものとなっており，午前・午後の試験項目は各都道府県により異なります．

合格基準

　試験の合格基準は，総出題数に対して7割程度の正答の場合であって，試験項目ごとに，都道府県知事が定める一定割合以上の正答のときに合格とされています．都道府県知事が定める一定割合は概ね3割5分または4割以上の正答とされており，各都道府県によって異なります．

合格率

　合格率は都道府県によってバラつきがありますが，毎年概ね45%前後です．

登録販売者とは

　登録販売者とは，2009年の改正薬事法（現：医薬品，医療機器等の品質，有効性及び安全性の確保等に関する法律）の施行により新設された，一部の一般用医薬品を販売することができる専門家のことです．

　一般用医薬品は，OTC医薬品とも呼ばれ，薬剤師や医薬関係者からの情報に基づき，一般の生活者が選択して使用する医薬品です．一般用医薬品は，保健衛生上のリスクに応じて，第一類医薬品，第二類医薬品，第三類医薬品に分類されており，このうち，登録販売者は第二類医薬品と第三類医薬品を販売することができます．

　登録販売者になるには，都道府県が実施している登録販売者試験に合格し，販売従事登録を受ける必要があります．

分　　類	一般用医薬品		
	第一類医薬品	第二類医薬品	第三類医薬品
説　　明	リスクが特に高いもの，もしくは新たに一般用医薬品となった医薬品	リスクが比較的高いもの	リスクが比較的低いもの
薬剤師による販売	○	○	○
登録販売者による販売	×	○	○

登録販売者の役割

① 適切な情報収集と説明により**セルフメディケーション**を推進する役割
② 症状に応じ医療機関等への受診を勧奨する役割

　一般用医薬品のインターネット販売が可能となり（2014年6月12日〜），登録販売者の活躍が，ますます期待されるようになりました．

序

　登録販売者が公的資格として新設されて以降，インターネットを通じて一部の医薬品の販売が可能となったことや，セルフメディケーション税制などにより，近年セルフメディケーションに大きな注目が集まっています．セルフメディケーションの中心は一般の生活者ではありますが，一般用医薬品（OTC医薬品）の選択についてのアドバイスや医療機関への受診勧奨には薬剤師のみならず，登録販売者の活躍が期待されています．多くの方が，登録販売者試験の学習を通じて医薬品の知識を習得することは，適切なセルフメディケーションの推進に繋がると考えます．

　一般用医薬品がより身近な存在となる一方で，いわゆる健康食品も含め不適切な使用による健康被害が報告されています．適切な医薬品の使用を促していくには，科学的な根拠に基づいたアドバイスが欠かせません．これは医薬関係者の一員である登録販売者にも求められていることとなります．こうした背景も踏まえ，医学薬学専門の出版社である南山堂より登録販売者試験の参考書を出版できたことは，大きな意味を持つものだと考えています．

　また，令和4（2022）年3月に厚生労働省より登録販売者試験における「試験問題作成に関する手引き」の改定が発表されました．改定内容として主に，フィブリノゲン製剤や血液凝固第IX因子製剤の投与によりC型肝炎ウイルスに感染したことに対する損害賠償訴訟，要指導医薬品や一般用医薬品を販売する際にお薬手帳を活用することについて新たに盛り込まれました．このほか，生薬の基原に関しラテン語表記のものが増えるなど，より難しく感じる内容となっています．

　登録販売者試験に合格するためには，最後まで諦めずコツコツと学習していくことが非常に重要です．AIが急速に普及する中，AIに置き換わることができない職能や資格を目指される皆様に対し，本書が役立てば幸いです．

2022年7月

吉川　泰紀

ゼロから完全攻略！

登録販売者

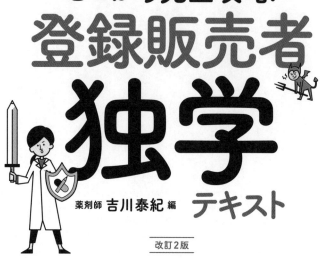

独学

テキスト

薬剤師 吉川泰紀 編

改訂2版

南 山 堂

事期間が通算して１年以上あり、かつ、過去５年間において合計 1,920 時間以上）あり、研修実施機関が行う毎年度受講する必要がある研修に加えて、<u>店舗または区域の管理および法令遵守に関する追加的な研修を修了している</u>

3. 下記期間が<u>通算して１年以上</u>であり、かつ、<u>過去に店舗管理者等として業務に従事した経験がある</u>

○一般従事者として薬剤師または登録販売者の管理および指導の下に実務に従事した期間

○登録販売者として業務に従事した期間

● p.418　下から６行目

【旧】

---

1. エフェドリン
2. コデイン（鎮咳去痰薬<ruby>鎮咳去痰薬<rt>ちんがいきょたんやく</rt></ruby>に限る）
3. ジヒドロコデイン（鎮咳去痰薬に限る）
4. ブロモバレリル尿素
5. プソイドエフェドリン
6. メチルエフェドリン（鎮咳去痰薬のうち、内用液剤に限る）

【新】

---

1. エフェドリン
2. コデイン　<s>（鎮咳去痰薬<ruby>鎮咳去痰薬<rt>ちんがいきょたんやく</rt></ruby>に限る）</s>
3. ジヒドロコデイン　<s>（鎮咳去痰薬に限る）</s>
4. ブロモバレリル尿素
5. プソイドエフェドリン
6. メチルエフェドリン　<s>（鎮咳去痰薬のうち、内用液剤に限る）</s>

が区域管理者となる際は、前項の店舗管理者と同様に、次の3つのいずれかに該当する必要があります。（規則第149条の2）

> 1. 薬局、店舗販売業または配置販売業において、下記期間が<u>過去5年間のうち、通算して2年以上ある</u>
> 2. 下記期間が過去5年間のうち、<u>通算して1年以上</u>あり、研修実施機関が行う毎年度受講する必要がある研修に加えて、<u>区域の管理及び法令遵守に関する追加的な研修を修了している</u>
> 3. 下記期間が<u>通算して1年以上</u>であり、かつ、<u>過去に店舗管理者等として業務に従事した経験がある</u>
> ○一般従事者として薬剤師または登録販売者の管理および指導の下に実務に従事した期間
> ○登録販売者として業務に従事した期間

● <u>p.417　上から1行目</u>
【旧】次の期間（従事期間）が過去5年のうち通算して<u>2年</u>に満たない登録販売者は、<u>「登録販売者（研修中）」</u>などの容易に判別できる表記が必要です。（規則第15条等）

> ○一般従事者として薬剤師又は登録販売者の管理及び指導の下に実務に従事した期間
> ○登録販売者として業務に従事した期間

【新】薬局開設者、店舗販売業者または配置販売業者は、勤務する者に薬剤師、登録販売者または一般従事者であることが容易に判別できるよう名札を付けさせなければなりません。その際、次の3つのいずれにも該当しない登録販売者（研修中の登録販売者）の名札については、<u>「登録販売者（研修中）」</u>などの容易に判別できる表記が必要です。（規則第15条等）

> 1. 下記期間が<u>過去5年間のうち、通算して2年以上</u>（従事期間が月単位で計算して、1カ月に80時間以上従事した月が24月以上、または、従事期間が通算して2年以上あり、かつ、過去5年間において合計1,920時間以上）ある
> 2. 下記期間が過去5年間のうち、<u>通算して1年以上</u>（従事期間が月単位で計算して、1カ月に160時間以上従事した月が12月以上、または、従

第 **4** 章　薬事関係法規・制度　LV.47

第 **5** 章　医薬品の適正使用・安全対策　LV.53

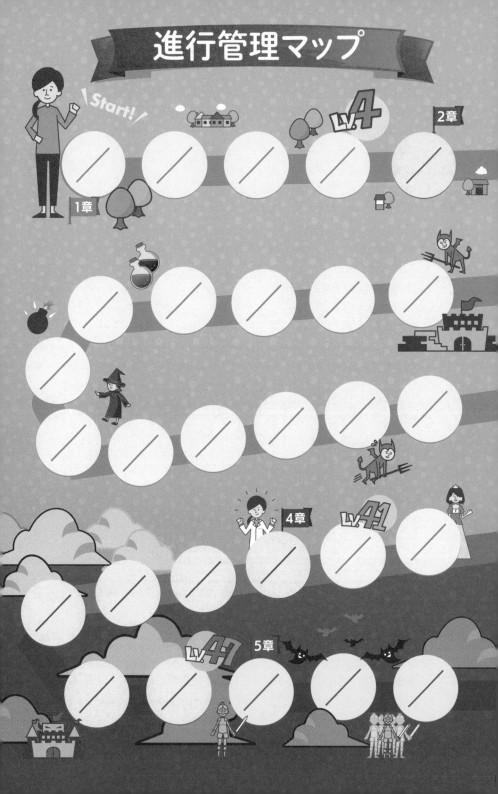

進行管理マップ

Start!

Lv.4

2章

1章

4章

Lv.41

Lv.47

5章

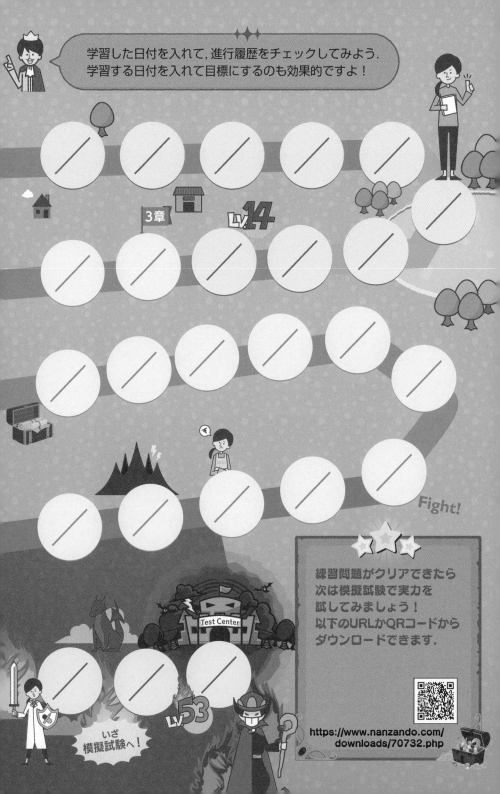

学習した日付を入れて,進行履歴をチェックしてみよう.
学習する日付を入れて目標にするのも効果的ですよ！

3章

Lv.14

Fight!

Test Center

Lv.53

いざ
模擬試験へ！

練習問題がクリアできたら
次は模擬試験で実力を
試してみましょう！
以下のURLかQRコードから
ダウンロードできます.

https://www.nanzando.com/
downloads/70732.php

第 1 章

医薬品に共通する特性と基本的な知識

1 医薬品概論

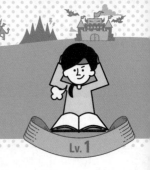

Lv. 1

医薬品の本質

❶ 医薬品とは

生命関連製品であり，有用性が認められたもの

　医薬品は多くの場合，人体に取り込まれて作用し，効果を発現するものです．人の疾病の診断，治療もしくは予防に使用されること，または人の身体の構造や機能に影響を及ぼすことを目的とする生命関連製品であり，その有用性が認められたものです．

好ましくない反応を生じる場合がある

　医薬品も人体にとっては異物（外来物）であり，作用のすべてが解明されているわけではないため好ましくない反応（副作用）を生じる場合があります．

　人体に使用しない医薬品（殺虫剤や，検査に使用する医薬品など）でも人の健康に影響を与える場合があります．

> たとえば
> - 殺虫剤の中には誤って人体に使用すると健康を害するものがある．
> - 検査薬は検査結果について正しい解釈や判断がなされなければ医療機関を受診して適切な治療を受ける機会を失うおそれがある．

適正な使用が図られる必要がある

　医薬品は，科学的な根拠に基づく適切な理解や判断によって適正な使用が図られる必要があります．医薬品は，その効能・効果，用法・用量，副作用などの必要な情報が適切に伝達され購入者などが適正に使用することで，初めてその役割を十分に発揮します．

市販後にも有効性や安全性等の確認がされる

医薬品は市販後にも有効性, 安全性などの確認が行われており, 新たな知見や使用成績の結果などを踏まえ, リスク区分の見直し, 承認基準の見直しなどがなされ, 販売時の取り扱い, 製品の成分分量, 効能・効果, 用法・用量, 使用上の注意などが変更となった場合には, 添付文書や製品表示の記載に随時反映されます.

- **添付文書**：製品に添付されている文書
- **製品表示**：製品の外箱などに記載されている事項

医薬品は高い水準で均一な品質が保証されていなければならない

「医薬品, 医療機器等の品質, 有効性及び安全性の確保等に関する法律」に基づき, 健康被害の発生の可能性の有無にかかわらず, 異物の混入, 変質などがある医薬品を販売してはなりません. また一般用医薬品として販売される製品は, 製造物責任法（PL 法）の対象でもあります. PL 法は, 製造物の欠陥により, 人の生命, 身体, 財産に係る被害が生じた場合における製造業者等の損害賠償の責任について定めており, 販売した一般用医薬品に明らかな欠陥があった場合などは, PL 法の対象になりえます.

② 一般用医薬品とは

医薬品には医療用医薬品や一般用医薬品などがあり, いずれも副作用や健康被害のリスクがあります.

- **医療用医薬品**：医師の処方箋や指示により使用する医薬品
- **一般用医薬品**：一般の生活者が自分で選択して使用する医薬品

医療用医薬品と比較して健康被害など保健衛生上のリスクが相対的に低い一般用医薬品においても, 人の健康に影響を与えるおそれがあります.

一般用医薬品には, 添付文書や製品表示に必要な情報が記載されていますが, 一般の生活者が選択して使用するため, 誤解や認識不足を生じることがあります.

　そのため，販売に専門家が関与し，専門用語をわかりやすい表現で伝えるなどの適切な情報提供を行い，購入者が知りたい情報を十分に得ることができるよう相談に対応することが不可欠です．

　医薬品の販売などを行う者は，随時更新される新しい情報の把握に努めるとともに，製品回収などの措置がなされることもあるので，製造販売業者などからの情報に日頃から留意しておくことが重要です．

練習問題
下記問題の正誤を答えよ

（1）医薬品が人体に及ぼす作用は複雑，多岐にわたり，そのすべては解明されていない．
（2）人体に対して使用されない医薬品は，健康を害するおそれがある．
（3）検査薬については，健康を害するおそれがない．
（4）医薬品は，人の疾病の診断，治療に使用されるが，予防は含まない．
（5）医薬品は，有効性，安全性などに関する情報が集積されており，一定期間ごとに新たな情報が付加されるものである．

解答と解説

（1）○　　（2）○
（3）✕：検査薬も健康を害する可能性がある．
（4）✕：医薬品は予防にも使用される．
（5）✕：医薬品の情報は随時，新たな情報が付加される．

医薬品のリスク評価

　医薬品の効果とリスクは，用量と作用強度の関係（用量–反応関係）に基づいて評価されます．

❶ 医薬品の用量–反応関係とは

薬物用量の増加に伴い，次の順番で効果や毒性が発現します．

① **無作用量**：効果の発現が検出されない用量
② **最小有効量**：治療効果が現れる最小用量

③ **治療量**：効果が発現するが，毒性は少ない量

④ **治療量上限**：治療効果が最大となり，頭打ちになる用量

⑤ **中毒量**：効果よりも有害反応が強く発現する量

⑥ **最小致死量**：死亡する最小量

⑦ **致死量**：死に至る量

動物実験により求められる 50% 致死量（LD_{50}）は，薬物の毒性の指標として用いられます．

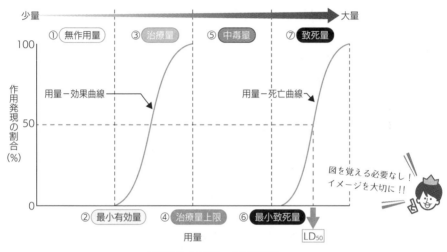

医薬品の用量－反応関係

医薬品は，少量の投与でも長期投与されれば慢性的な毒性が発現する場合があります．また，発がん作用，胎児毒性や組織・臓器の機能不全を生じる場合もあります．

2 医薬品開発の基準

医薬品には，食品などよりもはるかに厳しい安全性基準が要求されており，医薬品開発の国際的な標準化（ハーモナイゼーション）制定の流れの中で次の基準が設けられています．

1. GLP：Good Laboratory Practice

医薬品の安全性に関する非臨床試験の基準．

2. GCP：Good Clinical Practice

　人を対象とした臨床試験の実施の基準．これに準拠した手順で安全な治療量を設定することが，新規医薬品の開発と関連する臨床試験（治験）の目標の一つである．

医薬品のリスク評価は，GLP のほかに，「医薬品毒性試験法ガイドライン」に沿って，単回投与毒性試験，反復投与毒性試験，生殖・発生毒性試験，遺伝毒性試験，がん原性試験，依存性試験，抗原性試験，局所刺激性試験，皮膚感作性試験，皮膚光感作性試験などの毒性試験が厳格に実施されています．

3. GPSP：Good Post-marketing Study Practice

　医薬品に対しての製造販売後の調査および試験の実施の基準．「市販前には調査できなかった，高齢者，小児について，もしくは併用薬についてはどうか？」等を調査するための基準．

4. GVP：Good Vigilance Practice

　医薬品に対しての製造販売後安全管理の基準．製造販売後における安全管理に関しての情報収集や市販直後調査の手順書等に関しての基準．つまり，「どうやって安全性について情報を収集，管理し，発信していくか」等に関する基準．

非臨床試験：臨床試験の前に行われる試験で，培養した細胞や動物
　　　　　　（ヒト以外）などを対象とした試験
臨床試験（治験）：ヒトを対象とした試験．

練習問題
下記問題の正誤を答えよ

(1) 医薬品の効果とリスクは，用量と作用強度の関係（用量−反応関係）に基づいて評価される．

(2) 少量の医薬品投与であれば，長期投与されても慢性的な毒性が発現することはない．

(3) 医薬品は，市販後にも，医学・薬学等の新たな知見，使用成績等に基づき，その有効性，安全性等の確認が行われる仕組みになっている．

(4) 投与量と効果または毒性の関係は，薬物用量を増加させるに伴い，「治療量」から「無作用量」に至り，「無作用量」上限を超えると，「中毒量」，「最小致死量」を経て，「致死量」に至る．

(5) 医薬品の製造販売後安全管理の基準として，Good Post-marketing Study Practice（GPSP）が制定されている．

解答と解説

(1) ○

(2) ✕：少量でも長期投与されれば，毒性が発現する可能性がある．

(3) ○

(4) ✕：「無作用量」から「治療量」に至り，「治療量上限」を超えると，「中毒量」，「最小致死量」を経て「致死量」に至る．

(5) ✕：GPSP ではなく GVP．

健康食品

　健康増進や維持の助けとなることが期待される，いわゆる「健康食品」は，あくまで食品であり，医薬品とは法律上区別されます．

　しかしながら，国が示す要件を満たした次の表の食品に関しては保健機能や用途を記載することができます．

		消費者庁の審査	許可等のマーク	用途・機能の表示	表示例
特別用途食品		必要	あり（p.387参照）	特別の用途	嚥下困難者 乳児用
保健機能食品	特定保健用食品（トクホ）	必要	あり（p.388参照）	科学的根拠に基づいた機能	血圧が高めの人に適する
	栄養機能食品	不要	なし	ビタミン・ミネラルなどの栄養成分の機能	鉄は，赤血球を作るのに必要な栄養素である
	機能性表示食品※	不要（届出制）	なし	科学的根拠に基づいた機能	脂肪の吸収を抑える

※ 機能性表示食品は，疾病に罹患(りかん)していない（＝かかっていない）者の健康維持および増進に役立つ機能（疾病リスクの低減に係るものを除く）を表示するものです．

　いわゆる健康食品は，カプセル，錠剤等の医薬品と類似した形状で販売されているものも多く，誤った使用法や個々の体質により健康被害を生じた例も報告されています．また，医薬品との相互作用で薬物治療の妨げになることもあります．

　そのため，医薬品を扱う者は，いわゆる健康食品は法的にも，また安全性や効果を担保する科学的データの面でも医薬品とは異なるものであることを認識し，消費者に指導・説明を行わなくてはなりません．

🍄 セルフメディケーションへの積極的な貢献

　持続可能な医療制度の構築に向け，医療費の増加や国民負担の増大を解決し，健康寿命を伸ばすことが日本の大きな課題です．地域住民の健康相談への対応や，一般用医薬品の販売，医療機関への受診を勧める業務は，セルフメディケーションの推進に欠かせません．

> セルフメディケーションとは：世界保健機関（WHO）によれば，「自分自身の健康に責任を持ち，軽度な身体の不調は自分で手当てすること」をいう．

　一般用医薬品の販売等を行う登録販売者は，一般用医薬品等に関する正確で最新の知識を常に修得するよう心がけるとともに，薬剤師や医師，看護師などの医療スタッフや行政などとも連携して，地域住民の健康維持・増進，生活の質（quality of life：QOL）の改善・向上などに携わることが望まれます．また，適切な健康管理のもとで医療用医薬品からの代替を進める観点から，条件を満たした場合にスイッチ OTC 医薬品の購入の対価について，一定の金額をその年分の総所得金額等から控除するセルフメディケーション税制が導入されました．2022（令和 4）年 1 月の見直しにより，スイッチ OTC 医薬品以外にも腰痛や肩こり，かぜやアレルギーの諸症状に対応する一般用医薬品が税制の対象となります．

ポイント スイッチ OTC 医薬品とは：一般用医薬品はカウンター越しに（Over The Counter：OTC）販売されることから OTC 医薬品とも呼ばれ，このうち医療用医薬品から転用（スイッチ）された医薬品をスイッチ OTC 医薬品という．

練習問題
下記問題の正誤を答えよ

（1）いわゆる健康食品の中にはカプセル，錠剤等の医薬品と類似した形状で発売されているものも多いが，誤った使用法により健康被害が生じた例は報告されていない．

（2）医薬品を扱う者は，いわゆる健康食品は法的にも，また安全性や効果を担保する科学的データの面でも医薬品とは異なるものであることを認識し，消費者に指導・説明を行わなくてはならない．

（3）「機能性表示食品」は，疾病に罹患している者の健康の維持および増進に役立つ機能を表示するものである．

（4）栄養機能食品は，各種ビタミン，ミネラルなどの栄養成分の健康機能の表示をすることができる．

（5）スイッチ OTC 医薬品以外の風邪の諸症状に対応する一般用医薬品は，セルフメディケーション税制の対象にならない．

解答と解説

(1) ✕：健康被害が生じたという報告がある.
(2) ◯
(3) ✕：疾病に罹患している者ではなく，罹患していない者.
(4) ◯
(5) ✕：セルフメディケーション税制の対象になる.

聞きなれない単語がたくさん出てきたと思いますが，
着実に勉強を重ねれば合格は見えてきますので頑張りましょう.

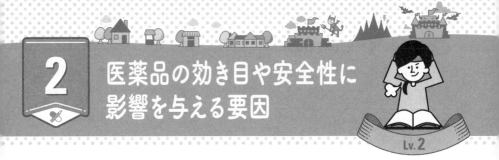

副作用

① 副作用とは

世界保健機関（WHO）の定義によれば，副作用は「疾病の予防，診断，治療のため，または身体の機能を正常化するために，人に通常用いられる量で発現する医薬品の有害かつ意図しない反応」とされています．

副作用は，発生原因の観点から次の2つに大別されます．

- 薬理作用による副作用
- アレルギー（過敏反応）

薬理作用とは薬物が生体の生理機能に影響を与えることです！

② 薬理作用による副作用

医薬品を使用した場合，期待される有益な反応（主作用）以外の反応が現れることがあります．

主作用以外の反応であっても，特段の不都合を生じないものであれば，通常，副作用として扱われることはありませんが，好ましくないものについては一般に副作用といいます．

複数の疾病を有する人の場合，ある疾病のために使用された医薬品の作用が，別の疾病に対しては症状を悪化させたり，治療を妨げたりすることがあります．

③ アレルギー（過敏反応）

　免疫は，本来，細菌やウイルスなど異物が人体に取り込まれたとき，人体を防御するために生じる反応ですが，免疫機構が過敏に反応して，好ましくない症状が引き起こされることがあります．この体の各部位に生じる炎症などの反応を<u>アレルギー症状</u>といいます．

　具体的な例として，流涙や眼の痒みなどの結膜炎症状，鼻汁やくしゃみなどの鼻炎症状，蕁麻疹や湿疹，かぶれなどの皮膚症状，血管性浮腫*などの腫れなどが生じます．

▍アレルギーのポイント

- アレルギーは医薬品の薬理作用とは関係なく起こり得るもので，どんなものでも起こる可能性がある．
- 医薬品の有効成分だけでなく，薬理作用がない添加物〔黄色4号（タートラジン），カゼイン，亜硫酸塩等〕も，原因物質（アレルゲン）となり得る．
- アレルギーは抵抗力が低下している場合のほか，体質や遺伝的要素もあるため，近い親族にアレルギー体質の人がいる場合，使用時に注意が必要である．
- 過去にアレルギー症状が出た医薬品の使用は避ける必要がある．
- 医薬品の中には，原材料に鶏卵や牛乳などが使われているものがあり，それらに対するアレルギーがある人では使用を避けなければならない場合がある．

④ 一般用医薬品の副作用に関する注意

- 一般用医薬品は，軽度な疾病に伴う症状の改善などを図るためのものであり，一般の生活者が自らの判断で使用するものである．
  通常，使用を中断することによる不利益よりも，重大な副作用を回避することが優先され，副作用の徴候が現れたときは使用を中止し，必要に応じて医師，薬剤師等に相談がなされるべきである．
- 一般用医薬品の販売などに従事する専門家は，購入者等から副作用の発生の

---

*　血管性浮腫：皮膚の下の毛細血管が拡張して，その部分に局所的な腫れが生じるもの

経過を十分に聴いて，副作用の状況次第では，購入者等に対して，速やかに適切な医療機関を受診するよう勧奨する必要がある．

- 副作用は，容易に異変を自覚できるものばかりでなく，血液や内臓機能への影響のように，明確な自覚症状として現れないこともあるので，継続して使用する場合には，特段の異常が感じられなくても医療機関を受診するよう，医薬品の販売などに従事する専門家から促していくことも重要である．

練習問題
下記問題の正誤を答えよ

(1) 世界保健機関（WHO）の定義によれば，医薬品の副作用とは，「疾病の予防，診断，治療のため，または身体の機能を正常化するために，人に通常用いられる量で発現する医薬品の有害かつ意図しない反応」である．
(2) 近い親族にアレルギー体質の人がいても，医薬品の使用の際に注意が必要ではない．
(3) 副作用は内服薬だけでなく外用薬等でも引き起こされることがある．
(4) 医薬品は，十分注意して適正に使用すれば，副作用が生じることはない．
(5) 薬物が生体の生理機能に影響を与えることを薬理作用という．

解答と解説

(1) ○
(2) ×：アレルギーは体調，体質，遺伝的要素が関係する．
(3) ○
(4) ×：適正に使用しても副作用が生じることがある．
(5) ○

不適正な使用と副作用

医薬品の不適正な使用は，おおむね次の2つに大別することができます．

- 使用する人の誤解や認識不足に起因する不適正な使用
- 医薬品を本来の目的以外の意図で使用する不適正な使用

① 使用する人の誤解や認識不足に起因する不適正な使用

一般用医薬品は，購入者等の誤解や認識不足のために適正に使用されないことがあります．

- **選択された医薬品が適切でない場合**
  症状が改善せず，副作用の危険性が増したり，適切な治療の機会を失う．
- **安易に医薬品を使用するような場合**
  「薬はよく効けばよい」「多く飲めば早く効く」と短絡的に考えて，定められた用量を超える量を服用する．小児への使用を避けるべき医薬品を「子供だから大人用のものを半分にして飲ませればよい」として服用させる．これらの行為により，副作用が発生する危険性が高い．
- **医薬品を漫然と長期連用する場合**
  便秘薬や総合感冒薬，解熱鎮痛薬などは，その時の不快な症状を抑えるための医薬品であり，使用量は指示どおりであっても長期連用により重篤な疾患の発見が遅れたり，肝臓や腎臓などの器官を傷めたりする可能性もある．また精神的な依存により使用量が増え，経済的な負担が大きくなる例も見られる．

購入者の理解力や医薬品を使用する状況等に即して説明が必要です．

② 医薬品を本来の目的以外の意図で使用する不適正な使用

医薬品は，目的とする効果に対して副作用が生じる危険性が最小限となるよう，使用する量や使い方が定められています．

本来の目的以外の意図で，定められた用量を意図的に超えて服用したり，みだりに他の医薬品や酒類などと一緒に摂取するといった乱用がなされると，過量摂取による急性中毒などが生じる危険性が高まります．また，乱用の繰り返しによって慢性的な臓器障害などが生じるおそれもあります．

一般用医薬品にも習慣性・依存性がある成分を含んでいるものがあり，特に，青少年は，薬物乱用の危険性に関する認識や理解が必ずしも十分でなく，興味本位で乱用することがあるため，注意が必要です．一度，薬物依存が形成されると，そこから離脱することは容易ではありません．

　不審な者には慎重に対処し，積極的に事情を尋ね，状況によっては販売を差し控えるなどの対応が必要です．

(1) 小児への服用量は「子供だから大人用のものを半分にして飲ませればよい」として服用させればよい．

(2) 医薬品は，その目的とする効果に対して副作用が生じる危険性が最小限となるよう，使用する量や使い方が定められている．

(3) 一度，薬物依存が形成されても，そこから離脱することは容易である．

(4) 適正な使用がなされる限りは安全かつ有効な医薬品であっても，乱用された場合には薬物依存が生じることがある．

(5) 一般用医薬品は，緊急時の場合，早く効かせるために，定められた用量を超える量を服用してもよい．

解答と解説

(1) ×：量を減らせばよいわけではない．
(2) ○
(3) ×：薬物依存からの離脱は容易ではない．
(4) ○
(5) ×：適正使用が重要．

 ## 他の医薬品や食品との相互作用，飲み合わせ

　複数の医薬品を併用した場合や，いわゆる健康食品を含む特定の食品と一緒に摂取した場合に，医薬品の作用が増強したり，減弱したりすることを相互作用といいます．

　相互作用には，医薬品が吸収，分布，代謝，排泄される過程で起こるものと，薬理作用をもたらす部位において起こるものがあります．

　相互作用を回避するには，通常，医薬品の使用期間中やその前後を通じて，その医薬品との相互作用が生じるおそれのある医薬品や食品の摂取を控えなければなりません．

❶ 他の医薬品との成分の重複・相互作用

　一般用医薬品は複数の成分を含んでいることが多く，他の医薬品と併用した場合に成分が重複し，作用が強く出過ぎたり，副作用を招く危険性が増すことがあります．

> たとえば
> かぜ薬（総合感昌薬とも呼ばれる），解熱鎮痛薬，鎮静薬，鎮咳去痰薬，アレルギー用薬などでは，成分や作用が重複することが多く，通常，これらの薬効群に属する医薬品の併用は避けることとされている．

相互作用による副作用のリスクを減らすポイント

- 緩和を図りたい症状が明確である場合には，その症状に合った成分のみが配合された医薬品が選択されることが望ましい．
- 医療機関での治療を受けている場合は，その治療が優先されることが望ましく，一般用医薬品の併用については，治療を行っている医師もしくは歯科医師もしくは薬剤師に確認する必要がある．

❷ 食品との飲み合わせ

　食品と医薬品の相互作用は，しばしば「飲み合わせ」と表現され，食品と飲み薬が体内で相互作用を生じさせる場合が主に想定されます．

　外用薬や注射薬であっても，食品によって医薬品の作用や代謝に影響を受ける可能性があります．

たとえば

● 酒類（アルコール）は，主として肝臓で代謝されるため，アルコールを
よく摂取する者では，肝臓の代謝機能が高まっていることが多い．アセトアミノフェンなどでは，通常よりも代謝されやすくなり，十分な薬効
が得られなくなることがある．

　また，代謝によって産生する物質（代謝産物）に薬効があるものの場合
には，作用が強く出過ぎたり，逆に，代謝産物が人体に悪影響を及ぼす
医薬品の場合は副作用が現れやすくなる．

● カフェインやビタミンA，生薬成分を含むハーブなどの食品のように，
食品中に医薬品の成分と同じ物質が存在する場合，それらを含む医薬品
（例：総合感冒薬）と食品（例：コーヒー）を一緒に服用すると過剰摂取
となるものがある．

練習問題
下記問題の正誤を答えよ

（1）相互作用により，医薬品の作用が増強することはあるが，作用が減弱する
　　ことはない．

（2）相互作用は，医薬品が吸収，分布，代謝（体内で化学的に変化すること），
　　または排泄される過程でのみ起こる．

（3）相互作用を回避するには，ある医薬品を使用している期間やその前後を通
　　じて，その医薬品との相互作用が生じるおそれのある医薬品や食品の摂取
　　を控えるのが通常である．

（4）アルコールは，主として肝臓で代謝されるため，酒類（アルコール）をよ
　　く摂取する者では，肝臓の代謝機能が低下していることが多い．

（5）生薬成分が配合された医薬品と，同じ生薬成分を含む食品を合わせて摂取
　　すると，その医薬品の効き目や副作用を増強させることがある．

解答と解説

（1）✕：作用が減弱することもある．

（2）✕：薬理作用をもたらす部位でも起こり得る．

（3）〇

（4）✕：アルコールにより肝臓の代謝機能が高まっていることが多い．

（5）〇

小児，高齢者，妊婦等への配慮

　小児，高齢者，妊婦等が医薬品を使用する場合においては，保健衛生上のリスクなどに関して，成人と別に考える必要があります．

① 小児

生後 4 週，1 歳，7 歳，15 歳で，「よいなイチゴ」

医薬品を使用するうえで，新生児，乳児，幼児，小児の，おおよその年齢区分の目安

新生児：生後 4 週未満，乳児：生後 4 週以上 1 歳未満，幼児：1 歳以上 7 歳未満，小児：7 歳以上 15 歳未満

※一般的に 15 歳未満を小児とすることもあり，年齢が明らかな場合は，「3 歳未満の小児」などと表現される場合がある．

小児は生理機能が未発達のため，医薬品の使用に特に配慮が必要です．

たとえば

- 小児は大人と比べて身体の大きさに対して腸が長く，服用した医薬品の吸収率が相対的に高い．
- 血液脳関門（血液中の物質が脳内に移行することを制御する機構）が未発達であるため，血液中の医薬品の成分が脳に達しやすい．
- 肝臓や腎臓の機能が未発達であるため，医薬品の成分の代謝・排泄に時間がかかり，作用・副作用が増強する可能性がある．
- 5 歳未満の幼児に使用される錠剤やカプセル剤などの医薬品では，服用時に喉につかえやすいので注意するよう添付文書に記載されている．

　医薬品販売時には，小児に対して特に注意し，情報収集と情報提供が必要です．また，乳児向けの用法・用量が設定されている医薬品であっても，乳児は医薬品の影響を受けやすく，状態が急変しやすいため医師の診療が優先され，一般用医薬品による対処は最小限（夜間等，医師の診療を受けることが困難な場合）にとどめるのが望ましいです．

② 高齢者

医薬品を使用するうえで，高齢者の，おおよその年齢の目安

高齢者：65 歳以上

　一般に高齢者は生理機能が衰えつつあり，特に，肝臓や腎臓の機能が低下していると医薬品の作用が強く現れやすくなります．高齢者における注意点は，基礎体力や生理機能の衰えの度合いに個人差が大きいことです．

　生理機能の衰えなどのため，医薬品の使用に際して注意が必要です．

たとえば

- 喉の筋肉が衰えて飲食物を飲み込む力が弱まっている（嚥下障害）場合には，喉に詰まらせやすく，また，誤嚥*を誘発することもある．
- 高齢者は，持病（基礎疾患）を抱えていることが多く，一般用医薬品の使用により症状が悪化する場合がある．
- 医薬品の説明を理解するのに時間がかかる場合や，添付文書や製品表示の記載を読み取るのが難しい場合がある．
- 手先の衰えのため医薬品を容器や包装から取り出すことが難しい場合や，医薬品の取り違えや飲み忘れを起こしやすい．

　家族や周囲の人（介護関係者等）の理解や協力も含めて，医薬品の安全使用の観点からの配慮が重要となります．

③ 妊婦または妊娠していると思われる女性

　妊婦は体調の変化を起こしやすいほか，母体を通じて胎児に影響を及ぼす可能性があるため，一般用医薬品の使用は慎重に考慮されるべきです．

＊　誤嚥：食べ物等が誤って気管に入り込むこと

> たとえば
> - ビタミンA含有製剤は，妊娠前後の一定期間に通常の用量を超えて摂取すると胎児に先天異常を起こす危険性が高まる．
> - 便秘薬のように，配合成分や用量によっては流産や早産を誘発するおそれがあるものがある．

　胎児は，母体との間に存在する胎盤を通じて栄養分を受け取っています．胎盤には，胎児の血液と母体の血液とが混ざらない仕組み（血液胎盤関門）がありますが，どの程度胎児への医薬品成分の移行が防御されるかは，未解明なことも多いです．

　なお，妊娠の有無やその可能性については，他人に知られたくない場合もあることから，十分に配慮することが必要です．

④ 母乳を与える女性（授乳婦）

　授乳婦が医薬品を使用する際に注意する点は，乳汁中に一部の医薬品の成分が移行する場合があることです．

　乳幼児に好ましくない影響が及ぶことが知られている医薬品の対応例を示します．

> たとえば
> - 授乳期間中，医薬品の使用を避ける．
> - 使用後しばらくの間は授乳を避ける．

⑤ 医療機関で治療を受けている人等

　一般用医薬品を使用することで基礎疾患の症状が悪化したり，治療が妨げられることもあります．問題が生じるおそれがある際には，一般用医薬品の使用を避けることができるよう情報を提供したり，必要に応じて，いわゆるお薬手帳を活用したりする必要があります．また医療機関に受診する際には，使用している一般用医薬品の情報を伝えるよう購入者に説明することも重要です．

　なお，医療機関・薬局で交付された薬剤を使用している人については，登録

販売者において一般用医薬品との併用の可否を判断することは困難なことが多く，処方した医師もしくは歯科医師または調剤を行った薬剤師に相談するよう説明する必要があります．

練習問題
下記問題の正誤を答えよ

(1) 錠剤，カプセル剤等は小児等にそのまま飲み下させることが難しいことが多いため，5歳未満の幼児に使用される錠剤やカプセル剤などの医薬品では，服用時に喉につかえやすいので注意するよう添付文書に記載されている．

(2) 小児は，大人と比べて身体の大きさに対して腸が短く，服用した医薬品の吸収率が相対的に低い．

(3) 医薬品を使用するうえで，新生児という場合には，おおよその目安として1歳未満を指す．

(4) 高齢者の生理機能の衰えの度合いは，個人差が大きく，年齢のみから一概にどの程度リスクが増大しているかを判断することは難しい．

(5) ビタミン B_2 含有製剤は，妊娠前後の一定期間に通常の用量を超えて摂取すると，胎児に先天異常を起こす危険性が高まるとされている．

解答と解説

(1) ○
(2) ✕：腸が長く，吸収率が相対的に高い．
(3) ✕：1歳未満ではなく，生後4週未満．
(4) ○
(5) ✕：ビタミン B_2 ではなく，ビタミン A．

プラセボ効果

「治る気がする」といった暗示による効果もプラセボ効果の一つです．

　医薬品を使用したとき，結果的または偶発的に薬理作用によらない作用が生じることをプラセボ効果（偽薬効果）といいます．

　暗示効果や，条件づけによる生体反応，時間経過による自然発生的な変化などが関与して生じると考えられています．

プラセボ効果は，主観的な変化だけでなく，客観的に測定可能な変化として現れることもあり，望ましい作用のほか，不都合なもの（副作用）もプラセボ効果により起こり得ます．そのため，プラセボ効果は不確実で，それを目的として医薬品が使用されるべきではありません．

練習問題

下記問題に当てはまる文言を選べ

医薬品を使用したとき，結果的または偶発的に（ a ）によらない作用が生じることをプラセボ効果 [（ b ）効果] という．プラセボ効果は，医薬品を使用したこと自体による楽観的な結果への期待（暗示効果）や，条件づけによる生体反応，時間経過による（ c ）な変化等が関与して生じると考えられている．

	a	b	c
(1)	薬理作用	偽薬	自然発生的
(2)	薬理作用	相乗	人為的
(3)	薬理作用	偽薬	人為的
(4)	生理作用	相乗	自然発生的
(5)	生理作用	偽薬	自然発生的

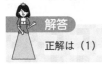

解答

正解は（1）

医薬品の品質

医薬品には，高温や多湿，光（紫外線）などによって品質の劣化（変質・変敗）を起こしやすいものが多く存在します．適切な保管・陳列がなされなければ，医薬品の効き目が低下したり，人体に好ましくない作用をもたらす物質が生じることがあります．

保管・陳列される場所は清潔性を保ち，高温，多湿，直射日光などの下に置かれることのないよう注意が必要です．

また，医薬品は，適切な保管・陳列がなされたとしても，経時変化による品質の劣化は避けられません．品質が承認された基準に適合しない医薬品や，そ

の全部または一部が変質・変敗した物質から成る医薬品は，販売が禁止されています．

　なお，表示されている「使用期限」は，未開封状態で保管された場合に品質が保持される期限です．液剤などでは，いったん開封されると記載されている期日まで品質が保証されない場合があります．

練習問題
下記問題の正誤を答えよ

(1) 品質が承認された基準に適合しない医薬品，その全部または一部が変質・変敗した物質から成っている医薬品は販売が禁止されている．

(2) 医薬品は，適切な保管・陳列がなされなければ，医薬品の効き目が低下したり，人体に好ましくない作用をもたらす物質が生じることがある．

(3) 医薬品は，適切な保管・陳列を行えば，経時変化による品質の劣化は起こらない．

(4) 医薬品に配合されている成分には，光によって品質の劣化を起こすものがある．

(5) 表示されている「使用期限」は，開封状態で保管された場合に品質が保持される期限である．

解答と解説

(1) ○

(2) ○

(3) ✕：適切に保管しても経時的な劣化は起こる．

(4) ○

(5) ✕：使用期限とは，「未開封状態」における期限．

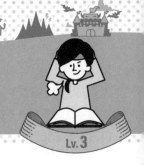

3 適切な医薬品選択と受診勧奨

Lv. 3

⚔️ 一般用医薬品で対応可能な症状等の範囲

一般用医薬品は,「医薬品のうち,その効能及び効果において人体に対する作用が著しくないものであって,薬剤師その他の医薬関係者から提供された情報に基づく需要者の選択により使用されることが目的とされているもの(要指導医薬品を除く)」と定義されています.

> ポイントは,「一般用医薬品は作用が著しくなく(緩やか),需要者(一般生活者)が選択して使用するもの」ということです.

① 一般用医薬品の役割

一般用医薬品には以下6つの役割があります.

① 軽度な疾病に伴う症状の改善	
② 生活習慣病などの疾病に伴う症状発現の予防	
③ 生活の質(QOL)の改善・向上	
④ 健康状態の自己検査	
⑤ 健康の維持・増進	
⑥ その他保健衛生	

ポイント!生活習慣病等への役割は「予防」.治療ではありません.

症状が重いときや一般用医薬品使用後に症状の改善がみられないまたは悪化したときには,医師の診療を受ける必要があります.

なお,乳幼児や妊婦等では,一般用医薬品の対処可能な範囲が限られてくることにも留意する必要があります.

また，スポーツ競技者については医薬品使用において**ドーピング**に注意が必要です．一般用医薬品にも使用すればドーピングに該当する成分を含んだものがあるため，スポーツ競技者からの相談においては，専門知識を有する薬剤師などへの確認が必要です．

② セルフメディケーション

専門家による適切なアドバイスのもと，一般用医薬品を利用する「セルフメディケーション」の考え方が広がってきています．

セルフメディケーションの主役は一般の生活者であり，一般用医薬品の販売などに従事する専門家には，購入者等に対して常に科学的な根拠に基づいた正確な情報提供を行い，セルフメディケーションを適切に支援していくことが期待されています．

したがって，情報提供は必ずしも医薬品の販売に結びつけるのでなく，医療機関の受診を勧めたり（受診勧奨），医薬品の使用によらない対処を勧めることが適切な場合があることに留意する必要があります．

練習問題

下記問題の正誤を答えよ

（1）一般用医薬品の役割は，軽度な疾病に伴う症状の改善，生活習慣病の治療，健康の維持・増進等がある．

（2）セルフメディケーションの主役は，一般用医薬品の販売に従事する登録販売者である．

（3）一般用医薬品を使用して対処し，一定回数使用しても症状の改善がみられない場合であっても，継続して使用することが重要である．

（4）一般用医薬品で対処可能な症状等の範囲は，乳幼児や妊婦等では，通常の成人の場合に比べ，その範囲は限られてくることにも留意される必要がある．

解答と解説

(1) ✕：生活習慣病の治療ではなく，予防.
(2) ✕：主役は一般の生活者.
(3) ✕：症状が改善しない，悪化した場合は，医師の診察を受ける必要があります.
(4) ○

販売時のコミュニケーション

　セルフメディケーションに対して，登録販売者は，それを支援していく姿勢で臨むことが基本となります.

　会話しやすい雰囲気づくりに努め，コミュニケーションが成立しがたい場合も購入者側から医薬品の使用状況に係る情報をできる限り引き出し，可能な情報提供を行っていくためのコミュニケーション技術を身につけるべきです.

　言葉によるコミュニケーションから得られる情報のほか，使用する本人の状態や様子全般から得られる情報も，重要な手がかりとなります.

　また，購入者等が医薬品を使用する状況は随時変化する可能性があるため，販売数量は一時期に使用する必要量とするなど，販売時のコミュニケーションの機会が継続的に確保されるよう配慮することも重要です.

① 適切な医薬品選択と適正使用を促すための重要事項

● 医薬品の販売に従事する専門家は，購入者が自分自身や家族の健康に対する責任感を持ち，適切な医薬品を選択して適正に使用するよう働きかけていく.

● 添付文書や製品表示の記載は一般的・網羅的であるため，単にわかりやすい平易な表現で説明するだけでなく，説明した内容が購入者等にどう理解され行動に反映されているかなどの実情を把握しながら行う.

● 可能な限り，購入者の個々の状況の把握に努める.

● 必ずしも情報提供を受けた当人が医薬品を使用するとは限らないことを踏まえ，販売時のコミュニケーションを考える.

● すぐに使用する必要に迫られて購入されるとは限らないことに注意する.

② 登録販売者が確認しておきたい基本的なポイント

- 何のためにその医薬品を購入しようとしているか.

- 使用する対象は情報提供を受けている当人か, またはその家族等が想定されるか.

- 使用する人として, 小児や高齢者, 妊婦等が想定されるか.

- 医療機関で治療を受けていないか.

- 過去にアレルギーや医薬品による副作用等の経験があるか.

- 相互作用や飲み合わせで問題が生じるおそれのある他の医薬品の使用や食品の摂取をしていないか.

- すぐに使用される状況にあるか（その医薬品によって対処しようとする症状などが現にあるか）.

- 症状などがある場合, いつ頃から発生したか, その原因や患部などの特定はなされているか.

練習問題
下記問題の正誤を答えよ

(1) 登録販売者は, 購入者が自分自身や家族の健康に対する責任感を持ち, 適切な医薬品を選択して, 適正に使用するよう, 働きかけていくことが重要である.

(2) 一般用医薬品の場合, 必ずしも情報提供を受けた当人が医薬品を使用するとは限らないことを踏まえ, 販売時のコミュニケーションを考える必要がある.

(3) 一般用医薬品は, 家庭における常備薬として購入されることも多いため, その医薬品がすぐに使用される状況にあるかについて確認する必要はない.

(4) 購入者に情報提供を受けようとする意識が乏しく, コミュニケーションが成立しがたい場合は, 個人のプライバシーに配慮し情報収集・情報提供とも行ってはならない.

(5) 医薬品を使用する人として, 小児や高齢者, 妊婦等が想定されるかを確認する必要がある.

解答と解説

(1) ○
(2) ○
(3) ×：すぐに使用される状況にあるか確認が必要.
(4) ×：プライバシーに配慮しながら，できる限り情報収集と正しい
情報提供が大切.
(5) ○

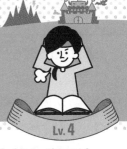
4 薬害の歴史

医薬品による副作用などに対する基本的な考え方

医薬品による副作用は，眠気，口渇などの比較的よくみられるものから，死亡や日常生活に支障をきたすほどの重大なものまで，その程度はさまざまですが，科学的に解明されていない未知のものが生じる場合もあります．

医薬品の副作用被害や薬害は，医薬品を十分注意して使用したとしても起こり得ます．このように医薬品が「両刃の剣」であることを踏まえる必要があります．

 練習問題
下記問題の正誤を答えよ

(1) 医薬品による副作用被害は，医薬品を十分注意して使用していれば，起こらないものである．

(2) 副作用は，科学的に解明されていない未知のものが生じることはない．

(3) 副作用は，眠気，口渇等の比較的よくみられるものから，死亡や日常生活に支障をきたすほどの重大なものまで，その程度はさまざまである．

(4) 副作用は，明確な自覚症状として現れないこともある．

(5) 医薬品が「両刃の剣」であることを踏まえ，医薬品の販売に従事する専門家を含め，関係者が医薬品の安全性の確保に最善の努力を重ねていくことが重要である．

 解答と解説

(1) ✗：副作用は十分注意しても起こり得る．

(2) ✗：未知のものが生じる可能性がある．

(3) ○

(4) ○

(5) ○

医薬品による副作用などにかかる主な訴訟

　製薬企業や国だけでなく，登録販売者は，薬害事件の歴史を十分に理解し，医薬品の副作用などによる健康被害の拡大防止に関して，医薬品の情報提供，副作用報告などを通じて，その責務の一端を担っています．

> 細かい年号ではなく，時系列を把握しましょう．また，次の4つの薬害から2〜3問は出題されますので，しっかり勉強しましょう．

① サリドマイド訴訟

▶対象医薬品

　サリドマイド製剤：催眠鎮静剤として販売（鎮静作用を目的として，胃腸薬にも配合）．

▶症状

　妊婦に使用した際，出生児に四肢欠損，視聴覚などの感覚器や心肺機能の障害などの先天異常（サリドマイド胎芽症）が発生．

▶原因

　サリドマイドは光学異性体（p.31「補足」参照）であり，一方の異性体（R体）には鎮静作用がありますが，もう一方の異性体（S体）には血管新生を妨げる作用があります．R体とS体は体内で相互に転換するため，R体を分離して製剤化しても催奇形性は避けられません．

　妊婦が摂取した場合，サリドマイドは血液胎盤関門を通過して胎児に移行します．胎児は活発な成長の過程で血管新生（すでに存在する血管から新しい血管が形成されること）が妨げられ，細胞分裂が正常に行われず，器官が十分に成長しないことで，四肢欠損などの先天異常が発生します．

サリドマイド製剤のS体，R体の記憶が曖昧になるときは!?
・S体＝血管新生阻害の副作用
・副作用＝英語で Side effect（サイドエフェクト）
サイドエフェクトのSと覚えましょう．

背景

　サリドマイド製剤は，1957年に西ドイツ（当時）で販売が開始され，日本では1958年1月から販売されました．1961年11月，西ドイツのレンツ博士がサリドマイド製剤の催奇形性について警告を発し，西ドイツでは製品が回収されるに至りました．

　一方，日本では，同年12月に西ドイツ企業から勧告が届いており，かつ翌年になってからもその企業から警告が発せられていたにもかかわらず，出荷停止は1962年5月まで行われず，販売停止および回収措置は同年9月であるなど，対応の遅さが問題視されました．

対象被告と訴訟結果

　1963年6月に製薬企業を被告として，さらに翌年12月には国および製薬企業を被告として提訴され，1974年10月に和解が成立しました．

薬害への対応

　WHO加盟国を中心に市販後の副作用情報の収集の重要性が改めて認識され，各国における副作用情報の収集体制の整備が図られることとなりました．

　医薬品の承認にあたっては，光学異性体の有無や有効性，安全性などへの影響についても確認，評価がなされるようになりました．

・**光学異性体**：分子の化学的配列は同じだが，鏡像関係（鏡に映ったように左右対称の関係）にある化合物で，*R*体と*S*体に区別される．

 光学異性体は，左右の手で例えるとわかりやすい！

左右の手は，鏡に映ったように　　　　　　左右とも同じ形だが，
左右対称の関係　　　　　　　　　　　　　重なり合わない関係

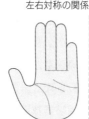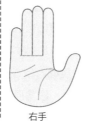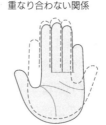

左手　　　　　右手

② スモン訴訟

対象医薬品

キノホルム製剤：整腸剤として販売.

症状

亜急性脊髄視神経症（別名：スモン）：初期には腹部の膨満感から激しい腹痛を伴う下痢が生じ，次第に下半身の痺れや脱力，歩行困難などが現れます．麻痺は上半身にも広がる場合があり，視覚障害から失明に至ることもあります．

背景

キノホルム製剤は，1924年から整腸剤として販売されていましたが，1958年頃から消化器症状を伴う特異な神経症状が報告されるようになり，アメリカでは1960年にアメーバ赤痢への使用に限ることが勧告されました．日本では，1970年8月になって，スモンの原因はキノホルムであるとの説が発表され，同年9月に販売が停止されました．

対象被告と訴訟結果

1971年5月に国および製薬企業を被告として提訴されました．被告である国は，スモン患者の早期救済のためには，和解による解決が望ましいとの基本方針に立って，1977年10月に東京地裁において和解が成立して以来，各地の地裁および高裁において和解が勧められ，1979年9月に全面和解が成立しました．

薬害への対応

スモン患者に対する施策や救済制度として，治療研究施設の整備，治療法の開発調査研究の推進，施術費および医療費の自己負担分の公費負担，世帯厚生資金貸付による生活資金の貸付，重症患者に対する介護事業が講じられています．サリドマイド訴訟，スモン訴訟を契機として，1979年，医薬品の副作用による健康被害の迅速な救済を図るため，医薬品副作用被害救済制度が創設されました．

③ HIV 訴訟

対象医薬品

血液凝固因子製剤：血友病患者に使用する血液製剤の一種.

症状

ヒト免疫不全ウイルス（human immunodeficiency virus：HIV）感染および，エイズ（acquired immunodeficiency syndrome：AIDS）の発症.

原因

ヒト免疫不全ウイルス（HIV）が混入した原料血漿（血液に含まれる液体成分）から製造された血液凝固因子製剤の投与.

対象被告と訴訟結果

国および製薬企業を被告として，1989年5月に大阪地裁，同年10月に東京地裁で提訴されました．大阪地裁，東京地裁は，1995年10月，1996年3月にそれぞれ和解勧告を行い，1996年3月に両地裁で和解が成立しました.

薬害への対応

HIV感染者に対する恒久対策として，エイズ治療・研究開発センターおよび拠点病院の整備や治療薬の早期提供などのさまざまな取り組みの推進や，医薬品の副作用などによる健康被害の再発防止に向けた取り組みも進められました.

医薬品副作用被害救済・研究振興調査機構（当時）との連携による承認審査体制の充実，製薬企業に対し従来の副作用報告に加えて感染症報告の義務づけ，緊急に必要とされる医薬品を迅速に供給するための「緊急輸入」制度の創設などを内容とする改正薬事法が1996年に成立し，翌年4月に施行されました.

また，血液製剤の安全確保対策として検査や献血時の問診の充実が図られるとともに，薬事行政組織の再編，情報公開の推進，健康危機管理体制の確立などがなされました.

❹ CJD 訴訟

対象医薬品

　ヒト乾燥硬膜：脳外科手術等に使用.

症状

　クロイツフェルト・ヤコブ病（Creutzfeldt-Jakob disease：CJD）：細菌でもウイルスでもないタンパク質の一種であるプリオンが原因とされ，プリオンが脳の組織に感染し，次第に認知症に類似した症状が現れ，死に至る重篤な神経難病です.

原因

　プリオンに汚染されたヒト乾燥硬膜が，プリオン不活化のための化学的処理をされずに脳外科手術で患者に移植されたため，CJD が発生しました.

対象被告と訴訟結果

　国，輸入販売業者および製造業者を被告として，1996 年 11 月に大津地裁，1997 年 9 月に東京地裁で提訴されました. 大津地裁，東京地裁は 2001 年 11 月に和解勧告を行い，2002 年 3 月に両地裁で和解が成立しました.

薬害への対応

　本訴訟の和解に際して，国（厚生労働大臣）は，生物由来製品などの安全性を確保するため必要な規制の強化とともに，生物由来の医薬品などによる被害の救済制度を早期に創設できるよう努めることを誓約しました.

　HIV 訴訟，CJD 訴訟を契機として，2002 年に行われた薬事法改正に伴い，生物由来製品の安全対策強化，独立行政法人医薬品医療機器総合機構において生物由来製品による感染等被害救済制度の創設などがなされました.

⑤ C 型肝炎訴訟

対象医薬品

フィブリノゲン製剤や血液凝固第IX因子製剤.

症状

C 型肝炎ウイルスの感染,および C 型肝炎.

原因

出産や手術での大量出血などの際に,特定のフィブリノゲン製剤や血液凝固第IX因子製剤の投与を受けたことにより,C 型肝炎ウイルスに感染.

対象被告と訴訟結果

国および製薬企業を被告として,2002 年から 2007 年にかけて,5 つの地裁で提訴され,2006 年から 2007 年にかけて言い渡された 5 つの判決は,国および製薬企業が責任を負うべき期間等について判断が分かれました.このようななか,C 型肝炎ウイルス感染者の早期・一律救済の要請にこたえるべく,議員立法によってその解決を図るため,2008 年 1 月に「特定フィブリノゲン製剤及び特定血液凝固第IX因子製剤による C 型肝炎感染被害者を救済するための給付金の支給に関する特別措置法」が制定,施行されました.国は,この法律に基づく給付金の支給の仕組みに沿って,現在,和解を進めています.

薬害への対応

給付金の支給に関する特別措置法のほか,「薬害再発防止のための医薬品行政等の見直しについて(最終提言)」を受けて,医師,薬剤師,法律家,薬害被害者などの委員により構成される医薬品等行政評価・監視委員会が設置されました.

練習問題

下記問題の正誤を答えよ

(1) サリドマイド訴訟は，催眠鎮静剤等として販売されたサリドマイド製剤を，妊娠している女性が使用したことにより，出生児に四肢欠損等の先天異常が発生したことに対する損害賠償訴訟である．

(2) サリドマイドによる副作用の原因である血管新生を妨げる作用は，サリドマイドの光学異性体のうち，一方の異性体（S体）のみが有する作用であり，もう一方の異性体（R体）のサリドマイドを分離して製剤化すれば催奇形性は避けることができる．

(3) スモン訴訟は，解熱鎮痛剤として販売されていたキノホルム製剤を使用したことにより，亜急性脊髄視神経症に罹患したことに対する損害賠償訴訟である．

(4) HIV訴訟の和解を踏まえ，国は，HIV感染者に対する恒久対策として，エイズ治療研究開発センターおよび拠点病院の整備や治療薬の早期提供等のさまざまな取り組みを推進してきている．

(5) CJD訴訟を契機に，国は医薬品副作用被害救済制度を創設した．

解答と解説

(1) ○
(2) ×：R体を分離させても催奇形性は避けられない．
(3) ×：解熱鎮痛剤ではなく，整腸剤．
(4) ○
(5) ×：CJD訴訟，HIV訴訟を契機に感染等被害救済制度を創設した．

これで第1章はすべて終了です．お疲れさまです．
コツコツ進めていきましょう．

第 **2** 章

人体の働きと医薬品

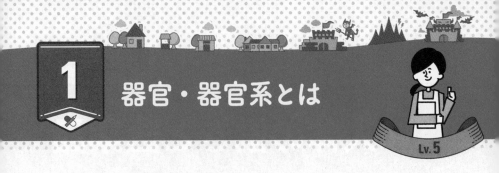

ヒトの体は，**細胞**が集まって構成されています．

関連する働きを持つ細胞が集まって**組織**を作り，複数の組織が組み合わさって一定の形態を保ち，特定の働きをする**器官**が形成されます．

器官が互いに連絡して協働し，全体として一つの機能を持つ場合，それらを**器官系**といいます．

> 細胞⇨組織⇨器官⇨器官系という流れで構成されています．
> 学校で例えるなら，生徒⇨クラス⇨学年⇨学校といった感じですね．

ポイント 次の消化器系の構造と働きを理解するために，栄養の基礎知識が役立ちます．暗記する必要はありませんので，読み流してください．

栄養とは

メインとなる3大栄養素は炭水化物，タンパク質，脂質です．そこに，ビタミンとミネラルが加わり5大栄養素といわれます．

- 炭水化物：消化してブドウ糖などの単糖類に変わる．デンプンも炭水化物の一種である．
- タンパク質：筋肉の基になり，消化してアミノ酸に変わる．
- 脂質：脂質は消化することで，より小さなモノグリセリドやグリセロールと脂肪酸に変わる．

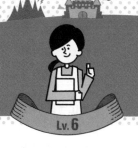

2 消化器系の構造と働き

 ## 消化器系とは

　飲食物を消化して栄養分として吸収し，その残渣を体外に排出する器官系です．

　大別すると，消化管と消化腺の 2 つに分けられます．

- **消化管**※：口腔，咽頭，食道，胃，小腸，大腸，肛門
  ※口腔から肛門まで，平均的な成人で全長約 9 m 続く管
- **消化腺**※：唾液腺，肝臓，胆嚢，膵臓など
  ※消化液を分泌するための器官

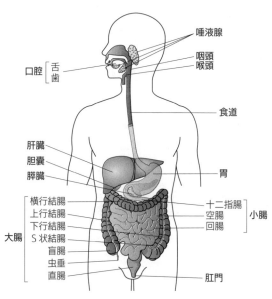

口腔 [舌 歯]

肝臓
胆嚢
膵臓

唾液腺
咽頭
喉頭
食道
胃

横行結腸
上行結腸
下行結腸
S 状結腸
盲腸
虫垂
直腸
大腸

十二指腸
空腸
回腸
小腸
肛門

消化器系の構造

　飲食物は，そのままの形では栄養分として利用できないため，消化管で吸収される形に分解（消化）する必要があります．

　消化は次の2つに大別されます．

> ● **化学的消化**：消化液に含まれる消化酵素（しょうかこうそ）の作用によって飲食物を分解する．
> ● **機械的消化**：口腔における咀嚼（そしゃく）や，消化管の運動などによって消化管の内容物を細かくして消化液と混和し，化学的消化を容易にする．

咀嚼（そしゃく）とは，食物を細かくするために噛（か）むことです．

 練習問題

下記問題の正誤を答えよ

(1) 消化管には，口腔（こうくう），咽頭，食道，胆嚢（たんのう）が含まれる．
(2) 消化腺（しょうかせん）には，肝臓，膵臓（すいぞう）が含まれる．
(3) 化学的消化とは，消化液に含まれる消化酵素の作用によって飲食物を分解することをいう．
(4) 消化器系とは，飲食物を消化して生命を維持していくため必要な栄養分として吸収し，その残滓（ざんし）を体外に排出する器官系である．
(5) 消化管は，口腔から大腸まで続く管である．

解答と解説

(1) ✕：胆嚢は消化腺．
(2) ○
(3) ○
(4) ○
(5) ✕：口腔から肛門までを指す．

こうくう 口腔

❶ 歯

歯は，歯周組織によって上下の顎の骨に固定されています．歯槽骨の中に埋没している歯の部分を歯根，歯頚（歯肉線のあたり）を境に口腔に露出する部分を歯冠といいます．

歯冠の表面は**エナメル質で覆われ，体で最も硬い部分**となっています．エナメル質の下には象牙質と呼ばれる硬い骨状の組織があり，神経や血管が通る歯髄を取り囲んでいます．

歯の齲蝕（むし歯）が象牙質に達すると，神経が刺激されて，歯がしみたり痛みを感じるようになります．

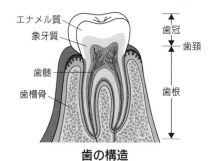

歯の構造

❷ 舌

舌の表面には，舌乳頭という無数の小さな突起があり，味覚を感知する部位である味蕾が分布しています．舌は味覚を感知するほか，飲食物を撹拌して唾液と混和させる働きがあります．

❸ 唾液腺

唾液には，デンプンをデキストリン[*1]や麦芽糖[*2]といった物質に分解する消化酵素（プチアリン，唾液アミラーゼともいう）が含まれ，味覚の形成にも重要な役割を持ちます．また，**リゾチーム**などの殺菌・抗菌物質が含まれるほか，唾液によって口腔内は pH がほぼ中性に保たれ，酸による歯の齲蝕を防いでいます．

pH とは，酸性・アルカリ性の程度を表す単位になります．

[*1] デキストリン：デンプンが分解することで生まれる多糖類の1種
[*2] 麦芽糖：デンプンが分解することで生まれる二糖類の1種

練習問題

下記問題の正誤を答えよ

(1) 口腔内は，唾液によってpHがほぼ中性に保たれ，酸による歯の齲蝕を防いでいる．

(2) 唾液には，消化酵素のほかにリゾチームなどの殺菌・抗菌物質が含まれている．

(3) 歯槽骨の中に埋没している歯の部分を歯根，歯頚を境に口腔に露出する部分を歯冠という．

(4) 歯冠の表面は象牙質で覆われ，体で最も硬い部分となっている．

(5) 歯冠の象牙質の下には石灰質と呼ばれる硬い骨状の組織があり，神経や血管が通る歯髄を取り囲んでいる．

解答と解説

(1) ○
(2) ○
(3) ○
(4) ✕：象牙質ではなく，エナメル質．
(5) ✕：歯冠のエナメル質の下には象牙質と呼ばれる硬い骨状の組織がある．

 # 咽頭・食道・胃

❶ 咽頭

咽頭は口腔から食道に通じる食物路と，呼吸器の気道とが交わる部分です．

飲食物を飲み込む運動（嚥下）が起きるときには，喉頭の入り口にある弁（喉頭蓋）が反射的に閉じることで，飲食物が喉頭や気管に流入せずに食道へと送られます．

❷ 食道

食道は直径 1〜2 cm の管状の器官で，上端と下端には**括約筋***があり，胃の内容物が食道や咽頭へ**逆流**しないように防いでいます．飲食物は重力ではなく**食道の運動**によって胃に送られます．胃液が食道に逆流すると，**むねやけ**が起きます．なお食道には消化液の分泌腺はありません．

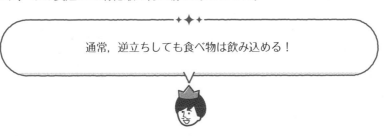

通常，逆立ちしても食べ物は飲み込める！

❸ 胃

胃は，**腐敗・発酵の防止**と，**タンパク質の消化**を行います．

胃の内壁は**粘膜**で覆われて多くのひだを形成し，粘膜の表面には無数の微細な孔があり，**胃腺**につながっています．

分泌物

● 胃腺から**胃液**〔塩酸（胃酸）＋ペプシノーゲン〕を分泌する．

● 粘膜表皮から**粘液**を分泌する．

胃酸

● ペプシノーゲンを**ペプシン**にする．

● 胃内を強酸性に保って内容物の**腐敗**や**発酵**を防止する．

ペプシノーゲン

● 胃酸によりペプシンとなり，タンパク質を消化する（タンパク質がペプシンにより半消化された状態を**ペプトン**という）．

粘液

● 胃液による消化作用から胃自体を**保護**する（胃液分泌と粘液分泌のバランスが崩れると，胃液により胃の内壁が損傷を受けることがある）．

● 胃粘液に含まれる成分は，小腸における**ビタミン B_{12}** の吸収に重要な役割を果たす．

---

* 括約筋：食道の両端や肛門，瞳孔などに存在する輪状の筋肉

練習問題
下記問題の正誤を答えよ

（1）飲食物を飲み込む運動（嚥下(えんげ)）が起きるときには，喉頭の入り口にある弁（喉頭蓋）が反射的に閉じることにより，飲食物が喉頭や気管に流入せずに食道へと送られる．

（2）食道には，消化液の分泌腺がある．

（3）嚥下された飲食物は，重力によって胃に落ち込むのでなく，食道の運動によって胃に送られる．

（4）ペプシノーゲンは，胃酸によって炭水化物を消化するペプシンとなり，胃酸とともに胃液として働く．

（5）胃の粘膜表皮を覆う細胞から粘液が分泌され胃自体を保護しているが，胃液分泌と粘液分泌のバランスが崩れると，胃液により胃の内壁が損傷を受けることがある．

解答と解説

（1）〇

（2）✕：分泌腺はない．

（3）〇

（4）✕：炭水化物ではなくタンパク質．

（5）〇

🎩 小腸

　小腸では**内容物の消化と栄養分の吸収**が行われます．全長6〜7 m の管状の臓器で，十二指腸，空腸，回腸の3部分に分かれています．

❶ 十二指腸

　十二指腸の彎曲部(わんきょくぶ)には膵臓(すいぞう)からの膵管(すいかん)と胆嚢(たんのう)からの胆管の開口部があって，膵液(すいえき)と胆汁を腸管内へ送り込んでいます．

　十二指腸の内壁からは腸液が分泌され，腸液の働きにより膵液中の**トリプシノーゲン**が**トリプシン**になります．トリプシンは，胃で半消化された**タンパク質**（ペプトン）をさらに細かく消化する酵素です．

❷ 空腸・回腸

　小腸のうち十二指腸に続く部分の，おおむね上部40%が空腸，残り約60%が回腸ですが，明確な境はありません．

　空腸で分泌される腸液（粘液）に，腸管粘膜上の消化酵素〔半消化されたタンパク質をアミノ酸まで分解するエレプシン，炭水化物を単糖類（ブドウ糖，ガラクトース，果糖）まで分解するマルターゼ，ラクターゼなど〕が加わり，消化液として働きます．

　小腸の運動によって，内容物がそれらの消化液（膵液，胆汁，腸液）と混和されながら消化と栄養分の吸収が行われます．

　また小腸は栄養吸収のため，内壁の表面積を大きくする構造を持ちます．十二指腸の上部を除く小腸の内壁には輪状のひだがあり，その粘膜表面は絨毛（柔突起ともいう）に覆われてビロード状になっています．絨毛を構成する細胞の表面には，さらに微絨毛が密生して吸収効率を高めています．

　炭水化物とタンパク質は，消化酵素の作用によってそれぞれ単糖類，アミノ酸に分解されて吸収されます．

　脂質（トリグリセリド）は，消化酵素（リパーゼ）の作用によって分解を受けますが，小腸粘膜の上皮細胞で吸収されると脂質に再形成され，乳状脂粒（リポタンパク質の一種でカイロミクロンとも呼ばれる）となります．脂質の吸収の際には，脂溶性ビタミンも一緒に取り込まれます．

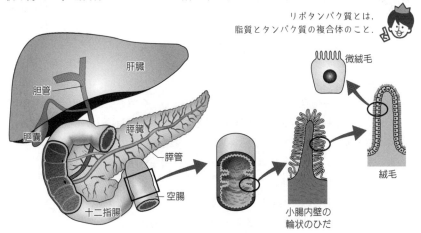

リポタンパク質とは，
脂質とタンパク質の複合体のこと．

小腸・膵臓・胆嚢・肝臓の構造

膵臓
すいぞう

　胃の後下部に位置する細長い臓器で，膵液を十二指腸へ分泌します．膵液は
弱アルカリ性で，胃で酸性となった内容物を中和します．

　膵臓は，炭水化物，タンパク質，脂質のそれぞれを消化するすべての酵素の
供給を担っています．また，膵臓は，**消化腺**であるとともに，**血糖値を調節す
るホルモン**（インスリンおよびグルカゴン）などを血液中に分泌する内分泌腺
でもあります．

膵臓の分泌物
消化腺：膵液として，十二指腸へ分泌
- **トリプシノーゲン**：活性体のトリプシンに変換後，**タンパク質**を消化
- **膵液アミラーゼ**　：デンプンの分解
- **リパーゼ**：脂質の分解

内分泌腺：血液中に分泌
- **インスリン**：血糖値を下げる
- **グルカゴン**：血糖値を上げる

スリンと落ちる＝インスリン
は血糖値を落とす（＝下げる）
と覚えよう．

練習問題
下記問題の正誤を答えよ

（1）小腸の運動によって内容物が消化液と混和されながら大腸へと送られ，そ
　　の間に消化と栄養分の吸収が行われる．

（2）十二指腸の上部を除く小腸の内壁には輪状のひだがあり，その粘膜表面は
　　絨毛に覆われてビロード状になっている．

（3）脂質は，消化酵素（リパーゼ）の作用によって分解を受けるが，小腸粘膜
　　の上皮細胞で吸収されると脂質に再形成され，乳状脂粒（リポタンパク質
　　の一種でカイロミクロンとも呼ばれる）となる．

（4）膵液は，デンプンを分解するリパーゼ，脂質を分解するアミラーゼなど，
　　多くの消化酵素を含んでいる．

（5）膵臓は，消化腺であるとともに，血糖値を調節するホルモンであるトリプ
　　シノーゲンを血液中に分泌する内分泌腺である．

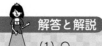

解答と解説

(1) ○

(2) ○

(3) ○

(4) ✗：デンプンはアミラーゼ，脂質はリパーゼによりそれぞれ分解される．

(5) ✗：トリプシノーゲンではなく，インスリンやグルカゴン．

胆嚢，肝臓

① 胆嚢

胆嚢は，**肝臓で産生された胆汁を濃縮して蓄える器官**で，十二指腸に内容物が入ってくると**収縮**して腸管内に胆汁を送り込みます．

胆汁に含まれる胆汁酸塩（コール酸，デオキシコール酸などの塩類）は，**脂質の消化を容易にし，また，脂溶性ビタミンの吸収を助けます**．腸内に放出された胆汁酸塩の大部分は，**小腸**で再吸収されて肝臓に戻ります（**腸肝循環**）．胆汁には，古くなった**赤血球**や過剰の**コレステロール**などを排出する役割もあります．

胆汁に含まれる**ビリルビン**（胆汁色素）は，**赤血球中のヘモグロビン**が分解されて生じた老廃物で，腸管内に生息する常在細菌（腸内細菌）によって代謝されて，糞便を茶褐色にする色素となります．

② 肝臓

肝臓は横隔膜の直下にあり，胆汁を産生するほかに次の働きがあります．

栄養分の代謝・貯蔵

肝臓に運ばれた**ブドウ糖**は**グリコーゲン**として蓄えられます．グリコーゲンは，血糖値が下がったときなど，必要に応じてブドウ糖に分解されて血液中に放出されます．

皮下組織などに蓄えられた脂質も，一度肝臓に運ばれてからエネルギー源として利用可能な形に代謝されます．また，脂溶性ビタミンであるビタミンA，Dなどのほか，ビタミンB_6やB_{12}などの水溶性ビタミンの貯蔵臓器でもあります．

生体に有害な物質の無毒化・代謝

生体に有害な物質を，肝細胞内の酵素系の働きで代謝して無毒化，または体外に排出されやすい形にします．医薬品として摂取された物質の多くも，肝臓において代謝されます．

- アルコールの場合，胃や小腸で吸収され，肝臓へと運ばれて一度**アセトアルデヒド**に代謝後，さらに代謝されて**酢酸**となる．
- アミノ酸が分解された場合などに生成する**アンモニア**は，有害な物質であるため，肝臓において**尿素**へと代謝される．
- ヘモグロビンが分解されて生じた**ビリルビン**も肝臓で代謝されるが，肝機能障害や胆管閉塞などを起こすとビリルビンが**循環血液中**に滞留して，**黄疸**（皮膚や白目が黄色くなる症状）が生じる．

生体物質の産生

生体物質とは生物の体内に存在する化学物質の総称であり，胆汁酸やホルモンなどの生合成の出発物質となるコレステロールや，フィブリノゲンなどの**血液凝固因子**，**アルブミン**など，生命維持に必須な役割を果たす種々の生体物質は，肝臓において産生されます．また，肝臓では，必須アミノ酸*以外のアミノ酸を生合成することができます．

😈 練習問題
下記問題の正誤を答えよ

(1) 小腸で吸収されたブドウ糖は，血液によって肝臓に運ばれてグリコーゲンとして蓄えられる．
(2) 肝臓は，脂溶性ビタミンのほか，水溶性ビタミンの貯蔵臓器である．
(3) アルコールは，肝臓へと運ばれて一度酢酸に代謝されたのち，さらに代謝されてアセトアルデヒドとなる．
(4) 肝臓では，必須アミノ酸*以外のアミノ酸を生合成することができる．
(5) 胆嚢は，膵臓で産生された胆汁を濃縮して蓄える器官で，十二指腸に内容物が入ってくると収縮して腸管内に胆汁を送り込む．

* 必須アミノ酸：体内で作られないため，食品などから摂取する必要があるアミノ酸．ヒトの場合，トリプトファン，リジン，メチオニン，フェニルアラニン，スレオニン，バリン，ロイシン，イソロイシン，ヒスチジンの9種のアミノ酸が必須アミノ酸とされる．

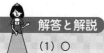

解答と解説

(1) ○

(2) ○

(3) ✕：アルコール⇨アセトアルデヒド⇨酢酸．

(4) ○：体内で作れないため必須アミノ酸という．

(5) ✕：膵臓ではなく，肝臓．

ポイント 炭水化物，タンパク質，脂質の消化吸収のまとめ

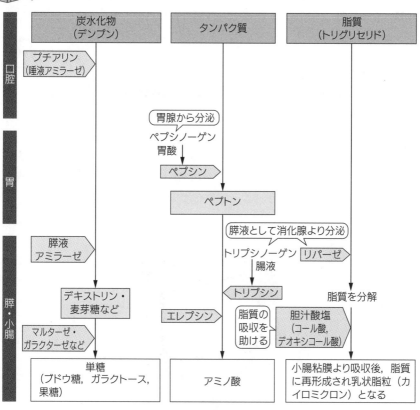

🏹 大腸・肛門

❶ 大腸

　大腸は，盲腸，虫垂，上行結腸，横行結腸，下行結腸，S状結腸，直腸からなる管状の臓器で，内壁粘膜に 絨毛 がない点で小腸と区別されます．

　大腸ではかゆ状の内容物から水分とナトリウム，カリウム，リン酸などの電解質の吸収が行われ，固形状の糞便が形成されます．その他，大腸の粘膜から分泌される粘液（大腸液）は，便塊を粘膜上皮と分離しやすく滑らかにします．

　通常，**糞便の成分の大半は水分**で，食物の残滓は**約5%に過ぎません**．**下行結腸，S状結腸**に滞留している糞便が**直腸**へ送られてくると，その刺激に反応して便意が起こります．

> 大腸では消化は
> ほとんど行われません．

腸内細菌と大腸の働きとの関係

大腸内には腸内細菌が多く存在し，腸管内の**食物繊維を発酵分解**します．大腸の粘膜上皮細胞は食物繊維が分解されて生じる栄養分を，その活動に利用しており，大腸が正常に働くには腸内細菌の存在が重要です．

また，大腸の腸内細菌は，血液凝固や骨へのカルシウム定着に必要な**ビタミンK**などの物質も産生しています．なお，腸内細菌による発酵で，糞便の臭気の元となる物質やメタン，二酸化炭素などのガスが生成されます．

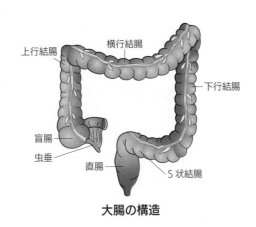

上行結腸　横行結腸　下行結腸　盲腸　虫垂　直腸　S状結腸

大腸の構造

2 肛門

肛門は直腸粘膜が皮膚へと連なる体外への開口部です．直腸粘膜と皮膚の境目になる部分には歯状線と呼ばれるギザギザの線があります．

肛門周囲は肛門括約筋で囲まれており，排便を意識的に調節することができます．また肛門周囲は，**静脈**が細かい網目状に通っていて，肛門周囲の組織がうっ血すると痔の原因となります．

練習問題
下記問題の正誤を答えよ

(1) 大腸の粘膜上皮細胞は，腸内細菌が食物繊維を分解して生じる栄養分を，その活動に利用しており，大腸が正常に働くには，腸内細菌の存在が重要である．

(2) 大腸は，盲腸，虫垂，上行結腸，横行結腸，下行結腸，S状結腸，直腸からなる管状の臓器で，内壁粘膜には，小腸と同様に絨毛がある．

(3) 通常，糞便中の食物の残滓は約50％を占める

(4) 肛門周囲は，動脈が細かい網目状に通っていて，肛門周囲の組織がうっ血すると痔の原因となる．

解答と解説

(1) ○
(2) ×：絨毛はない．
(3) ×：50％ではなく，約5％．
(4) ×：動脈ではなく，静脈．

図をイメージして，コツコツと進めていきましょう．

3 呼吸器系の構造と働き

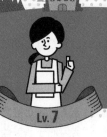

Lv. 7

呼吸器系はいかに異物を排除するかが重要です．
各部位の役割と防御機能の違いに注目！

呼吸器系とは

　呼吸を行うための器官系で，鼻腔（びくう），咽頭（いんとう），喉頭（こうとう），気管，気管支，肺からなります．鼻腔（びくう）から気管支までの呼気および吸気の通り道を気道といい，上気道（じょうきどう）と下気道（かきどう）に分類できます．

- **上気道**：鼻腔（びくう），咽頭（いんとう），喉頭（こうとう）
- **下気道**：気管，気管支，肺

　呼吸器は常時外気と接触する器官であり，さまざまな異物，病原物質の侵入経路となるため，いくつもの防御機構が備わっています．

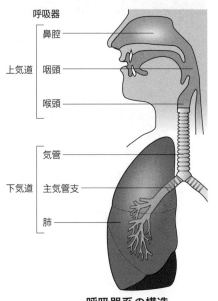

呼吸器

- 鼻腔
- 咽頭
- 喉頭

上気道

- 気管
- 主気管支
- 肺

下気道

呼吸器系の構造

鼻腔（びくう）

役割：空気のフィルターと加湿，加温
防御機能：くしゃみ，鼻汁

　鼻腔（びくう）は鼻の内側の空洞部分で，鼻腔（びくう）の入り口（鼻孔）にある鼻毛は，塵（ちり），埃（ほこり）などを吸い込まないようにするフィルターの役目を果たしています．

　鼻腔の内壁は，粘膜で覆われた棚状の凸凹になっており，空気との接触面積を広げ，効率よく適度な湿り気と温もりを与えて，乾燥した冷たい外気が流れ込むのを防いでいます．鼻腔内に刺激を受けると，反射的にくしゃみが起きて激しい呼気とともに刺激の原因物を排出しようとします．鼻腔の内壁には粘液分泌腺が多く分布し，鼻汁を分泌します．鼻汁は，鼻から吸った空気に湿り気を与えたり，粘膜を保護するため，常に少しずつ分泌されています．また鼻汁にはリゾチーム（殺菌成分）が含まれ，気道の防御機構の一つとなっています．

　かぜやアレルギーのときなどには，防御反応として大量に鼻汁が分泌されます．

咽頭

咽頭は消化管にも呼吸器系どちらにも該当しますが，
喉頭は呼吸器系です．
咽頭と喉頭の文言を変更した設問がよく出題される！

役割・防御機能：扁桃による細菌・ウイルスの侵入抑制

　咽頭は鼻腔と口腔につながっていて，咽頭は消化管と気道の両方の器官に属します．

　咽頭の後壁には扁桃があり，粘膜表面が凸凹しています．扁桃はリンパ組織（白血球の一種であるリンパ球が密集する組織）が集まってできていて，気道に侵入してくる細菌，ウイルスなどに対する免疫反応が行われます．

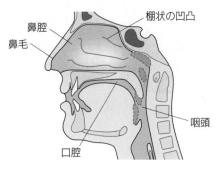
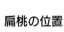
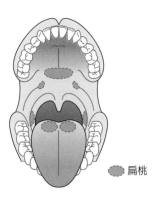

扁桃の位置

喉頭，気管，気管支

| **役割**：声帯による**発声**（喉頭）
| **防御機能**：線毛と粘液による異物除去

　喉頭は，咽頭と気管の間にある軟骨に囲まれた円筒状の器官で，軟骨の突起した部分（喉頭隆起）がいわゆる「のどぼとけ」です．喉頭は，**発声器としての役割**もあり，呼気で喉頭上部にある声帯を振動させて声が発せられます．

　喉頭から肺へ向かう気道が左右の肺へ分岐するまでの部分を**気管**といい，そこから肺の中で複数に枝分かれする部分を**気管支**といいます．

　喉頭の大部分と気管から気管支までの粘膜は線毛上皮で覆われており（肺にはありません），異物は，気道粘膜から分泌される粘液にからめ取られ，線毛運動による粘液層の連続した流れによって気道内部から咽頭へ向けて排出され，唾液とともに嚥下されます．

肺

| **役割**：肺胞での酸素・二酸化酸
| 素の交換
| **防御機能**：肺胞マクロファージ
| による異物の消化

　肺は，胸部の左右両側に1対あります．肺自体には肺を動かす**筋組織**がないため，自力で膨らんだり縮んだりするのではなく，**横隔膜**や**肋間筋**によって拡張・収縮して，呼吸運動が行われています．

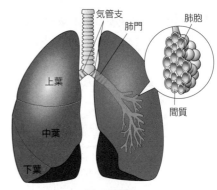

肺の構造

　肺の内部で気管支が細かく枝分かれし，末端はブドウの房のような構造となっています．その球状の袋部分を**肺胞**といいます．肺胞の壁は非常に薄く，

周囲を毛細血管が網のように取り囲んでいます．肺胞と毛細血管を取り囲み支持している組織を間質（かんしつ）といいます．

　肺胞の壁を介して，心臓から送られてくる<u>血液より二酸化炭素が肺胞気中に拡散し，代わりに酸素が血液中の赤血球に取り込まれる**ガス交換**</u>が行われます．肺胞気中の二酸化炭素は，呼気に混じって排出されます．

　異物や細菌が侵入してきたときには，肺胞表面を自在に移動できる**肺胞マクロファージ（貪食細胞）**が，それらを消化する防御機構が備わっています．

😈 練習問題
下記問題の正誤を答えよ

(1) 喉頭の後壁にある扁桃（へんとう）はリンパ組織が集まってできていて，気道に侵入してくる細菌，ウイルス等に対する免疫反応が行われる．

(2) 鼻汁にはリゾチームが含まれ，気道の防御機構の一つとなっている．

(3) 肺胞の壁を介して，心臓から送られてくる血液から酸素が肺胞気中に拡散し，代わりに二酸化炭素が血液中の赤血球に取り込まれるガス交換が行われる．

(4) 肺には肺を動かす筋組織があるため，自力で膨らんだり縮んだりすることによって，拡張・収縮して呼吸運動が行われている．

(5) 肺胞は，異物や細菌が侵入してきたときのために粘液層や線毛によって保護されている．

解答と解説

(1) ✕：喉頭ではなく，咽頭．

(2) ○

(3) ✕：酸素と二酸化炭素が逆．

(4) ✕：肺は自ら膨らんだりできず，横隔膜（おうかくまく）や肋間筋（ろっかんきん）によって拡張・収縮する．

(5) ✕：粘膜層や絨毛ではなく，肺胞マクロファージ．

✦◆✦

呼吸器系の問題は必ずといっていいほど出題されます．

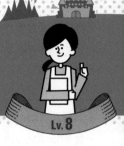

循環器系の構造と働き

Lv. 8

循環器系とは

　循環器系とは，体液（血液やリンパ液）を体内に循環させ，酸素，栄養分などを全身の組織へ送り，老廃物を排泄器官へ運ぶための器官系で，心臓，血管系，血液，脾臓，リンパ系からなります．

心臓

　心筋でできた握りこぶし大の袋状の臓器で，血液は心臓がポンプの役目を果たすことによって循環しています．

　心臓の内部は上部左右の**心房**，下部左右の**心室**の4つの空洞に分かれています．

　心房で血液を集めて心室に送り，**心室**から血液を拍出します．このような心臓の動きを**拍動**といいます．心臓が収縮したときの血圧を**最大血圧**，拡張したときの血圧を**最小血圧**といいます．

　心臓の**右側部分**（右心房，右心室）は，血液を**肺**へ送り出し，肺での**ガス交換**が行われた血液は，心臓の**左側部分**（左心房，左心室）に入り，そこから**全身**に送り出されます．

　また，心室には血液を取り込む側と送り出す側に弁があり，血液の逆流を防ぎます．

血管系

血管は**動脈・静脈・毛細血管**の３種類に大別されます．

血管は，心拍数と同様に**自律神経系**によって制御され，血管壁が収縮すると細くなり，弛緩すると拡張します．

自律神経系については，p.81の脳・神経系の働きでくわしく学習します．

❶ **動脈**

- 心臓から拍出された血液を送る血管
- 心臓の圧に耐えられるよう**弾力性**がある
- 体の深部を通ることが多いが，頸部，手首，肘の内側などでは脈が触れる
- **弁はない**

血液（血漿）中の過剰なコレステロールが血管の内壁に蓄積すると，血液が流れにくくなり，また動脈ではその弾力性が損なわれます．

図で見る際は，他人の心臓を正面から記載するため，左右逆になる．

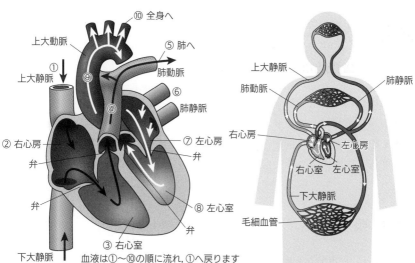

心臓の構造　　　　　**血液循環の仕組み**

❷ 静脈

- 心臓に戻る血液を送る血管
- 血管壁は動脈より薄い
- 皮膚表面近くを通ることが多い
- 血液が逆流しないよう薄い帆状のひだ（**静脈弁**）がある

❸ 毛細血管

- 動脈と静脈をつなぐ，細い血管
- 薄い血管壁を通し，酸素・栄養を組織に運び，二酸化炭素・老廃物を受け取る
- **弁はない**

　消化管壁を通っている毛細血管の大部分は，**門脈**と呼ばれる血管に集まって**肝臓**に入ります．消化管で吸収された物質は一度肝臓を通って代謝や解毒を受けた後，血流に乗って全身を循環する仕組みとなっています．

🎩 血液

血液は，**血漿**（けっしょう）と**血球**から構成されます．

血液の役割
- 酸素や栄養分，ホルモンを各組織へ運搬
- 二酸化炭素や老廃物を各組織から回収（その後，肺や腎臓へ運搬）
- 血液の循環によって，全身の温度を管理

❶ 血漿（けっしょう）

90％以上が**水分**からなり，アルブミン，グロブリンなどのタンパク質や，微量の脂質，糖質，電解質を含む．

アルブミン：血液の浸透圧の保持と，ホルモンや医薬品の成分などと複合体を形成して，代謝や排泄を受けにくくする．

グロブリン：体内に侵入した細菌やウイルスなどの異物を特異的に認識する抗体としての役割を担い，**免疫グロブリン**とも呼ばれる．

脂質（中性脂肪，コレステロールなど）：血漿 中のタンパク質と結合してリポタンパク質を形成し，血漿 中に分散している．なお，血液の粘稠性は，主として血漿 の水分量や赤血球の量で決まり，血中脂質量はほとんど影響を与えない．

Lv.
8

❷ 血球（赤血球，白血球，血小板）

▎赤血球：酸素を運ぶ

中央部がくぼんだ円盤状の細胞で，血液全体の約 40％を占め，**ヘモグロビン**を含みます．ヘモグロビンは**鉄分**と結合したタンパク質で，肺で取り込まれた酸素を，全身の組織へ供給します．

赤血球やヘモグロビン量が少ない場合や，鉄やビタミン不足，また出血により血液が酸素を供給できないと，疲労や血色不良などの貧血症状が現れます．

▎白血球：異物から身を守る

体内に侵入した細菌やウイルスなどの異物に対する防御を受け持つ細胞です．数種類に分類されます．

1. 好中球：白血球の約 60％を占め，血管壁を通り抜けて組織の中に入り込むことができ，細菌やウイルスなどを食作用によって取り込んで分解します．

2. リンパ球：白血球の約 33％を占め，血液のほかリンパ液にも分布しています．細菌，ウイルスなどの異物を認識したり（T 細胞リンパ球），それらに対する抗体（免疫グロブリン）を産生します（B 細胞リンパ球）．

3. 単球：白血球の約 5％を占め，最も大きく強い食作用を持ちます．血管壁を通り抜けて組織の中に入り込むことができ，組織の中では**マクロファージ**（貪食細胞）と呼ばれます．

4. その他，アレルギーに関与する白血球

▎血小板：かさぶたを作る

　血管が損傷し血液が流出すると，血管壁が収縮し出血を防ぎます．また損傷部位に血小板が粘着，凝集して傷口を覆います．このとき血小板から放出される酵素によって血液を凝固させる一連の反応が起こり，血漿（けっしょう）タンパク質の一種であるフィブリノゲンが傷口で重合し線維状のフィブリンとなります．フィブリン線維に赤血球や血小板などが絡まり合い，血の凝固物となって傷口をふさぎ止血します．

> フィブリノゲンからフィブリンへと変わるように，生体内の成分の多くは，変化後の文字数は短くなります．迷ったら，短い名前が変化後だと判断しましょう．

脾臓（ひぞう）

　脾臓は古い赤血球の破壊と，異物の免疫応答に関与します．

　胃の後方の左上腹部に位置し，古くなって柔軟性が失われた赤血球は脾臓に存在するマクロファージ（貪食細胞）によって壊されます．

　また，脾臓にはリンパ球が増殖，密集する組織（リンパ組織）があり，血流中の細菌やウイルスなどの異物に対する免疫応答に関与します．

リンパ系（リンパ液，リンパ管，リンパ節）

　リンパ液が循環するリンパ系は，血管系とは半ば独立した循環系として存在します．血管系は心臓を中心とする閉鎖循環系であるのに対し，リンパ系は末端が組織の中に開いている開放循環系です．

　また心臓のようにポンプの働きをする器官がなく，リンパ液の流れは主に骨格筋の収縮によるものであり，流速は血流に比べて緩やかです．

　リンパ管には弁があって，リンパ液は一定の方向に流れています．

組織中に侵入した細菌，ウイルスなどの異物はリンパ管に取り込まれます．リンパ管の途中に**リンパ節**と呼ばれる結節があり，内部にはリンパ球やマクロファージ（貪食細胞）が密集し，細菌やウイルスなどを排除します．リンパ管は最終的に鎖骨の下にある**静脈**につながります．

練習問題
下記問題の正誤を答えよ

(1) 肺でのガス交換が行われた血液は，心臓の左心房，左心室に入り，そこから全身に送り出される．

(2) 動脈は弾力性があり圧力がかかっても耐えられるようになっている．この動脈は多くが体の皮膚表面近くを通っている．

(3) 血液の粘稠性（ねんちゅうせい）は，主として血漿（けっしょう）の水分量や血中脂質量で決まり，赤血球の量はほとんど影響を与えない．

(4) 血漿（けっしょう）タンパク質の一種であるフィブリンが傷口で重合して線維状のフィブリノゲンとなる．

(5) 脾臓（ひぞう）には，リンパ球が増殖，密集する組織があり，血流中の細菌やウイルス等の異物に対する免疫応答に関与する．

解答と解説

(1) ○

(2) ✕：動脈の多くが体の深部を通る．

(3) ✕：血中脂質量ではなく，赤血球の量．

(4) ✕：フィブリノゲンが重合してフィブリンになる．

(5) ○

　　　　　 ◆ ◆ ◆

循環器系の問題は2問ほど出題されます．
特に血液の流れは大切です！

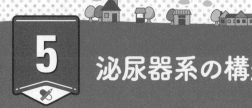
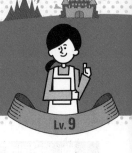

5 泌尿器系の構造と働き

Lv. 9

泌尿器系とは

　血液中の老廃物のほとんどを，尿として体外へ排泄するための器官系です（その他わずかに汗から排出）．左右の**腎臓**から**尿管**，**膀胱**，そして**尿道**に至る尿の通り道を**尿路**といいます．

腎臓

4つの役割

- 血液の**ろ過**
- 水分・電解質の調節を行い**血圧を維持**
- **赤血球**の産生を促進するホルモン分泌（内分泌腺としての機能）
- 骨の形成・維持に重要な**ビタミンD**の活性化

　腎臓は，横隔膜の下，背骨の左右両側に位置する1対の**空豆状**の臓器で，内側中央部のくびれた部分に尿管，動脈，静脈，リンパ管などがつながっています．腎臓には，心臓から拍出される血液の1/5〜1/4が流れています．

　腎臓に入る動脈は細かく枝分かれして，毛細血管が小さな球状になった**糸球体**を形成します．糸球体の外側を袋状のボウマン

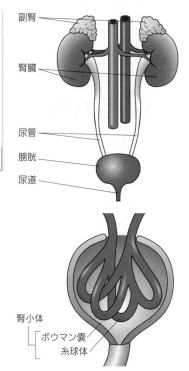

副腎

腎臓

尿管

膀胱

尿道

腎小体
└ ボウマン嚢
└ 糸球体

泌尿器系の構造

囊が包み込んでおり，これを**腎小体**といいます．ボウマン囊から１本の尿細管が伸びて，腎小体と尿細管とで腎臓の基本的な機能単位（ネフロン）を構成しています．

① 腎小体

- 血液中の老廃物をろ過し，原尿を作る
- 血球，タンパク質以外の血漿成分もろ過される

② 尿細管

- 原尿から必要な栄養分や水分，電解質を**再吸収**する

この結果，老廃物が濃縮され最終的に尿となります．

 ## 副腎

副腎は左右の腎臓の上部にそれぞれ付属し，**皮質**と**髄質**の**２層構造**からなります．

- **副腎皮質**

  アルドステロンといった**副腎皮質ホルモン**を産生・分泌

  アルドステロン：体内に**塩分（ナトリウム）**と水を貯留し，**カリウム**の排泄を促す作用があり，電解質と水分の排出を調節

- **副腎髄質**

  自律神経系に作用する**アドレナリン（エピネフリン）**とノルアドレナリン（**ノルエピネフリン**）を産生・分泌

＋◆＋

ナトリウムと水は基本的に体内で一緒に動きます．
「ナトリウムを貯留＝水分を貯留＝尿が減少」となります！

尿路（膀胱，尿道）

尿のほとんどは水分で，尿素，尿酸などの老廃物，その他微量の電解質，ホルモンなどを含みます．尿は血液がろ過されて作られるため，糞便とは異なり，健康な状態であれば細菌などの微生物は存在しません．

① 膀胱

尿を一時的に溜める袋状の器官で，尿が膀胱に溜まってくると刺激が脳に伝わって尿意が生じます．膀胱の出口にある膀胱括約筋が緩むと，同時に膀胱壁の排尿筋が収縮し，尿が尿道へと押し出されます．

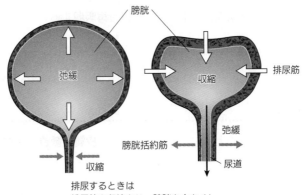

排尿するときは
排尿筋を収縮させ，膀胱を小さくし，
括約筋を弛緩させ，出口を広げます．

排尿の仕組み

② 尿道

膀胱に溜まった尿が体外へ排泄されるときに通る管です．

- **女性**：尿道が短いため，細菌感染が生じやすい
- **高齢者**：膀胱や尿道の括約筋の機能が低下し，また，膀胱の容量の減少による，尿失禁を起こしやすくなる
- **男性**：尿道を取り囲むように前立腺があり，加齢とともに前立腺が肥大し，尿道を圧迫して排尿困難などが生じることがある

練習問題

下記問題の正誤を答えよ

Lv.
9

(1) 腎小体では，原尿中のブドウ糖やアミノ酸等の栄養分および血液の維持に
必要な水分や電解質が再吸収される．

(2) 腎臓には内分泌腺としての機能があり，骨髄における赤血球の産生を促進
するホルモンを分泌する．

(3) 副腎皮質ホルモンの一つであるアルドステロンは，体内にカリウムと水を
貯留し，塩分の排泄を促す作用があり，電解質と水分の排出調節の役割を
担っている．

(4) 副腎は，左右の腎臓の上部にそれぞれ付属し，皮質と間質の2層構造から
なる．

(5) 膀胱の出口にある膀胱括約筋が緩むと，同時に膀胱壁の排尿筋が収縮し，
尿が尿道へと押し出される．

解答と解説

(1) ✕：腎小体ではなく，尿細管．
(2) 〇
(3) ✕：カリウムを排泄し，塩分と水を貯留．
(4) ✕：間質ではなく，髄質．
(5) 〇

◆◇◆

膀胱括約筋や排尿筋はわかりづらい部分ですね．自分のことに置き
換えて，トイレに行ったときに，この内容を意識すると覚えやすいで
す．

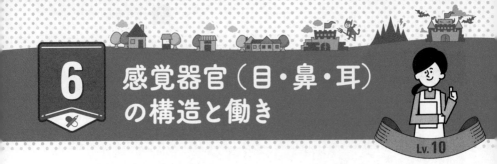

6 感覚器官（目・鼻・耳）の構造と働き

Lv. 10

感覚器とは

　目，鼻，耳などの感覚器官は，外界における種々の現象を刺激として，脳に伝えるための器官です．人の感覚にはいわゆる五感があり，それぞれ独自の機能を有しています．

視覚器：目
嗅覚器：鼻
聴覚器：耳
味覚器：舌（p.41，口腔の項で解説）
触覚器：皮膚（p.74，外皮系の項で解説）

目

　目は視覚情報の受容器官で，眼球，眼瞼（がんけん），結膜，涙器（るいき），眼筋などからなります．顔面の左右に1対あり，明暗，色，遠近感の認識ができます．

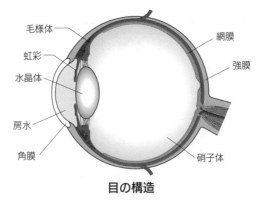

毛様体　虹彩　水晶体　房水　角膜　網膜　強膜　硝子体

目の構造

❶ 眼球

頭蓋骨のくぼみ（眼窩^{がんか}）に収まっている球形の器官です.

- **角膜** ：表面が透明な膜（**黒目**の部分）
- **強膜** ：乳白色の丈夫な結合組織（**白目**の部分）
- **虹彩**^{こうさい} ：瞳孔^{どうこう}を散大・縮小させて眼球内に入る光の量を調節
- **水晶体**：厚みが変わることで，**遠近**の焦点を調節. 水晶体は周りを囲んでいる毛様体の収縮・弛緩により，近くの物を見るときには丸く厚みが増し，遠くの物を見るときには扁平になる.
- **房水**^{ぼうすい}（組織液）：角膜と水晶体の間の液体. 眼内に一定の圧（**眼圧**）を生じさせているほか，透明な角膜や水晶体には血管が通っておらず，房水により**栄養分**や**酸素**を供給する.
- **硝子体**^{しょうしたい}：水晶体から網膜の間の透明なゼリー状組織
- **網膜** ：光と色を識別する2種類の**視細胞**が集まる膜. 光を受容する細胞は**ビタミンA**が不可欠で，不足すると夜間視力の低下（**夜盲症**）が生じる. また，視細胞が受容した光の情報は，神経細胞を介して神経線維に伝えられる. 網膜の神経線維は束になり，**視神経**となる.

角膜は，紫外線を含む光に長時間曝されると，角膜の上皮に損傷を生じることがあります［**雪眼炎**^{せつがんえん}（雪目）］.

光は，角膜，房水，水晶体，硝子体を透過しながら屈折して網膜に焦点を合わせます.

❷ 眼瞼^{がんけん}（まぶた）

眼球の前面を覆う薄い皮膚のひだです.

- 物理的に目を防護
- 光の量を低減
- まばたきによって目の表面を涙液^{るいえき}で潤して清浄に保つ

眼瞼^{がんけん}は，皮下組織が少なく薄いため，内出血や裂傷，全身的な体調不良が現れやすいです.

③ 睫毛（まつげ）

　異物の混入を防ぐとともに，物が触れると反射的に目を閉じる触毛としての機能があります．

④ 結膜

　眼瞼の裏側と強膜とを結ぶように覆って組織を保護しています．薄い透明な膜であるため，中を通っている血管を観察できます．

　目の充血は血管が拡張して赤く見える状態で，2種類に分けられます．

- **結膜の充血**：白目の部分だけでなく眼瞼の裏側も赤くなる
- **強膜の充血**：白目の部分だけピンク色になる

⑤ 涙器

　涙液を分泌する涙腺と，涙液を鼻腔に導出する涙道からなります．涙腺は上眼瞼の裏側にある分泌腺で，血漿から涙液を産生します．

涙液の主な働き

- 異物を洗い流す
- 角膜に酸素や栄養分を供給する（房水も同じ役割）
- 角膜や結膜で生じた老廃物を洗い流す
- 角膜表面を滑らかに保つ
- リゾチーム，免疫グロブリンなどを含み，感染から防御する

涙液は起きている間，絶えず分泌されています．

⑥ 眼筋

　眼球を上下左右斜めの各方向に向けるため，6本の眼筋が眼球側面の強膜につながっています．

補足

眼精疲労とは，生理的な目の疲れではなく，メガネやコンタクトレンズが合わない場合や，神経性の疲労，睡眠不足，栄養不良などが要因となって，慢性的な目の疲れや肩こり，頭痛などの全身症状を伴う場合をいいます．

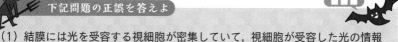

練習問題
下記問題の正誤を答えよ

(1) 結膜には光を受容する視細胞が密集していて，視細胞が受容した光の情報は神経細胞を介して神経線維に伝えられる．

(2) ビタミンAが不足すると夜間視力の低下（夜盲症）を生じることがある．

(3) 透明な角膜や水晶体には血管が通っておらず，房水によって栄養分や酸素が供給される．

(4) 水晶体は，周りを囲んでいる毛様体の収縮・弛緩によって，遠くの物を見るときには丸く厚みが増し，近くの物を見るときには扁平になる．

(5) 涙腺は上眼瞼の裏側にある分泌腺で，リンパ液から涙液を産生する．

解答と解説

(1) ✕：結膜ではなく網膜．

(2) ○

(3) ○

(4) ✕：近くの物を見るときは丸く厚みが増し，遠くの物を見るときには扁平になる．

(5) ✕：リンパ液ではなく血漿．

鼻

　鼻は嗅覚情報の受容器官です．空気中を漂う物質を鼻腔内に吸い込み，その化学的刺激を感じとります．食品からの嗅覚情報は，舌が受容した味覚情報と脳において統合され，風味として認識されます．

❶ 鼻腔

　においの元の分子が鼻腔上部の粘膜にある特殊な神経細胞（嗅細胞）を刺激すると，その刺激が脳の嗅覚中枢へ伝わります．

　嗅覚は鋭敏で記憶にも残りやすいですが，同時に順応しやすく，同じにおいを嗅いでいるとそのにおいを感じなくなります．

よその家のにおいはわかるのに，
自分の家のにおいはわからないのと同じです．

　鼻腔は，薄い板状の軟骨と骨でできた**鼻中隔**によって左右に仕切られています．鼻中隔の前部は，毛細血管が分布し，粘膜が薄いため，**鼻出血**を起こしやすいです．鼻腔の粘膜に炎症を起こして腫れた状態を**鼻炎**といい，鼻汁過多や鼻閉（鼻づまり）などの症状が生じます．

❷ 副鼻腔

　鼻腔に隣接した①目と目の間，②額の部分，③頬の下，④鼻腔の奥に空洞があり，それらを総称して**副鼻腔**といい，鼻腔と細い管でつながっています．
　副鼻腔も，鼻腔と同様，線毛を有し粘液を分泌する**粘膜**で覆われています．
　副鼻腔に入った 埃 などの粒子は，粘液に捉えられて線毛の働きによって鼻腔内へ排出されますが，鼻腔と連絡する管は非常に狭いため，鼻腔粘膜が腫れると副鼻腔の開口部がふさがり，副鼻腔に炎症が生じることがあります．

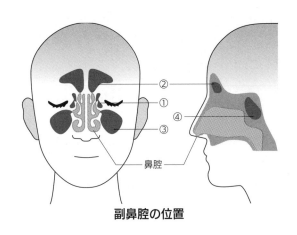

副鼻腔の位置

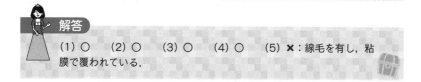

練習問題
下記問題の正誤を答えよ

Lv.
10

(1) 鼻は，空気中を漂う物質を鼻腔内に吸い込み，その化学的刺激を感じとる．

(2) 鼻腔の粘膜に炎症を起こして腫れた状態を鼻炎といい，鼻汁過多や鼻閉（鼻づまり）等の症状が生じる．

(3) 鼻腔に隣接した目と目の間，額部分，頬の下，鼻腔の奥に空洞があり，総称して副鼻腔といい，いずれも鼻腔と細い管でつながっている．

(4) 鼻中隔の前部は，毛細血管が豊富に分布していることに加えて粘膜が薄いため，傷つきやすく鼻出血を起こしやすい．

(5) 副鼻腔は，線毛がなく粘液を分泌する細胞でできた粘膜で覆われていない．

解答

(1) ○　(2) ○　(3) ○　(4) ○　(5) ✕：線毛を有し，粘膜で覆われている．

 # 耳

聴覚情報と平衡感覚を感知する器官で，外耳，中耳，内耳からなります．側頭部の左右両側に 1 対あり，音の立体感を認識することができます．

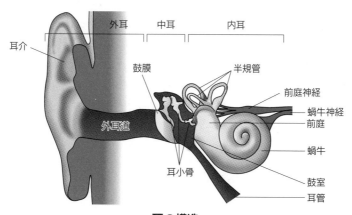

耳の構造

❶ 外耳

耳介と外耳道からなります.

- **耳介**：軟骨組織が皮膚に覆われ，外耳道の軟骨部に連なり，音を集める
- **外耳道**：軟骨部には耳毛が生え，埃の侵入を防ぐ

外耳道にある耳垢腺（汗腺の一種）や皮脂腺からの分泌物に，埃や老廃物などが混じって耳垢（耳あか）となります.

❷ 中耳

外耳と内耳をつなぐ部分で，鼓膜，鼓室，耳小骨，耳管からなります.

音は，鼓膜を振動させ，鼓室内部の3つの耳小骨が鼓膜の振動を増幅し，内耳へ伝導します. 鼓室は，耳管により鼻腔や咽頭と通じています. 耳管は鼓膜内外の気圧の均衡を保つのに役立っています. 小さな子供では，耳管が太く短くて，走行が水平に近いため，鼻腔からウイルスや細菌が侵入し感染が起こりやすいです.

❸ 内耳

聴覚器官である蝸牛と，平衡器官である前庭の2つの部分からなり，どちらもリンパ液で満たされています.

- **蝸牛**：渦巻き形をした器官で，耳小骨から伝わる振動がリンパ液を震わせ，聴細胞の感覚毛を揺らすことで，聴神経が刺激される
- **前庭**：水平・垂直方向の加速度を感知する部分（耳石器官）と，体の回転や傾きを感知する部分（半規管）に分けられ，リンパ液の動きで平衡感覚として感知する

乗物酔い（動揺病）は，反復される加速度刺激や動揺によって，平衡感覚が混乱して生じる身体の変調です.

練習問題
下記問題の正誤を答えよ

(1) 耳垢は，内耳にある耳垢腺や皮脂腺からの分泌物に，埃や内耳上皮の老廃物等が混じったものである．

(2) 耳は，聴覚情報と平衡感覚を感知する器官で，外耳，中耳，内耳からなる．

(3) 蝸牛の内部は，リンパ液で満たされているが，前庭の内部は，空洞である．

(4) 小さな子供では，耳管が太く短くて，走行が水平に近いため，鼻腔からウイルスや細菌が侵入し感染が起こりやすい．

(5) 外耳は，聴覚器官である蝸牛と，平衡器官である前庭からなる．

解答と解説

(1) ✕：内耳ではなく外耳．

(2) ○

(3) ✕：どちらもリンパ液で満たされている．

(4) ○

(5) ✕：外耳ではなく内耳．

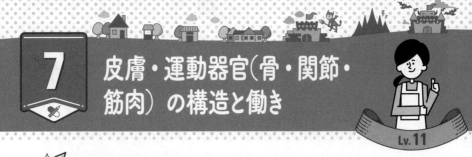

7 皮膚・運動器官(骨・関節・筋肉) の構造と働き

Lv. 11

外皮系とは

身体を覆う**皮膚**と，汗腺，**皮脂腺**，乳腺などの**皮膚腺**，爪や毛などの**角質**を総称して外皮系といいます．

> **皮膚の主な機能**
>
> ● **身体の維持と保護**：異物の体内への侵入を防ぐ
> ● **体水分の保持**：体外への蒸発防止と体内への浸透防止による水分保持機能がある
> ● **熱交換**：体温を一定に保つ役割を担っている．血管拡張や汗による放熱や，血管収縮により放熱を抑える機能がある
> ● **外界情報の感知**：触覚，圧覚，痛覚，温度感覚などの**皮膚感覚**を得る感覚器としての機能を有している

皮膚表面の微生物のバランスが崩れたり，皮膚に損傷が生じると病原菌が侵入・繁殖しやすくなります．また，生体は病原菌を排除する反応として**免疫機能**を活性化させ，その結果，皮膚に**炎症**が生じ，発疹や発赤，痒み等の症状が現れることがあります．

皮膚は，**表皮**，**真皮**，**皮下組織**の 3 層構造からなります．

① 表皮

表皮は最も外側にある**角質層**と生きた**表皮細胞**の層に分けられます．

角質層は，皮膚のバリア機能を担っており，細胞膜が丈夫な線維性の**ケラチン**でできた板状の**角質細胞**と，**セラミド**（リン脂質の一種）を主成分とする細胞間脂質で構成されています．

皮膚の色は，表皮や真皮に沈着した**メラニン色素**によるものです．メラニン

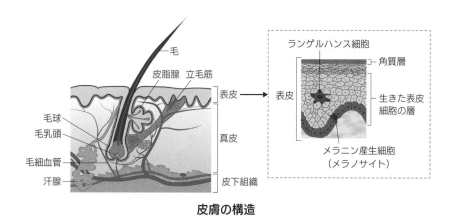

皮膚の構造

色素は，表皮の最下層にあるメラニン産生細胞（メラノサイト）で産生され，紫外線から皮膚組織を防護する役割があります．

　メラニン色素の防護能力を超える紫外線に曝されると，皮膚組織が損傷を受け，炎症が生じて発熱や水疱，痛みなどの症状が現れます．また，メラニン色素の過剰な産生が起こり，シミやそばかすとして沈着します．

❷ 真皮

　線維芽細胞とその細胞で産生された線維性のタンパク質（コラーゲン，フィブリリン，エラスチンなど）からなる結合組織の層で，皮膚の弾力と強さを与えています．

　真皮には，毛細血管や知覚神経の末端が通っています．

❸ 皮下組織

　脂肪細胞が多く集まって皮下脂肪層となっています．皮下脂肪層は，熱や寒さ，衝撃から体を保護するほか，脂質としてエネルギー源を蓄える機能があります．

④ 毛

毛根の最も深い部分を**毛球**といいます．毛球の下端のへこんでいる部分を**毛乳頭**といい，毛乳頭には**毛細血管**が入り込み，毛母細胞に栄養分を運んでいます．

毛母細胞では細胞分裂が盛んに行われ，角化して毛を形成します．毛母細胞の間にも**メラノサイト**が分布し，産生されたメラニン色素が毛母細胞に渡されます．このメラニン色素の量によって毛の色が決まります．

⑤ 汗腺

腋窩（脇の下）などの毛根部に分布する**アポクリン腺**（体臭腺）と，全身に分布する**エクリン腺**の2種類があります．汗はエクリン腺から分泌され，体温調節のための発汗は全身の皮膚に生じますが，精神的緊張による発汗は手のひらや足底，脇の下，顔面などの限られた皮膚に生じます．

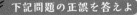

練習問題
下記問題の正誤を答えよ

（1）外皮系には，身体を覆う皮膚と，汗腺，皮脂腺，乳腺等の皮膚腺が含まれるが，爪や毛等の角質は含まれない．

（2）炎症が生じた皮膚に現れる発疹や発赤，痒み等の症状と免疫機能の活性化とは関連がない．

（3）メラニン色素は，紫外線の刺激により表皮の最下層にあるメラニン産生細胞（メラノサイト）で産生され，皮膚組織を破壊する．

（4）真皮には，毛細血管や知覚神経が通っている．

（5）精神的緊張による発汗は，全身の皮膚に生じる．

解答と解説

（1）×：角質も外皮系．

（2）×：炎症には免疫機能が関連．

（3）×：メラニン色素は紫外線から皮膚を守る．

（4）○

（5）×：緊張による発汗は手のひら，足底，脇の下，顔面などに限って起こる．

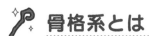 ## 骨格系とは

骨格系は骨と関節からなります．

骨は最も硬い組織の1つで，次の4つの組織からなります．

① 主部となる**骨質**

② 骨質表面を覆う**骨膜**

③ 骨質内部の**骨髄**

④ 骨の接合部にある**関節軟骨**

骨の機能

- 身体各部の**支持機能**：頭部や内臓を支える身体の支柱となる
- **臓器保護機能**：骨格内に臓器を収めて保護する
- **運動機能**：骨格筋の収縮を効果的に体躯の運動に転換する
- **造血機能**：骨髄で産生される造血幹細胞が赤血球，白血球，血小板に分化して，体内に供給される
- **貯蔵機能**：カルシウムやリンなどの無機質を蓄える

造血機能はすべての骨の骨髄で行われるわけでなく，主に胸骨，肋骨，脊椎，骨盤，大腿骨などが造血機能を担います．

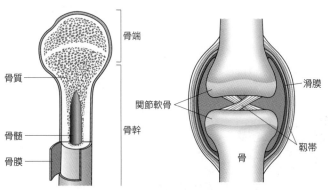

骨と関節の構造

　骨は生きた組織であり，一生を通じて破壊（骨吸収）と修復（骨形成）を行うことで骨の新陳代謝が行われます．骨組織を構成する無機質は，炭酸カルシウムやリン酸カルシウムなどの石灰質からなります．そこに含まれるカルシウムが骨から溶け出し（骨吸収），ほぼ同量のカルシウムが骨に沈着（骨形成）します．このバランスを取ることにより，一定の骨密度が保たれています．無機質は骨に硬さを与え，有機質（タンパク質および多糖体）により骨の強靱さを保ちます．

　関節とは，広義には骨と骨の連接全般を指しますが，狭義には複数の骨が互いに運動できるように連結したもの（可動関節）を指します．

　骨の関節面は弾力性に富む柔らかな軟骨層（関節軟骨）に覆われ，衝撃を和らげます．関節周囲を包む膜（滑膜）は軟骨の働きを助け，靱帯は骨を連結し，関節部を補強しています．

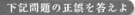

練習問題
下記問題の正誤を答えよ

（1）成長が停止した後は，骨の破壊（骨吸収）と修復（骨形成）が行われなくなる．

（2）骨の関節面は弾力性に富む柔らかな軟骨層（関節軟骨）に覆われ，これが衝撃を和らげ，関節の動きを滑らかにする．

（3）骨組織を構成する無機質であるカルシウムが，骨から溶け出すことはない．

（4）関節とは，広義には骨と骨の連接全般を指すが，狭義には複数の骨が互いに運動できるように連結したものをいう．

（5）骨には，骨格筋の収縮を効果的に体躯の運動に転換する運動機能がある．

解答と解説

（1）✕：成長が止まっても，骨の破壊と修復が行われる．

（2）○

（3）✕：溶け出す．溶け出す＝破壊．

（4）○

（5）○

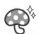 **筋組織とは**

筋組織は，筋細胞（筋線維）とそれらをつなぐ結合組織からなり，その機能や形態によって骨格筋，平滑筋，心筋に分類されます．

関節を動かす骨格筋は，関節を構成する骨に腱を介してつながっています．腱は結合組織のみでできているため，伸縮性があまりありません．

❶ 骨格筋

筋線維に横縞模様（横紋）が見えるので横紋筋とも呼ばれます．収縮力が強く，自分の意識どおりに動かすことができ，体性神経系（運動神経）が支配する随意筋ですが，疲労しやすく，長時間の動作は難しいです．

 骨格筋の疲労は，運動を続けることでエネルギー源として蓄えられているグリコーゲンが減少し，酸素や栄養分の供給不足とともに，グリコーゲンの代謝に伴って生成される乳酸が蓄積して，筋組織の収縮性が低下する現象です．

❷ 平滑筋

平滑筋は横縞模様がなく，消化管壁，血管壁，膀胱などに分布し，比較的弱い力で持続的に収縮する特徴があります．また，平滑筋は意識的にコントロールできず，自律神経系に支配されている不随意筋です．

❸ 心筋

心筋には横縞模様があり，強い収縮力と持久力があります．心筋は意識的にコントロールできず，自律神経系に支配されている不随意筋です．

 筋肉の違いのまとめ

種類	横縞模様	収縮力	持久力	神経系	随意性（コントロール）
骨格筋	あり	強い	なし	体性神経系	あり
平滑筋	なし	弱い	あり	自律神経系	なし
心　筋	あり	強い	あり	自律神経系	なし

練習問題

下記問題の正誤を答えよ

（1）骨格筋と平滑筋は，収縮力が強く，自分の意識どおりに動かすことができる随意筋である．

（2）筋組織は神経からの指令によって収縮するが，体性神経系（運動神経）で支配されるものと自律神経系に支配されるものがある．

（3）腱は筋細胞と結合組織からできており，伸縮性に富む．

（4）骨格筋の疲労は，運動を続けることでグリコーゲンが減少し，酸素や栄養分の供給不足が起こるとともに，乳酸が蓄積する現象である．

（5）随意筋（骨格筋）は自律神経系で支配されるのに対して，不随意筋（平滑筋および心筋）は体性神経系（運動神経）に支配されている．

解答と解説

（1）×：平滑筋は収縮力が弱く，不随意筋である．

（2）○

（3）×：腱は結合組織のみで，伸縮性がない．

（4）○

（5）×：随意筋は体性神経系で，不随意筋は自律神経系に支配されている．

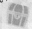

皮膚・運動器官から出題される問題数はだいたい1問！

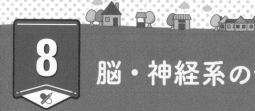

脳・神経系の働き

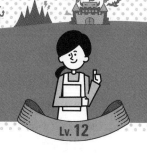

Lv. 12

⚔️ 中枢とは，末梢とは

　人間の身体を総合的に制御する部分を**中枢**といい，中枢によって制御される部分を**末梢**と呼びます．

　体内の情報伝達の大半を担う組織として，神経細胞（神経線維ともいう）が連なった神経系があり，**中枢神経系**と**末梢神経系**に大別されます．また，神経細胞の細胞体から伸びる細長い突起（軸索）を神経線維といいます．

> 中枢が末梢をコントロールしています．
> いわば，中枢は司令塔です．末梢は情報を中枢へ伝えたり，中枢からの指示を各器官へ伝達しています．

🔮 中枢神経系

中枢神経系は脳と脊髄から構成されています．

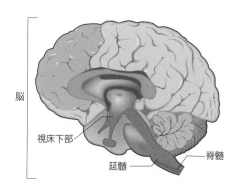

脳

視床下部

延髄

脊髄

❶ 脳

　脳は，知覚，運動，記憶，情動，意思決定などの働きを担っており，脳の下部には，自律神経系やホルモン分泌などのさまざまな調節機能を担っている部位（視床下部など）があります．

　脳における細胞同士の複雑かつ活発な働きのため，脳内には多くの血管が通り，栄養を運んでいます．

- 脳における血液の循環量は心拍出量の約 15 ％
- 脳における酸素の消費量は全身の約 20 ％
- 脳におけるブドウ糖の消費量は全身の約 25 ％

　脳には血液脳関門が存在します．そのため脳の血管は末梢に比べて物質の透過に関する選択性が高く，タンパク質などの大分子，また小分子であってもイオン化した物質は血液中から脳の組織へ移行しにくくなっています．小児では血液脳関門が未発達であるため，医薬品の成分が脳の組織に達しやすいです．

❷ 延髄（脳の一部）

　脳と脊髄をつないでおり，心拍数を調節する**心臓中枢**，呼吸を調節する**呼吸中枢**などがあります．複雑な機能の場合は，さらに上位の脳の働きによって制御されています．

❸ 脊髄

　脊髄は，脊椎の中にあり，脳と末梢の間で刺激を伝えるほか，末梢からの刺激の一部に対して脳を介さずに刺激を返す場合があります．これを**脊髄反射**と呼びます．

練習問題

下記問題の正誤を答えよ

(1) 脳の血管は，末梢に比べて物質の透過に関する選択性が高く，タンパク質などの大分子や，小分子でもイオン化した物質は血液中から脳の組織へ移行しにくい．

(2) 脳の下部には，自律神経系，ホルモン分泌等のさまざまな調節機能を担っている部位（視床下部など）がある．

(3) 脳において，血液の循環量は心拍出量の約15％，酸素の消費量は全身の約20％，ブドウ糖の消費量は全身の約75％である．

(4) 延髄は多くの生体の機能を制御する部位であるが，複雑な機能の場合はさらに上位の脳の働きによって制御されている．

(5) 脊髄は，脊椎の中にあり，脳と末梢の間で刺激を伝えるほか，末梢からの刺激の一部に対して脳を介さずに刺激を返す場合があり，これを脊髄反射と呼ぶ．

解答と解説

(1) ○
(2) ○
(3) ✕：ブドウ糖消費量は全身の約25％．
(4) ○
(5) ○

末梢神経系

末梢神経系は，**体性神経系**と**自律神経系**の2種類に分けられます．

- **体性神経系**：随意運動に関与する**運動神経**と，知覚に関与する**感覚神経**
- **自律神経系**：交感神経系と副交感神経系からなり，消化管の運動や血液循環など，生命や身体機能の維持のため**無意識**に働く

① 自律神経系の働き

　各臓器・器官（効果器）に対して，交感神経系と副交感神経系の2つの神経系が支配しています（自律神経系の二重支配）．

　通常，交感神経系と副交感神経系は，互いに拮抗して働き，一方が活発なときには他方は活動を抑制して，効果器を制御しています．効果器に伸びる自律神経は，節前線維と節後線維からできています．各神経は，それぞれの神経線維の末端から**神経伝達物質**を放出し，効果器を作動させています．

> ● **交感神経系**：体が闘争や恐怖などの緊張状態に対応した態勢をとるように働き，節後線維の末端から神経伝達物質**ノルアドレナリン**※を放出
> ※ただし，汗腺（エクリン腺）を支配する交感神経線維の末端では，例外的に**アセチルコリン**が伝達物質として放出される．汗腺（アポクリン腺）においては通常どおり**ノルアドレナリン**が放出される．
> ● **副交感神経系**：体が食事や休憩などの安息状態となるように働き，節後線維の末端から神経伝達物質**アセチルコリン**を放出

効果器	交感神経系	副交感神経系
目	瞳孔散大	瞳孔収縮
唾液腺	少量の粘性の高い唾液	唾液分泌亢進
心臓	心拍数増加	心拍数減少
末梢血管	収縮→血圧上昇	拡張→血圧降下
気管，気管支	拡張	収縮
胃	血管の収縮	胃液分泌亢進
腸	運動低下	運動亢進
肝臓	グリコーゲン分解（ブドウ糖の放出）	グリコーゲン合成
皮膚	立毛筋収縮	―
汗腺	発汗亢進	―
膀胱	排尿筋弛緩（排尿抑制）	排尿筋収縮（排尿促進）

　医薬品の成分の中には，自律神経系に作用する成分があり，アドレナリンの働きを抑える作用（抗アドレナリン作用）を有する抗アドレナリン成分や，ア

セチルコリンの働きを抑える作用（抗コリン作用）を有する抗コリン成分があります．

練習問題
下記問題の正誤を答えよ

（1）自律神経系は，交感神経系と副交感神経系からなる．

（2）副交感神経系が活発になると，肝臓でのグリコーゲンの分解が促進される．

（3）交感神経系は，体が闘争や恐怖等の緊張状態に対応した態勢をとるように働くため，心臓に対しては心拍数を増加させ，胃に対しては胃液分泌を亢進させる．

（4）医薬品の成分が体内で薬効または副作用をもたらす際は，自律神経系への作用や影響は重要でない．

解答と解説

（1）○

（2）✕：分解ではなく，合成．

（3）✕：胃液分泌の亢進は副交感神経系が優位なときに起こる．

（4）✕：自律神経系に作用する薬剤もある．

交感神経がアクセル（走っているとき），副交感神経がブレーキ（休憩しているとき）を想像しましょう．

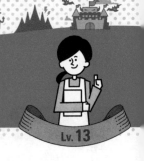

薬の働く仕組み

薬の作用

医薬品の作用は，**全身作用**と**局所作用**の 2 種類に大別できます．

- **全身作用**：薬の有効成分が消化管などから吸収されて循環血液中に移行し，全身を巡って効果をもたらす作用．
  内服薬の場合，消化管からの吸収・代謝と作用部位への分布という過程を経るため，作用発現までにある程度の時間が必要である．
- **局所作用**：薬の有効成分が特定の狭い身体部位で効果をもたらす作用．
  使用した部位に作用する場合が多く，比較的速やかに作用する．

　局所作用を目的とする医薬品で全身性の副作用が生じたり，全身作用を目的とする医薬品で局所的な副作用が生じることもあります．

❶ 内服薬

　全身作用を示すものが多くありますが，膨潤性下剤や生菌製剤などのように，有効成分が消化管内で局所作用を示す医薬品もあります．

　逆に，胃腸に作用する薬であっても，有効成分が循環血液中に入ってから薬効を示す場合，全身作用の一部となります．

❷ 外用薬

　局所作用を示すものが多くあります．また，坐剤，経皮吸収製剤などでは，適用部位から吸収され，**全身作用**を示す場合もあります．

膨潤性下剤：腸管内で水分を吸収し膨張することで排便を促す医薬品．
生菌製剤：生きたビフィズス菌などで，消化管内の細菌のバランスを改善することにより整腸作用を発揮する医薬品．
経皮吸収製剤：皮膚から直接吸収させることで効果を発揮する医薬品．

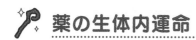

薬の生体内運命

　薬が体内でどのような挙動を示し，どのように体内から消失していくのかといった薬物動態について，**吸収**と**代謝・排泄**の2つに分けて説明します．

① 有効成分の吸収

> **吸収の種類**
> - 消化管吸収
> - 内服以外の用法における粘膜からの吸収
> - 皮膚吸収

消化管吸収

　内服薬のほとんどは，有効成分が消化管から吸収されて循環血液中に移行し，全身作用を現します．錠剤，カプセル剤などの固形剤の場合，消化管内で崩壊し胃で有効成分が溶出するものが多いです．その他，腸で溶ける**腸溶性製剤**や，有効成分がゆっくりと溶出する**徐放性製剤**もあります．

　有効成分は主に小腸で吸収されます．一般に消化管からの吸収は，濃度の高い方から低い方へ**受動的**に**拡散**していく現象です．

　有効成分の吸収量や吸収速度は，消化管内容物や他の医薬品によって影響を受けます．また，有効成分によっては消化管の粘膜に障害を起こす場合もあります．全身作用を目的としない内服薬の中には消化管内を通過する間に結果的に吸収されてしまうものがあり，循環血液中に移行した有効成分によって，好ましくない作用が生じることがあります．

内服以外の用法における粘膜からの吸収

　内服以外の用法で使用する薬は，適用部位から有効成分を吸収させ，全身作用を発揮させることを目的とするものがあります．

　直腸粘膜や口腔・鼻腔粘膜からの吸収は，小腸での吸収と異なり，初めに肝臓で代謝を受けることなく全身に分布します．医薬品によっては，粘膜に刺激などの局所的な副作用が生じることがあります．また，急激な吸収による全身

性の副作用を回避するため，粘膜に障害があるときは使用を避けるべきです．

> ● **直腸粘膜からの吸収**
>
> 坐剤は肛門から挿入することで，直腸内で溶解し，**直腸粘膜から有効成分が吸収される**．直腸の粘膜下には静脈が豊富に分布しており，有効成分が容易に循環血液中に入るため，内服よりも全身作用が**速やかに**現れる．
>
> ● **口腔粘膜からの吸収**
>
> 抗狭心症薬のニトログリセリン（**舌下錠**，スプレー）や禁煙補助薬のニコチン（**咀嚼剤**）は有効成分が口腔粘膜から吸収され，全身作用を現す．
>
> ● **鼻腔粘膜からの吸収**
>
> 鼻腔の粘膜に医薬品を適用する場合，一般用医薬品には全身作用を目的とした点鼻薬はなく，いずれの医薬品も**局所作用**を目的としている．しかし，鼻腔粘膜の下は毛細血管が豊富なため，点鼻薬の成分は循環血液中に移行しやすく，全身性の副作用が生じることがある．
>
> ● **眼粘膜からの吸収**
>
> 眼の粘膜に適用する点眼薬は，**鼻涙管**を通って**鼻粘膜**から吸収され副作用を起こすことがあるため，場合によっては点眼する際には目頭の鼻涙管の部分を押さえ，有効成分が鼻に流れるのを防ぐ必要がある．
>
> ● **咽頭粘膜からの吸収**
>
> 咽頭の粘膜に適用する含嗽薬（うがい薬）などの場合，唾液や粘液によって食道へ流れてしまうため，咽頭粘膜からの吸収が原因で全身的な副作用が起こることは少ない．ただし，アレルギー反応は微量の抗原でも生じるため，点眼薬や含嗽薬などでもショック（アナフィラキシー）などのアレルギー性副作用が生じることがある．

皮膚吸収

皮膚に適用する医薬品（塗り薬，貼り薬など）は，適用部位に対する**局所的**な効果を目的とするものがほとんどです．殺菌消毒薬のように，有効成分が皮膚表面で作用するものもありますが，皮膚から浸透して体内の組織で作用する医薬品の場合，浸透する量は皮膚の状態，傷の有無やその程度などによって影響を受けます．

通常，皮膚表面から循環血液中へ移行する量は比較的少ないですが，粘膜吸

収の場合と同様に，肝臓で代謝を受ける前に全身に分布するため，全身性の作用や副作用が現れることがあります．

😼 **練習問題**

下記問題の正誤を答えよ

(1) 局所作用は，医薬品の適用部位が作用部位である場合が多いため，反応は全身作用と比較して速やかに現れる．

(2) 内服薬は，全身作用を示すものが多いが，膨潤性下剤（ぼうじゅんせいげざい）のように，有効成分が消化管内で作用するものもあり，その場合に現れる作用は局所作用である．

(3) 外用薬は，適用部位に対する局所的な効果を目的としたもので，全身作用を目的としたものはない．

(4) 一般に，消化管からの吸収は，消化管が積極的に医薬品成分を取り込む現象である．

(5) 有効成分が皮膚から浸透して体内の組織で作用する医薬品の場合は，浸透する量は皮膚の状態，傷の有無やその程度などによって影響を受ける．

解答と解説

(1) ○

(2) ○

(3) ✕：坐剤（ざざい）や経皮吸収製剤は適用部位から吸収し，全身作用を示す．

(4) ✕：積極的ではなく，濃度の高い方から低い方へ受動的に拡散していく現象．

(5) ○

② 薬の代謝，排泄（はいせつ）

代謝：物質が体内で化学的に変化することです．その結果，作用を失ったり（不活性化），作用が現れたり（代謝的活性化），体外へ排泄（はいせつ）されやすい水溶性の物質に変化します．

排泄：尿などで体外へ排出されることであり，有効成分は未変化体のままや代謝物として，腎臓から尿中へ，肝臓から胆汁中へ，または肺から呼気中へ，そのほかに汗中や母乳中などへ排出されます．母乳中への移行は，乳児に対する副作用の発現という点で，軽視できません．

消化管で吸収されてから循環血液中に入るまでの間に起こる代謝

　消化管で吸収された有効成分は，消化管の毛細血管から血液中へ移行します．その血液は，全身循環に入る前に**門脈**という血管を経由して**肝臓**を通過するため，有効成分は，まず肝臓の酵素の働きにより**代謝**を受けることになります（**肝初回通過効果**）．肝機能が低下した人では医薬品を代謝する能力が低いため，効き目が過剰に現れたり，副作用が生じやすくなります．なお，薬物代謝酵素の遺伝子型には個人差があります．

消化管粘膜，腎臓にも代謝活性があることが明らかにされています．

循環血液中に移行した有効成分の代謝と排泄

　循環血液中に移行した多くの有効成分は，主として肝細胞の薬物代謝酵素により代謝されます．一方，有効成分は血液中で血漿タンパク質と速やかにかつ**可逆的**に結合して複合体を形成します．複合体を形成した有効成分は，薬物代謝酵素の作用によって代謝されず，またトランスポーターによって輸送されることもありません．したがって，代謝や分布が制限されるため，血中濃度の低下は**徐々に**起きます．

　循環血液中に存在する有効成分の多くは，腎臓から尿中に排泄されます．腎機能が低下すると尿中への排泄が遅れ，血中濃度が下がりにくく，医薬品の効き目が過剰に現れたり，副作用が生じやすくなったりします．また，血漿タンパク質との複合体は腎臓でろ過されないため，作用が持続する原因となります．

可逆的：元の状態に戻りうること．
トランスポーター：細胞膜で物質を輸送するタンパク質．

練習問題
下記問題の正誤を答えよ

(1) 医薬品の有効成分が代謝を受けると，作用を失ったり（不活性化），作用が現れたり（代謝的活性化），あるいは体外へ排泄されやすい脂溶性の物質に変化する．

(2) 排泄とは，代謝によって生じた物質（代謝物）が尿等で体外へ排出されることであり，医薬品の有効成分は未変化体のままで，あるいは代謝物として，腎臓から尿中へ，肝臓から胆汁中へ，または肺から呼気中へ排出される．

(3) 肝機能が低下した人では，医薬品を代謝する能力が低いため，正常な人に比べて全身循環に到達する有効成分の量がより多くなり，効き目が過剰に現れたり，副作用が生じやすくなったりする．

(4) 医薬品の有効成分と血漿タンパク質との複合体は，腎臓でろ過されないため，有効成分が長く循環血液中に留まることになり，作用が持続する原因となる．

(5) 循環血液中に移行した有効成分は，主として肥満細胞の薬物代謝酵素の働きによって代謝を受ける．

解答と解説

(1) ✕：代謝により水溶性の物質に変化.
(2) ○
(3) ○
(4) ○
(5) ✕：肝臓（肝細胞）の薬物代謝酵素により代謝.

薬の体内での働き

　全身作用を示す医薬品の多くは，標的となる細胞に存在する受容体，酵素，トランスポーターなどのタンパク質と結合し，薬効や副作用を現します.

　医薬品が効果を発揮するためには，有効成分がその作用部位で一定以上の濃度で分布する必要があります.

医薬品を使用すると

① 吸収し，血中濃度が上昇

② **最小有効濃度**（閾値）を超えると薬効が発現

③ 血中濃度はある時点で**ピーク**（**最高血中濃度**）に達し，その後は**低下**※
　　※代謝・排泄の速度が吸収・分布の速度を上回るため

④ 血中濃度が最小有効濃度を下回ると，薬効は消失

　大量摂取や間隔をあけずに追加摂取し血中濃度を高くしても，ある濃度以上になるとより強い薬効は得られなくなり，有害な作用（副作用や毒性）が現れやすくなります．

　全身作用を目的とする医薬品の多くは，**最小有効濃度**と，毒性が現れる濃度域（危険域，**中毒域**ともいう）の間の範囲（**有効域**，**治療域**ともいう）に維持されるよう，使用量および使用間隔が定められています．

練習問題
下記問題の正誤を答えよ

（1）循環血液中に移行した有効成分が，血流によって全身の組織・器官へ運ばれて作用するが，多くの場合，標的となる細胞に存在する受容体，酵素，トランスポーターなどのタンパク質と結合し，その機能を変化させることで薬効や副作用を現す．

（2）医薬品が摂取され，その有効成分が循環血液中に移行すれば，その血中濃度にかかわらず生体の反応としての薬効が現れる．

（3）一度に大量の医薬品を摂取したり，十分な間隔をあけずに追加摂取したりして血中濃度を高くしても，ある濃度以上になるとより強い薬効は得られなくなる．

（4）有効成分の血中濃度は，ある時点でピーク（最高血中濃度）に達し，その後は低下していくが，これは代謝・排泄の速度が吸収・分布の速度を上回るためである．

（5）薬効よりも毒性が強く現れる有効成分の血中濃度域を無効域という．

解答と解説

(1) ○
(2) ✕：最小有効濃度を超えたとき薬効が発現.
(3) ○
(4) ○
(5) ✕：無効域ではなく，中毒域.

剤形ごとの違い，適切な使用方法

全身作用のための剤形の例：錠剤（内服薬），口腔用錠剤（こうくうようじょうざい），カプセル剤，散剤・顆粒剤，経口液剤・シロップ剤など
局所作用のための剤形の例：軟膏剤（なんこうざい），クリーム剤，外用液剤，貼付剤，スプレー剤など

① 錠剤（内服）

錠剤は，内服用医薬品の剤形として最も広く用いられます.

特徴

● 飛散させずに服用できる
● 苦味や刺激性を感じない

デメリット

● 高齢者，乳幼児等の場合，飲み込みにくい
● 適切な量の水（またはぬるま湯）とともに飲み込まなければならない※
　※適量の水とともに服用しないと錠剤が喉や食道に張り付き，喉や食道の粘膜を傷めるおそれがある.

　錠剤（内服）は，胃や腸で崩壊し，有効成分が溶出することが薬効発現の前提です．基本的に噛み砕いて服用しません．特に腸内で溶解する**腸溶錠**の場合などは，注意が必要です.

② 口腔用錠剤

> 3種類の口腔用錠剤の違いが
> よく出題されています．

口腔内崩壊錠

口の中の唾液で速やかに溶けるため，水なしで服用することができます．

チュアブル錠

口の中で舐めたり嚙み砕いたりして服用する剤形で，水なしで服用できます．

トローチ，ドロップ

口腔内や喉で薬効を示すものが多く，飲み込まずに口の中で舐めて，徐々に溶かして使用します．

③ 散剤，顆粒剤

錠剤のように固形状にせず，粉末状にしたものを散剤，小さな粒状にしたものを顆粒剤という．

特徴

- 錠剤の服用が困難な人にとって散剤，顆粒剤は錠剤よりも服用しやすい．

デメリット

- 歯に挟まったり，苦味や渋味を感じることがある．

飛散を防ぐため，少量の水を口に含んだ上で服用したり，何回かに分けて服用するなどの工夫をするとよいです．顆粒剤は粒の表面がコーティングされているものもあるので，嚙み砕かずに水などで飲み込みます．

④ 経口液剤，シロップ剤

経口液剤は，内服用の液状の剤形です．

特徴

- 固形製剤より飲み込みやすく，服用後，比較的速やかに消化管から吸収される．

デメリット

- 経口液剤では苦味やにおいが強く感じられることがある．

　小児に用いる医薬品の場合，白糖などの糖類を混ぜたシロップ剤とすることが多くあります．

5 カプセル剤

　カプセル剤は，カプセル内に散剤や顆粒剤，液剤などを充填した剤形です．その特徴は錠剤とほぼ同様ですが，原材料として用いられている**ゼラチン**はブタなどのタンパク質を主成分としているため，ゼラチンに対して**アレルギー**を持つ人は使用を避けるなどの注意が必要です．

6 外用局所に適用する剤形

軟膏剤・クリーム剤の違いはよく出題されます．

軟膏剤，クリーム剤

　基剤の違いにより，軟膏剤とクリーム剤に大別され，有効成分が適用部位に留まりやすいのが特徴です．

- **軟膏剤**：油性の基剤で皮膚への刺激が**弱く**，適用部位を水から遮断したい場合に用い，患部が乾燥していても，じゅくじゅく湿潤していても使用できる．
- **クリーム剤**：油性の基剤に水分を加えたもので，患部を水で洗い流したい場合に用いられるが，皮膚への刺激が**強く**，傷などへの使用は避ける必要がある．

外用液剤

　外用の液状製剤で，軟膏剤，クリーム剤と比較し，患部が乾きやすいのが特徴です．適用部位に直接的な刺激感などを与える場合があります．

貼付剤

　テープ剤およびパップ剤があり，皮膚に貼り付けて使用します．有効成分が一定時間留まるため，薬効の持続が期待できる反面，適用部位にかぶれなどを起こすことがあります．

▎スプレー剤

　霧状にするなどして局所に吹き付ける剤形で，塗りにくい部位や，広範囲に適用する場合に適しています．

練習問題
下記問題の正誤を答えよ

（1）有効成分を消化管から吸収させ，全身に分布させることにより薬効をもたらすための剤形としては，錠剤（内服），カプセル剤，散剤・顆粒剤，経口液剤・シロップ剤等がある．

（2）有効成分を患部局所に直接適用する剤形としては，軟膏剤（なんこうざい），クリーム剤，外用液剤，貼付剤，スプレー剤等がある．

（3）口腔内崩壊錠（こうくうないほうかいじょう）は，薬効を期待する部位が口の中や喉である場合が多く，飲み込まずに口の中で舐（な）めて徐々に溶かして使用する．

（4）クリーム剤は皮膚への刺激が弱く傷への使用ができる．

（5）顆粒剤は，粒の表面がコーティングされているものもあるので，噛（か）み砕かずに水などで食道に流し込む．

解答と解説

（1）○
（2）○
（3）×：口腔内崩壊錠（こうくうないほうかいじょう）ではなく，トローチ・ドロップ．
（4）×：刺激が強く，傷への使用は避ける必要がある．
（5）○

薬の働く仕組みについては難しい問題は出ません．
解説を読み，問題を解いておけば大丈夫です．

10 症状からみた主な副作用

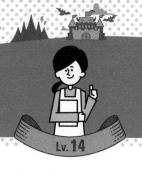

医薬品は，適正に使用された場合でも，副作用が生じることがあります．

　一般に，重篤な副作用は発生頻度が低いですが，副作用の早期発見・早期対応のため，十分な知識を身に付けることが重要です．

厚生労働省では「重篤副作用総合対策事業」の一環として，関係学会の専門家等の協力を得て，「重篤副作用疾患別対応マニュアル」を作成し，公表しています．本マニュアルが対象とする重篤副作用疾患の中には，一般用医薬品によって発生する副作用も含まれており，情報提供や相談対応には，本マニュアルを積極的に活用することが望ましいです．

> 細かな症状が出題されることは少ないです．
> 要点を押さえておきましょう．

⚔ 全身的に現れる副作用

❶ ショック（アナフィラキシー）

生体異物に対する即時型のアレルギー反応の一種です．

　以前にその医薬品によって蕁麻疹（じんましん）などのアレルギーを起こしたことがある人で起きる可能性が高いです．発症後の進行が非常に速やかな（通常，2時間以内に急変）ことが特徴であり，死に至ることがあります．

主な症状・病態

上半身の紅潮・熱感，痒（かゆ）み，吐きけ，顔面蒼白（がんめんそうはく）など，複数の症状が発現

---

❷ 重篤な皮膚粘膜障害

▍皮膚粘膜眼症候群（スティーブンス・ジョンソン症候群）

最初に報告をした二人の医師の名前にちなんで**スティーブンス・ジョンソン症候群**（Stevens-Johnson syndrome：SJS）とも呼ばれます.

発生頻度は，**人口100万人当たり年間1〜6人**と報告されています.

> **主な症状・病態**
> **38℃以上の高熱**を伴って，発疹・発赤，**火傷様の水疱**などの激しい症状が比較的短時間のうちに全身の**皮膚，口，眼**などの粘膜に現れる.

▍中毒性表皮壊死融解症（toxic epidermal necrolysis：TEN）

最初に報告をした医師の名前にちなんで**ライエル症候群**とも呼ばれます.

発生頻度は，**人口100万人当たり年間0.4〜1.2人**と報告されています. 中毒性表皮壊死融解症の症例の多くがSJSの進展型とみられています.

> **主な症状・病態**
> **38℃以上の高熱**を伴って広範囲の皮膚に発赤が生じ，全身の**10%以上**に**火傷様の水疱**，皮膚の剥離，びらんなどが認められ，かつ，口唇の発赤・びらん，眼の充血などの症状を伴う.

▍皮膚粘膜眼症候群，中毒性表皮壊死融解症の共通事項

- 発症機序の詳細は**不明**であり，発症の予測は**困難**である.
- 発生は非常にまれであるとはいえ，いったん発症すると多臓器障害の合併症などにより致命的な転帰をたどることがある.
- 皮膚症状が軽快した後も，眼や呼吸器などに障害が残ることがある.
- 特に，両眼に現れる急性結膜炎は，皮膚や粘膜の変化とほぼ同時期または半日〜1日程度先行して生じるため，症状が現れたときは，前兆である可能性を疑うことが重要である.
- 原因医薬品の**使用開始後2週間以内**に発症することが多いが，1ヵ月以上経ってから起こることもある.

③ 肝機能障害

　医薬品により生じる肝機能障害は，有効成分またはその代謝物の直接的肝毒性が原因の**中毒性**のものと，抗原抗体反応が原因で起きる**アレルギー性**のものに大別されます．

　軽度の肝機能障害の場合，**自覚症状がなく**，健康診断などの血液検査（肝機能検査値の悪化）で初めて判明することが多くあります．原因医薬品を使用し続けると，不可逆的な病変（肝不全）が生じ，死に至ることもあります．

> **主な症状**
> 全身の倦怠感，**黄疸**のほか，発熱，発疹，皮膚の**掻痒感**，吐きけなど

黄疸とは，ビリルビン（黄色色素）が胆汁中へ排出されず**血液中に滞留**することにより生じ，皮膚や白眼が黄色くなる病態です．また，過剰となった血液中のビリルビンが尿中に排出されることにより，尿の色が濃くなることもあります．

④ 偽アルドステロン症

　体内に**塩分（ナトリウム）**と水が貯留し，体から**カリウム**が失われることによって生じる病態です．副腎皮質からのアルドステロン分泌が**増加していない**にもかかわらずこのような状態となることから，偽アルドステロン症と呼ばれています．

　低身長，低体重など体表面積が小さい人や高齢者で生じやすく，原因医薬品の長期服用後に初めて発症する場合もあります．

> **主な症状**
> 手足の脱力，**血圧上昇**，筋肉痛，むくみ（浮腫）など

⑤ 病気等に対する抵抗力の低下など

　医薬品の使用により，血液中の白血球（好中球）が減少し細菌やウイルスの感染に対する**抵抗力**が弱くなり，次の症状を呈することがあります．

主な症状

突然の高熱，悪寒，**喉の痛み**，口内炎，倦怠感などの症状.
その他，血小板が減少し，鼻血，歯ぐきからの出血，手足の青あざ（紫斑）
などの症状が現れることがある.

初期においては，**かぜなどの症状**と見分けることが難しく，進行すると重症
の細菌感染を繰り返し，致命的となることもあります．このような易感染性を
もたらすものとして，ステロイド性抗炎症薬や抗がん薬が知られています．

練習問題
下記問題の正誤を答えよ

(1) 皮膚粘膜眼症候群は，38℃以上の高熱を伴って，発疹・発赤，火傷様の水
疱等の激しい症状が比較的短時間のうちに全身の皮膚，口，眼などの粘膜
に現れる病態である.

(2) 中毒性表皮壊死融解症は，最初に報告した二人の医師の名前にちなんでス
ティーブンス・ジョンソン症候群とも呼ばれており，その発生頻度は人口
100万人当たり年間1〜6人と報告されている.

(3) 皮膚粘膜眼症候群と中毒性表皮壊死融解症は，いずれも発症機序の詳細が
明確にされており，発症を予測することが可能である.

(4) 偽アルドステロン症は副腎皮質からのアルドステロン分泌が増加すること
により生じる.

(5) 肝機能障害の主な症状である黄疸は，ビリルビン（黄色色素）が胆汁中へ
排泄されることにより生じる.

解答と解説

(1) ○

(2) ×：中毒性表皮壊死融解症ではなく，皮膚粘膜眼症候群.

(3) ×：どちらも発生機序不明で予測困難.

(4) ×：アルドステロン分泌が増加していないのに，増加と同様の症
状が発現.

(5) ×：ビリルビンが胆汁中へ排出されず血液中に滞留することで生
じる.

精神神経系に現れる副作用

1 精神神経障害

医薬品の副作用により中枢神経系が影響を受け，精神神経症状が生じることがあります．これは，通常の用法・用量でも発生することがあります．

> **主な症状**
>
> 物事に集中できない，落ち着きがなくなるなどのほか，**不眠**，**不安**，**震え（振戦）**，**興奮**，**眠気**，うつなど

2 無菌性髄膜炎

髄膜炎のうち，髄液に**細菌**が検出されないものを指します．大部分は**ウイルス性**ですが，医薬品の副作用が原因の場合，全身性エリテマトーデス[*1]，混合性結合組織病[*2]，関節リウマチ[*3]などの基礎疾患がある人では発症リスクが高くなります．

発症は**急性**ですが，早期に原因医薬品の使用を中止すれば，速やかに回復し，予後は比較的良好であることがほとんどです．まれに重篤な中枢神経系の**後遺症**が残った例も報告されています．

> **主な症状**
>
> 首筋のつっぱりを伴った激しい**頭痛**，発熱，吐きけ・嘔吐，意識混濁など

3 頭痛，めまい，浮動感など

心臓や血管に作用する医薬品により，頭痛やめまい，浮動感，不安定感（体がぐらぐらする感じ）などが生じることがあります．

[*1] 全身性エリテマトーデス：膠原病の一種で，発熱や全身の倦怠感，頬に赤い発疹，手指の腫れと関節炎，口内炎，光線過敏等の症状が現れる

[*2] 混合性結合組織病：膠原病の重複症候群の中の一つの病型で，寒冷刺激や精神的緊張によって起こる手指の蒼白化（レイノー現象），手の甲から指にかけての腫れ，多発関節炎，皮膚の硬化等の症状が現れる．

[*3] 関節リウマチ：膠原病の一種で，手のこわばりや，関節痛，関節炎などの症状が現れる．

練習問題
下記問題の正誤を答えよ

(1) 精神神経障害では，中枢神経系が影響を受け，物事に集中できない，不眠，不安，震え，興奮，うつ等の精神神経症状を生じることがある．

(2) 無菌性髄膜炎は，早期に原因医薬品の使用を中止すれば，速やかに回復し，予後は比較的良好であることがほとんどであり，重篤な後遺症が残った例はない．

(3) 無菌性髄膜炎は，全身性エリテマトーデス，混合性結合組織病，関節リウマチ等の基礎疾患がある人で発症リスクが高い．

(4) 無菌性髄膜炎は，多くの場合，発症は急性で，首筋のつっぱりを伴った激しい頭痛，発熱，吐きけ，嘔吐，意識混濁等の症状が現れる．

解答と解説

(1) ○
(2) ✕：重篤な後遺症が残った例がある．
(3) ○
(4) ○

消化器系に現れる副作用

❶ 消化性潰瘍

　胃や十二指腸の粘膜組織が傷害され，粘膜組織の一部が**粘膜筋板**＊を越えて欠損する状態です．自覚症状が乏しい場合もあり，貧血症状の検査時や突然の吐血・下血によって発見されることもあります．医薬品の副作用により生じることも多いです．

> **主な症状**
>
> **胃のもたれ**，**食欲低下**，**胸やけ**，**吐きけ**，**胃痛**，空腹時にみぞおちが痛む，消化管出血により**糞便が黒くなる**，など

＊　粘膜筋板：消化管の粘膜層に存在する平滑筋の薄層

❷ イレウス様症状（腸閉塞様症状）

　イレウスとは腸内容物の通過が阻害された状態です．医薬品の作用によって腸管運動が麻痺して腸内容物の通過が妨げられ，症状が現れます．

　腹痛などの症状のために水分や食物の摂取が抑制され，嘔吐がない場合でも脱水状態となることがあり，悪化すると腸内容物の逆流による嘔吐が原因で脱水症状を呈します．小児や高齢者のほか，普段から便秘傾向のある人は，発症のリスクが高いです．

> **主な症状**
> 激しい腹痛やガス排出（おなら）の停止，嘔吐，腹部膨満感を伴う著しい便秘

❸ 吐きけ，食欲不振など

　消化器に対する医薬品の副作用によって，吐きけ・嘔吐，食欲不振，腹部（胃部）不快感，腹部（胃部）膨満感，腹痛，口内炎，口腔内の荒れや刺激感などが生じることがあります．浣腸剤や坐剤の使用によって現れる一過性の症状として，肛門部の熱感などの刺激，不快感，排便直後の立ちくらみなどがあります．

練習問題
下記問題の正誤を答えよ

（1）消化性潰瘍では，消化管出血に伴って糞便が黒くなるなどの症状が現れる．

（2）イレウス様症状は，医薬品の作用によって腸管運動が亢進した状態で，激しい腹痛，嘔吐，軟便や下痢が現れる．

（3）浣腸剤や坐剤の使用では，消化器系の副作用は現れない．

（4）イレウス様症状は普段から下痢傾向がある人において発症のリスクが高い．

（5）イレウス様症状が悪化すると，腸内容物の逆流による嘔吐が原因で脱水症状を呈することがある．

解答と解説

(1) ○：血が糞便に混じって黒くなる.

(2) ×：腸管運動が低下することで，便秘が現れる.

(3) ×：不快感や立ちくらみなどがある.

(4) ×：下痢傾向ではなく，便秘傾向.

(5) ○

呼吸器系に現れる副作用

❶ 間質性肺炎

肺胞と毛細血管を取り囲んで支持している組織（間質）が炎症を起こしたものです．通常の肺炎は気管支・肺胞が細菌に感染して炎症が生じたものです．

医薬品の使用開始から1〜2週間程度で起きることが多く，悪化すると**肺線維症**（肺が線維化を起こして硬くなる状態）に移行することがあります．

主な症状

酸素を十分取り込むことができず，体内が**低酸素状態**となるため，**呼吸困難**，空咳（痰の出ない咳），発熱（発熱は必ず伴うものではない）などの症状を呈する.

---

❷ 喘息

原因となる医薬品（非ステロイド性抗炎症成分を含む解熱鎮痛薬など）の使用後，短時間（1時間以内）のうちに生じます．

内服薬のほか，坐剤や外用薬でも誘発されることがあります．合併症を起こさない限り，原因となった医薬品の有効成分が体内から消失すれば症状は寛解しますが，重症な場合，窒息による意識消失から死に至る危険もあります．鼻の疾患を合併している人や，成人になってから喘息を発症した人で発現しやすく，医薬品で喘息発作を起こしたことがある人は重症化しやすいです．

主な症状

鼻水・鼻づまりが現れ，続いて咳，喘鳴（息をするとき喉がゼーゼーまたはヒューヒュー鳴る）および呼吸困難を発現

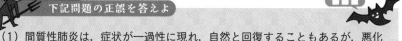

練習問題
下記問題の正誤を答えよ

(1) 間質性肺炎は，症状が一過性に現れ，自然と回復することもあるが，悪化すると肺線維症に移行することがある．

(2) 間質性肺炎は，医薬品の使用開始から1〜2週間程度で起きることが多く，必ずしも発熱は伴わない．

(3) 喘息_{ぜんそく}は，原因となる医薬品の使用後，短時間（1時間以内）のうちに鼻水・鼻づまりが現れ，続いて咳，喘鳴_{ぜんめい}および呼吸困難が生じる．

(4) 喘息_{ぜんそく}は，合併症の有無にかかわらず，原因となった医薬品の有効成分が体内から消失しても症状は寛解しない．

(5) 過去に医薬品で喘息発作_{ぜんそくほっさ}を起こしたことがある人は，副作用の喘息_{ぜんそく}が重症化しやすいため，同種の医薬品の使用を避ける必要がある．

解答と解説

(1) ○
(2) ○
(3) ○
(4) ✗：合併症がなければ寛解する．
(5) ○

循環器系に現れる副作用

❶ うっ血性心不全_{せいしんふぜん}

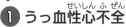

　血液を心臓から送り出すことができなくなり，肺に血液が貯留することで症状が現れます．

> **主な症状**
>
> 息切れ，疲れやすい，足のむくみ，急な体重の増加，咳_{せき}とピンク色の痰_{たん}など

❷ 不整脈

心筋の自動性や興奮伝導の異常が原因で，心臓の**拍動リズム**が**乱れる**病態です．

不整脈の種類によっては失神を伴うことがあります．生死にかかわる重篤な際は，自動体外式除細動器（AED）の使用を考慮し，救急搬送が必要です．高齢者などでみられる代謝機能の低下により，不整脈の発症リスクが高まることがあります．腎機能・肝機能の低下，併用薬との相互作用などに留意が必要です．

主な症状

めまい，立ちくらみ，全身のだるさ（疲労感），動悸，息切れ，胸部の不快感，脈の欠落など

 練習問題

下記問題の正誤を答えよ

(1) うっ血性心不全とは，全身が必要とする量の血液を心臓から送り出すことができなくなり，肺に血液が貯留して，種々の症状を示す疾患である．

(2) 医薬品を適正に使用すれば，動悸（心悸亢進）や一過性の血圧上昇，顔のほてりを生じることはない．

(3) 不整脈の種類によっては失神（意識消失）を起こすこともある．

(4) 不整脈は，代謝機能の低下によってその発症リスクが高まることがあるので，腎機能や肝機能の低下，併用薬との相互作用などに留意するべきである．

 解答と解説

(1) ○

(2) ×：適正使用でも起こり得る．

(3) ○

(4) ○：代謝機能が低下して血中濃度が上昇することで，副作用の危険性が上がる．

泌尿器系に現れる副作用

Lv. 14

① 腎障害

尿量の減少，ほとんど尿が出ない，逆に一時的に尿が増える，むくみ（浮腫），倦怠感，発疹，吐きけ，尿が濁る・赤みを帯びる（血尿）などの症状が現れることがあります．

② 排尿困難，尿閉

副交感神経系を抑制（つまり交感神経系優位）する医薬品を使用すると，膀胱の排尿筋の収縮が抑制され，尿が出にくい，残尿感があるなどの症状が生じることがあります．進行すると，尿意があるのに尿がまったく出なくなったり（尿閉），下腹部が膨満して激しい痛みを感じるようになります．男性に限らず女性においても報告されています．

③ 膀胱炎様症状

尿の回数増加（頻尿），排尿時の疼痛，残尿感などの症状が現れます．

😈 練習問題
下記問題の正誤を答えよ

（1）腎障害では，むくみ（浮腫），倦怠感，尿が濁る・赤みを帯びる（血尿）等の症状が現れる．

（2）交感神経系の機能を抑制する作用がある成分が配合された医薬品を使用すると，膀胱の排尿筋の収縮が抑制され，尿が出にくい，尿が少ししか出ない等の排尿困難の症状を生じることがある．

（3）排尿困難が進行すると，尿意があるのに尿がまったく出なくなったり（尿閉），下腹部が膨満して激しい痛みを感じるようになるが，これらは男性特有の症状である．

（4）膀胱炎様症状では，尿の回数増加（頻尿），排尿時の疼痛，残尿感等の症状が現れる．

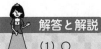

解答と解説

(1) ○
(2) ×：交感神経系ではなく，副交感神経系.
(3) ×：男性に限らず，女性にも生じる.
(4) ○

感覚器系に現れる副作用

❶ 眼圧上昇

　眼球内の角膜と水晶体の間を満たしている**眼房水**が排出されにくくなると，**眼圧**が上昇して視覚障害が生じることがあります.

　抗コリン作用の医薬品（ブチルスコポラミン臭化物など）によって眼圧が上昇し，急性緑内障発作，充血，急激な視力低下をきたすことがあります. 特に眼房水の出口である隅角が狭くなっている**閉塞隅角緑内障**^{へいそくぐうかくりょくないしょう}がある人では注意が必要で，眼圧の上昇に伴って，**頭痛**や**吐きけ・嘔吐**^{おうと}などの症状が現れることもあり，不可逆的な視覚障害に至ることもあります.

> 抗コリン作用：アセチルコリンが受容体に結合するのを
> 阻害する作用のこと

❷ 異常な眩しさ，目のかすみなど

　医薬品によっては，瞳の拡大（散瞳^{さんどう}）による異常な眩しさや目のかすみ^{まぶ}などの副作用が現れることがあります.

練習問題
下記問題の正誤を答えよ

(1) 眼球内の角膜と水晶体の間を満たしている眼房水が排出されにくくなる
と，眼圧が上昇して視覚障害が生じることがある.

(2) 眼圧の上昇に伴って，頭痛や吐きけ・嘔吐等の症状が現れることがある.

(3) 抗アドレナリン作用がある成分が配合された医薬品の使用によって眼圧が
上昇し（急性緑内障発作），眼痛や眼の充血に加え，急激な視力低下をき
たすことがある.

(4) 瞳の拡大（散瞳）を生じる可能性のある成分が配合された医薬品を使用し
た後は，乗物や機械類の運転操作は避ける必要がある.

解答と解説

(1) ○

(2) ○

(3) ✗：抗アドレナリン作用ではなく，抗コリン作用.

(4) ○：異常な眩しさや目のかすみ等を生じることがあるため.

皮膚に現れる副作用

❶ 接触皮膚炎，光線過敏症

化学物質や金属などに皮膚が反応して，強い痒みを伴う発疹・発赤，腫れ，
水疱などの激しい炎症症状（接触皮膚炎）や，色素沈着，白斑などを生じるこ
とがあります. 一般に「かぶれ」と呼ばれ，外用薬の副作用として生じること
もあります.

┊接触皮膚炎

発症するか否かは体質によって異なります. 原因となる医薬品と接触してか
ら発症するまでの時間はさまざまですが，接触皮膚炎は医薬品が触れた皮膚の
部分のみに生じ，正常な皮膚との境界がはっきりしているのが特徴です. 使用
を中止し，通常は1週間程度で症状は治まりますが，再びその医薬品に触れる
と再発します.

アレルギー性皮膚炎

　発症部位は医薬品の接触部位に限定されません．

光線過敏症

　太陽光線（紫外線）に曝されて起こるかぶれ症状です．その症状は医薬品が触れた部分だけでなく，**全身へ広がって重篤化する場合があります**．貼付剤の場合は剥がした後でも発症することがあります．

　光線過敏症が現れた場合は，医薬品の使用を中止し，皮膚に医薬品が残らないよう十分に患部を洗浄し，遮光（**白い生地**や**薄手の服は不可**）して速やかに医師の診療を受ける必要があります．

❷ 薬疹

　アレルギー反応の一種で，**あらゆる医薬品で起きる可能性があり，同じ医薬品でも生じる発疹の型は人によってさまざまです**．赤い大小の斑点（紅斑），小さく盛り上がった湿疹（丘疹）のほか，水疱を生じることもあります．

　蕁麻疹は強い痒みを伴いますが，それ以外の場合は痒みがないか，わずかなことが多く，眼の充血や口唇・口腔粘膜に異常がみられることもあります．特に，発熱を伴って眼や口腔粘膜に異常が現れた場合は，**皮膚粘膜眼症候群**や，**中毒性表皮壊死融解症**などの重篤な病態へ進行することがあるので，注意が必要です．

　薬疹は多くが医薬品の使用後 **1〜2** 週間で起きますが，**長期使用後に現れる**こともあります．アレルギー体質の人や以前に薬疹を起こした人に生じやすいですが，暴飲暴食や肉体疲労が誘因となることもあります．多くの場合，原因となる医薬品の使用を中止すれば，症状は**次第に寛解**します．

❸ 痛み，刺激感など

　外用薬の適用部位に生じる副作用として，痛み，焼灼感，熱感，乾燥感などの刺激感，腫れなどがあります．

　また，外用薬には，感染を起こしている患部には使用を避けることとされているものがありますが，感染の初期段階に気付かずに使用して，みずむしなど

の白癬症，にきび，化膿症状，持続的な刺激感などを起こす場合があるので注意が必要です．

😈 練習問題
下記問題の正誤を答えよ

(1) 薬疹は限られた少数の医薬品でのみ起きる可能性があり，同じ医薬品でも生じる発疹の型は人によってさまざまである．赤い大小の斑点（紅斑），小さく盛り上がった湿疹（丘疹）のほか，水疱を生じることもある．

(2) 蕁麻疹は強い痒みを伴うが，それ以外の薬疹の場合は痒みがないか，たとえあったとしてもわずかなことが多い．皮膚以外に，眼の充血や口唇・口腔粘膜に異常がみられることもある．

(3) 薬疹はアレルギー体質の人や以前に薬疹を起こしたことがある人で生じやすいが，それまで薬疹を経験したことがない人であっても，暴飲暴食や肉体疲労が誘因となって現れることがある．

(4) 接触性皮膚炎は，医薬品が触れた皮膚の部分にのみ生じる．

(5) 光線過敏症は，医薬品が触れた部分だけでなく，全身へ広がって重篤化する場合がある．

解答と解説

(1) ✕：あらゆる医薬品で起こり得る．
(2) ◯
(3) ◯
(4) ◯
(5) ◯

お疲れさまです．これで，第2章が終了です．第3章を学ぶ上で，第2章の基礎知識が重要です．繰り返し学習しましょう．

第 **3** 章

主な医薬品とその作用

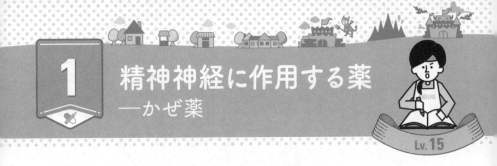

 ## かぜの諸症状，かぜ薬の働き

かぜ（感冒）とは，単一の疾患ではなく，医学的にはかぜ症候群といい，上気道の急性炎症の総称です．

1 かぜの症状・原因・経過

症状

> **呼吸器症状**：くしゃみ，鼻汁・鼻閉（鼻づまり），咽喉痛，咳，痰など
> **全身症状**：発熱，倦怠感
> **部分的症状**：頭痛，関節痛，炎症，悪心，嘔吐，下痢

原因

かぜの約8割はウイルス（200種類以上）が鼻や喉などに感染することにより起こります．それ以外に細菌の感染や，まれに冷気や乾燥，アレルギーのような非感染性の要因による場合もあります．

経過

通常は数日〜1週間程度で自然寛解し，予後は良好です．かぜとよく似た疾患もあり，急激な発熱を伴う場合や，症状が4日以上続くとき，または症状が重篤なときは，かぜではない可能性が高いです．

インフルエンザ（流行性感冒）は，かぜと同様にウイルスの呼吸器感染によるものです．しかし，感染力が強く重症化しやすいため，かぜとは区別して扱われます．

② かぜ薬

　かぜ薬（総合感冒薬）とは，かぜの各種症状に対応する複数の成分を合わせた薬剤です．ウイルスの増殖を抑えたり，ウイルスを体内から除去するものではなく，咳^{せき}や発熱などの諸症状の緩和を図る対症療法薬です．

　なお，かぜであるからといって必ずしもかぜ薬（総合感冒薬）を選択するのが最適とは限りません．発熱，咳^{せき}，鼻汁など症状がはっきりしている場合には，症状を効果的に緩和させるため，解熱鎮痛薬，鎮咳去痰薬^{ちんがいきょたんやく}，鼻炎を緩和させる薬などを選択することが望ましいです．

練習問題
下記問題の正誤を答えよ

（1）かぜの症状は，通常は数日から1週間程度で自然寛解する．

（2）急激な発熱を伴う場合や，症状が4日以上続くとき，または症状が重篤なときは，かぜではない可能性が高い．

（3）かぜの約8割は細菌の感染が原因であるが，それ以外にウイルスの感染などがある．

（4）インフルエンザ（流行性感冒）は，かぜの別称で，症状は同じである．

（5）かぜ薬は，細菌やウイルスの増殖を抑えたり，体内から取り除くことにより，咳や発熱などの諸症状の緩和を図るものである．

解答と解説

（1）○

（2）○

（3）✕：かぜの約8割がウイルスによるもの．

（4）✕：インフルエンザはかぜとは異なる．

（5）✕：かぜ薬は諸症状の緩和を図る対症療法薬である．

かぜ薬の主な配合成分

① 発熱を鎮め，痛みを和らげる成分

▌解熱鎮痛成分

サリチル酸系解熱鎮痛成分
- アスピリン
- サザピリン
- エテンザミド
- サリチルアミド

プロピオン酸系解熱鎮痛成分
- イブプロフェン

ピリン系解熱鎮痛成分
- イソプロピルアンチピリン

その他の解熱鎮痛成分
- アセトアミノフェン

アスピリン，サザピリン，イブプロフェンは一般用医薬品では15歳未満の小児に使用してはいけません．

サリチルアミド，エテンザミドについては，15歳未満の小児で水痘*（みずぼうそう）またはインフルエンザのときは使用を避ける必要があります．

▌解熱鎮痛作用のある 生薬 成分

解熱：ジリュウ，ショウキョウ，ケイヒ，ゴオウ，カッコン，サイコ，
　　　ボウフウ，ショウマ
鎮痛：センキュウ，コウブシ

インフルエンザが疑われる場合は，解熱鎮痛成分がアセトアミノフェンや生薬成分のみからなる製品を提案するなどの対応が重要です．

＊　水痘：帯状疱疹ウイルスの感染による感染症の一種

② くしゃみや鼻汁を抑える成分

▶ 抗ヒスタミン成分

ヒスタミンと受容体の反応を妨げ，くしゃみや鼻汁を抑えます．

Lv.
15

- クロルフェニラミンマレイン酸塩　　● カルビノキサミンマレイン酸塩
- メキタジン　　● クレマスチンフマル酸塩
- ジフェンヒドラミン塩酸塩

> 抗ヒスタミンは英語で，antihistamine（アンチヒスタミン）です．
> 成分名には，「アミン」に類似した名称が入ることが多いです．
> ○○マレイン酸塩，○○塩酸塩などの各種成分名は「○○」の部分を
> 覚えればOK！

▶ 抗コリン成分

　副交感神経の伝達物質であるアセチルコリンと受容体の反応を妨げ，くしゃみや鼻汁を抑えます．

- ベラドンナ総アルカロイド
- ヨウ化イソプロパミド

③ 鼻粘膜の充血を和らげ，気管・気管支を広げる成分

▶ アドレナリン作動成分：交感神経系を刺激する成分

- メチルエフェドリン塩酸塩
- メチルエフェドリンサッカリン塩
- プソイドエフェドリン塩酸塩
- マオウ（生薬成分）

いずれの成分も依存性があるため留意する必要があります．

④ 咳を抑える成分

▶鎮咳成分

麻薬性鎮咳成分

- コデインリン酸塩水和物
- ジヒドロコデインリン酸塩

非麻薬性鎮咳成分

- デキストロメトルファン臭化水素酸塩水和物
- ノスカピン
- チペピジンヒベンズ酸塩
- クロペラスチン塩酸塩

生薬成分

- ナンテンジツ

コデインリン酸塩水和物およびジヒドロコデインリン酸塩は依存性があり，また，便秘を起こす場合があります．その他，12歳未満の小児には使用禁忌となっています．

⑤ 痰の切れを良くする成分

▶去痰成分

- グアイフェネシン
- グアヤコールスルホン酸カリウム
- ブロムヘキシン塩酸塩
- エチルシステイン塩酸塩

生薬成分

- シャゼンソウ，セネガ，キキョウ，セキサン，オウヒ

⑥ 炎症による腫れを和らげる成分

抗炎症成分

- トラネキサム酸
- グリチルリチン酸二カリウム
- カミツレ（生薬成分）

1. トラネキサム酸

体内での起炎物質の産生を抑制することで炎症の発生を抑え，腫れを和らげます．また，凝固した血液を溶解しにくくする働きもあります．

2. グリチルリチン酸二カリウム

グリチルリチン酸は化学構造がステロイド性抗炎症成分に類似し，抗炎症作用を示します．生薬のカンゾウはグリチルリチン酸を含むため，同様に抗炎症作用を示します．

服用時の注意点

- グリチルリチン酸を大量に摂取すると，偽アルドステロン症が生じるおそれがある．むくみ，心臓病，腎臓病，高血圧のある人や高齢者では偽アルドステロン症が生じるリスクが高く，それらの人に1日最大服用量が40mg以上の製品を使用する場合は，医師，薬剤師への相談を考慮する必要がある．
- どのような人であっても1日40mg以上の長期連用は避ける必要がある．
- 医薬品ではグリチルリチン酸としての1日摂取量は200mgを超えない用量で設定されているが，グリチルリチン酸はほかの医薬品やグリチルリチン酸二カリウムとして甘味料に使用されることも多く，また，生薬成分のカンゾウにも含まれているため，注意が必要である．

---

3. 生薬成分

発汗，抗炎症などの作用を目的として，カミツレなどの生薬成分が配合されている場合があります．カミツレの成分であるアズレンを水溶性にしたアズレンスルホン酸ナトリウムが用いられる場合もあります．

⑦ かぜに用いられる漢方処方製剤

- 葛根湯（かっこんとう）
- 麻黄湯（まおうとう）
- 小柴胡湯（しょうさいことう）
- 柴胡桂枝湯（さいこけいしとう）
- 小青竜湯（しょうせいりゅうとう）
- 桂枝湯（けいしとう）
- 香蘇散（こうそさん）
- 半夏厚朴湯（はんげこうぼくとう）
- 麦門冬湯（ばくもんどうとう）

詳しくは，**漢方処方製剤一覧**（p.328）を参照.

⑧ 鎮痛作用を補助する成分

鎮静成分

- ブロモバレリル尿素
- アリルイソプロピルアセチル尿素

解熱鎮痛成分の鎮痛作用を補助する目的で配合されている場合がありますが，依存性があります.

カフェイン類

解熱鎮痛成分（生薬成分の場合を除く）の配合に伴い，その鎮痛作用を補助する目的で，カフェイン，無水カフェイン，安息香酸ナトリウムカフェインなどが配合されている場合があります.

覚えるのは
カフェインのみで OK

⑨ 胃酸を中和する成分

制酸成分

- ケイ酸アルミニウム
- 酸化マグネシウム
- 水酸化アルミニウムゲル

解熱鎮痛成分（生薬成分の場合を除く）による胃腸障害の軽減を目的として，制酸成分が配合されていることがあります.

⑩ ビタミン成分

　かぜのときに消耗しやすい，ビタミンまたはビタミン様物質を補給すること
を目的に配合されます．

 練習問題

下記の成分名と効果の関係について正誤で答えよ

成分名		効果
(1) ブロムヘキシン塩酸塩	————	発熱を鎮め，痛みを和らげる．
(2) メキタジン	————	くしゃみや鼻汁を抑える．
(3) トラネキサム酸	————	咳を抑える．
(4) ノスカピン	————	炎症による腫れを和らげる．
(5) イブプロフェン	————	炎症による腫れを和らげる．

 解答と解説

(1) ✕：解熱鎮痛作用ではなく，去痰作用．
(2) ○
(3) ✕：鎮咳作用ではなく，抗炎症作用．
(4) ✕：抗炎症作用ではなく，鎮咳作用．
(5) ✕：抗炎症作用ではなく，解熱鎮痛作用．

かぜ薬の主な副作用，相互作用，受診勧奨

1 副作用

重篤な副作用は，解熱鎮痛成分（生薬成分を除く）によるものが多いです．
ショック，皮膚粘膜眼症候群，中毒性表皮壊死融解症，喘息，間質性肺炎を
起こすことがあります．

2 相互作用

かぜ薬には，通常，複数の有効成分が配合されているため，他のかぜ薬や解
熱鎮痛薬，鎮咳去痰薬，鼻炎用薬，アレルギー用薬，鎮静薬，睡眠改善薬など
と併用すると，成分が重複して，効き目が強くなりすぎたり，副作用を起こし
やすくするおそれがあります．また，アルコール摂取は医薬品の成分の吸収や
代謝に影響を与えるため，肝機能障害などの副作用が起きやすくなります．し
たがって，かぜ薬の服用期間中は，飲酒を控える必要があります．

3 受診勧奨のタイミング

一定期間または一定回数使用し，症状の改善がみられない場合は，かぜとよ
く似た症状を呈する別の疾患や細菌感染の合併などが疑われるため，医療機関
を受診するよう促すべきです．特に，かぜ薬の使用後に症状が悪化した場合に
は，間質性肺炎やアスピリン喘息*など，かぜ薬自体の副作用による症状であ
る可能性もあります．

また，小児のかぜでは，急性中耳炎を併発しやすいです．2歳未満の乳幼児
には，医師への受診勧奨を優先しましょう．

＊　アスピリン喘息：アスピリンなどの解熱鎮痛成分により起こる喘息

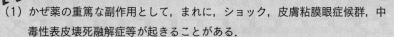

練習問題
下記問題の正誤を答えよ

（1）かぜ薬の重篤な副作用として，まれに，ショック，皮膚粘膜眼症候群，中毒性表皮壊死融解症等が起きることがある．

（2）アルコールは医薬品の成分の吸収や代謝に影響を与えるため，かぜ薬の服用期間中は，飲酒を控える必要がある．

（3）かぜは単一の疾患ではないため，かぜ薬のほか，解熱鎮痛薬，鎮咳去痰薬，アレルギー用薬などを併用することで，効果的に症状を抑えられる．

Lv.
15

解答と解説

（1）○

（2）○

（3）✕：併用により，成分が重複し，効き目が強くなりすぎたり，副作用が起きやすくなるおそれがある．

成分が数多く記載されていますが，
まずは読み流す形で結構です．

精神神経に作用する薬
―解熱鎮痛薬

Lv.16

✧⚔️ 痛み・発熱が起こる仕組み, 解熱鎮痛薬の働き

① 痛みの感覚を強める物質「プロスタグランジン」

プロスタグランジンは病気や外傷があるときに活発に産生され, 痛みが脳へ伝わる際に, そのシグナルを増幅することで痛みの感覚を強めています.

また, 脳の下部にある体温を調節する部位（温熱中枢）に作用して, 体温を通常よりも高く維持するように調節するほか, 炎症の発生にも関与します. そのほか, 胃酸分泌調節作用や, 胃腸粘膜保護作用もあります.

プロスタグランジンの働き

● 痛みの増幅

● 体温上昇

● 炎症発生

● 胃酸分泌調節, 胃腸粘膜保護

---

② 解熱鎮痛薬とは

解熱鎮痛薬とは, 病気や外傷により生じる発熱や痛みを根本的に治すものではなく, 緩和するために使用される医薬品の総称です.

多くの解熱鎮痛薬には, 体内におけるプロスタグランジンの産生を抑える成分が配合されています. 月経痛（生理痛）にも使用できますが, 腹痛を含む痙攣性の内臓痛は発生の仕組みが異なるため, 一部の漢方処方製剤を除き, 解熱鎮痛薬の効果は期待できません.

なお, 解熱鎮痛成分によって, 解熱, 鎮痛, 抗炎症のいずれの作用が中心的となるかなどの性質が異なります.

練習問題

下記問題の正誤を答えよ

(1) 解熱鎮痛薬の使用は，発熱や痛みを一時的に抑える対症療法であって，疾病の原因を根本的に解消するものではない．

(2) 解熱鎮痛成分によって，解熱，鎮痛，抗炎症のいずれの作用が中心的となるかなどの性質が異なる．

(3) 腹痛を含む痙攣性（けいれんせい）の内臓痛に対し，一部の漢方処方製剤を除き，解熱鎮痛薬の効果は期待できる．

(4) 月経痛（生理痛）には，解熱鎮痛薬の効果が期待できない．

解答と解説

(1) ○

(2) ○

(3) ✕：期待できない．

(4) ✕：期待できる．

解熱鎮痛薬の配合成分とその主な副作用

化学的に合成された成分と生薬成分に大別されます．

① 化学的に合成された解熱鎮痛成分

悪寒（おかん）・発熱時の解熱のほか，頭痛，筋肉痛，月経痛（生理痛），外傷痛などの鎮痛に用いられます．

解熱作用

- 中枢神経系のプロスタグランジン産生抑制
- 腎臓での水分の再吸収を促して循環血流量を増し，発汗を促進

鎮痛・抗炎症作用

- 局所のプロスタグランジン産生を抑制（アセトアミノフェン除く）

服用時の注意点

- 心臓障害がある場合は，循環血流量増加により心臓への負担を増大させるため，その症状を悪化させるおそれがある．
- 腎障害がある場合，末梢のプロスタグランジンの抑制で，腎血流量を減少させるため，その症状を悪化させるおそれがある．
- アレルギー性の肝機能障害の誘発や，肝障害がある場合は，その症状を悪化させるおそれがある．
- 胃・十二指腸潰瘍がある場合は，その症状を悪化させるおそれがある．
- 胃粘膜障害を起こしやすく，なるべく空腹時を避けて服用することとなっている場合が多い．
- アスピリン喘息を誘発する場合がある．これはアスピリン特有の副作用ではなく，ほかの解熱鎮痛薬でも起こりうる．

サリチル酸系解熱鎮痛成分

- アスピリン（別名アセチルサリチル酸）
- サザピリン
- サリチル酸ナトリウム
- エテンザミド
- サリチルアミド

　サリチル酸系解熱鎮痛成分において特に留意されるべき点は，ライ症候群の発生が示唆されていることです．そのため，アスピリンおよびサザピリンおよびサリチル酸ナトリウムは，15歳未満の小児に対しては，いかなる場合も一般用医薬品として使用してはいけません．

　また，エテンザミドおよびサリチルアミドについては，水痘（みずぼうそう）またはインフルエンザにかかっている15歳未満の小児に対しては使用を避ける必要があります．

1. アスピリン

　ほかの解熱鎮痛成分と比較し，胃腸障害を起こしやすい成分です．アスピリンアルミニウムなどとして胃粘膜への悪影響の軽減を図った製品もあります．

また，血液を凝固しにくくさせる作用もあるため，胎児や出産時の母体への影響を考慮し，出産予定日まで 12 週以内の妊婦は使用してはいけません．

2. エテンザミド

痛みの発生を抑える働きが作用の中心となっているほかの解熱鎮痛成分に比べ，痛みが神経を伝わっていくのを抑える働きが強い成分です．作用の仕組みの違いによる相乗効果を期待して，ほかの解熱鎮痛成分と組み合わせて配合されることが多くみられます．

たとえば，アセトアミノフェン，カフェイン，エテンザミドの組み合わせは，それぞれの頭文字から「ACE 処方」と呼ばれます．

プロピオン酸系解熱鎮痛成分

●イブプロフェン

アスピリンなどに比べて胃腸への悪影響が少なく，抗炎症作用も示します．しかし，プロスタグランジンの産生を抑制することで消化管粘膜の防御機能を低下させるため，胃・十二指腸潰瘍，潰瘍性大腸炎[*1]，クローン病[*2]の既往歴がある人では，それら疾患の再発を招くおそれがあります．

一般用医薬品においては，15 歳未満の小児に対しては，いかなる場合も使用してはいけません．また出産予定日まで 12 週以内の妊婦も使用してはいけません．まれに発現する重篤な副作用としては肝機能障害，腎障害，無菌性髄膜炎が生じることがあります．全身性エリテマトーデスまたは混合性結合組織病のある人では，無菌性髄膜炎が生じやすいです．

ピリン系解熱鎮痛成分

●イソプロピルアンチピリン

解熱および鎮痛の作用は比較的強いですが，抗炎症作用は弱いため，ほかの

---

*1　潰瘍性大腸炎：主に大腸粘膜に潰瘍やびらんができる炎症性疾患
*2　クローン病：口腔から肛門までの消化管に炎症を生じる炎症性疾患

解熱鎮痛成分と組み合わせて配合されます.

　ほかのピリン系解熱鎮痛成分は，ショックなどの重篤な副作用が頻発したため，イソプロピルアンチピリンが一般用医薬品で唯一のピリン系解熱鎮痛成分となっています．ピリン系解熱鎮痛成分による薬疹（ピリン疹）などのアレルギー症状歴がある人は使用してはいけません.

┃アセトアミノフェン

　中枢作用によって解熱・鎮痛をもたらすため，末梢における抗炎症作用は期待できません．その分ほかの解熱鎮痛成分のような胃腸障害は少なく，空腹時に服用できる製品もありますが，食後服用が推奨されています．内服薬のほか，もっぱら小児の解熱に用いる製品としてアセトアミノフェンが配合された坐薬もあります.

　まれに皮膚粘膜眼症候群，中毒性表皮壊死融解症，急性汎発性発疹性膿疱症*，間質性肺炎，腎障害，肝機能障害を生じることがあり，特に過量使用や，日頃から酒類（アルコール）をよく摂取する人で起こりやすいです.

② 生薬成分

　生薬成分が解熱または鎮痛をもたらす仕組みは，プロスタグランジンの産生を抑える作用とは異なるものと考えられています.

生薬名	基原	作用など
ジリュウ	フトミミズ科の *Pheretima aspergillum Perrier* またはその近縁動物の内部を除いたもの	解熱，古くから「熱さまし」として使用 【備考】ジリュウのエキスを製剤化した製品は，「感冒時の解熱」が効能・効果となっている
シャクヤク	ボタン科のシャクヤクの根	鎮痛鎮痙，鎮静，内臓の痛み
ボタンピ	ボタン科のボタンの根皮	
ボウイ	ツツラフジ科のオオツツラフジの蔓性の茎および根茎を，通例，横切したもの	鎮痛，尿量増加（利尿） 【備考】日本薬局方収載のボウイは，煎薬として筋肉痛，神経痛，関節痛に使用

＊　急性汎発性発疹性膿疱症：主に薬剤に関連して起こる皮膚の発疹

> **その他**
> カンゾウは抗炎症作用，ショウキョウ，ケイヒは発汗を促し解熱を助ける
> 作用を期待して用いられている．

③ 鎮痛作用を補助する成分

鎮静成分

> ● ブロモバレリル尿素
> ● アリルイソプロピルアセチル尿素

　解熱鎮痛成分の鎮痛作用を助ける目的で配合されている場合があり，いずれ
も依存性があります．また鎮静作用がある生薬成分として，カノコソウなどが
配合されている場合もあります．

カフェイン類

　解熱鎮痛成分の鎮痛作用を増強する効果を期待して，また，中枢神経系を刺
激して頭をすっきりさせたり，疲労感・倦怠感を和らげることなどを目的とし
て，カフェイン，無水カフェイン，安息香酸ナトリウムカフェインなどが配合
されている場合があります．カフェイン類が配合されていても，必ずしも鎮静
成分の作用による眠気が解消されるわけではありません．

かぜ薬や解熱鎮痛薬に配合される場合，
眠気防止目的ではありません．

④ 胃酸を中和する成分（制酸成分）

> ● ケイ酸アルミニウム
> ● 酸化マグネシウム
> ● 水酸化アルミニウムゲル
> ● メタケイ酸アルミン酸マグネシウム

　解熱鎮痛成分（生薬成分を除く）による胃腸障害の軽減を目的として，酸を

中和するため，マグネシウムやアルミニウムなどを含有した制酸成分が配合されている場合があります．

解熱鎮痛薬に配合される場合はあくまで胃腸障害の軽減が目的なので，胃腸症状に対する薬効を標榜することはできません．

⑤ 骨格筋の緊張を鎮める成分

- メトカルバモール

骨格筋の緊張をもたらす脊髄反射を抑制する作用があり，いわゆる「筋肉のこり」を和らげることを目的として使用されます．鎮静作用があるため，副作用として眠気，めまい，ふらつきが現れることがあります．

⑥ ビタミン成分

発熱などによって消耗されやすいビタミンの補給を目的として，ビタミンB_1，ビタミンB_2，ビタミンCなどが配合されている場合があります．

 # 鎮痛に用いられる漢方処方製剤

- 芍薬甘草湯
  しゃくやくかんぞうとう
- 桂枝加朮附湯
  けいしかじゅつぶとう
- 桂枝加苓朮附湯
  けいしかりょうじゅつぶとう
- 薏苡仁湯
  よくいにんとう
- 麻杏薏甘湯
  まきょうよくかんとう
- 疎経活血湯
  そけいかっけいとう
- 当帰四逆加呉茱萸生姜湯
  とうきしぎゃくかごしゅゆしょうきょうとう
- 呉茱萸湯
  ごしゅゆとう
- 釣藤散
  ちょうとうさん

詳しくは，**漢方処方製剤一覧**（p.331）を参照．

練習問題
下記問題の正誤を答えよ

(1) アスピリンは，主として中枢作用によって解熱鎮痛をもたらすため，末梢における抗炎症作用は期待できない分，ほかの解熱鎮痛成分のような胃腸障害は少なく，空腹時に服用できる製品もある．

(2) イブプロフェンは，アスピリンに比べて胃腸への悪影響が少ないことから，一般用医薬品として小児向けの製品もある．

(3) イソプロピルアンチピリンは，現在，一般用医薬品で唯一のピリン系解熱鎮痛成分である．

(4) アスピリン（アスピリンアルミニウムを含む）およびサザピリンは，15歳未満の小児に対しては，いかなる場合も一般用医薬品として使用してはならない．

(5) 生薬成分のジリュウは，ツヅラフジ科のオオツヅラフジの蔓性（つるせい）の茎および根茎を横切したものを基原とし，鎮痛，尿量増加（利尿）などの作用を期待して用いられる．

(6) シャクヤクは，鎮痛鎮痙（ちんつうちんけいさよう）作用を示し，内臓の痛みにも用いられる．

解答と解説

(1) ✕：アスピリンではなく，アセトアミノフェン．
(2) ✕：小児向けの製品はない．
(3) ◯
(4) ◯
(5) ✕：ジリュウではなく，ボウイ．
(6) ◯

解熱鎮痛薬の相互作用と受診勧奨

❶ 相互作用

　一般用医薬品の解熱鎮痛薬は，複数の有効成分が配合されている製品が多くあります．そのため，ほかの解熱鎮痛薬やかぜ薬，鎮静薬，外用消炎鎮痛薬などを併用すると，成分が重複して，効き目が強く現れすぎたり，副作用が起こりやすくなったりするおそれがあります．

> **アルコールとの相互作用**
> - アルコールの作用による胃粘膜の荒れがアスピリン，アセトアミノフェン，イブプロフェン，イソプロピルアンチピリンなどによる胃腸障害を増強する．
> - アルコールにより，アセトアミノフェンによる肝機能障害も起こりやすくなる．

❷ 受診勧奨のポイント

　解熱鎮痛薬の使用は，発熱や痛みを一時的に抑える対症療法であって，疾病の原因を根本的に解消するものではありません．

　通常，体温が38℃以下であれば，ひきつけや著しい体力消耗などのおそれはなく，平熱になるまで解熱鎮痛薬を用いる必要はありません．

> **痛みに関して考えられる主な病気**
> - 関節痛：関節リウマチ，痛風，変形性関節炎などの可能性
> - 月経痛：子宮内膜症*の可能性
> - 頭　痛：くも膜下出血の可能性

　なお，頭痛については，解熱鎮痛薬を頭痛の症状が軽いうちに服用すると効果的ですが，症状が現れないうちに予防的に使用することは適切ではありません．解熱鎮痛薬の連用により，頭痛が常態化してしまう場合があります．

---

*　子宮内膜症：子宮内膜やそれに類似した組織が，子宮内膜層以外の骨盤内の組織・臓器で増殖する病気

練習問題
下記問題の正誤を答えよ

(1) 解熱鎮痛薬の使用は，発熱や痛みを一時的に抑える対症療法であって，疾病の原因を根本的に解消するものではない．

(2) 解熱鎮痛薬の連用により頭痛が常態化することがあるので注意を要する．

(3) 一般用医薬品の解熱鎮痛薬は，複数の有効成分が配合されている製品が多く，ほかの解熱鎮痛薬やかぜ薬，鎮静薬等を併用すると，同じ成分または同種の作用をもつ成分が重複して，効き目が強く現れすぎたり，副作用が起こりやすくなったりするおそれがある．

(4) 解熱鎮痛薬は，頭痛に対し，症状が軽いうちに服用すると効果的であるので，予防として発症する前から積極的に使用するべきである．

解答と解説

(1) ○
(2) ○
(3) ○
(4) ✕：予防としての使用は不適切．

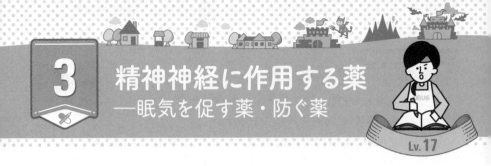

精神神経に作用する薬
―眠気を促す薬・防ぐ薬

Lv. 17

眠気を促す薬 ―催眠鎮静薬

❶ 不眠とは，催眠鎮静薬とは

　ストレスなどにより自律神経系のバランスが崩れ，寝つきが悪いなどの精神神経症状を生じることがあります．それに伴った疲労倦怠感，寝不足感，頭重などの身体症状を伴う場合もあります．不眠や不安の症状はうつ病に起因して生じる場合があり，うつ病患者はときに自殺行動を起こすこともあります．
　催眠鎮静薬は，睡眠を促したり，精神の昂ぶりを鎮めたりします．

▎ヒスタミンとは

　生体内情報伝達物質であるヒスタミンは，脳の下部にある睡眠・覚醒に関与する部位で神経細胞の刺激を介して，覚醒の維持や調節を行う働きを担っています．脳内におけるヒスタミン刺激が低下すると，眠気を促します．

催眠鎮静薬の配合成分とその主な副作用

❶ 抗ヒスタミン成分

> ●ジフェンヒドラミン塩酸塩

　抗ヒスタミン成分の中でも特に中枢作用が強い成分です．抗ヒスタミン成分を主薬とする催眠鎮静薬は，睡眠改善薬として一時的な睡眠障害の緩和に用いられるものであり，慢性的に不眠症状がある人を対象とするものではありません．

服用時の注意点

- 妊娠中の睡眠障害：ホルモンのバランスや体形の変化などが原因であり，睡眠改善薬の適用対象ではない．
- 小児および若年者：抗ヒスタミン成分により眠気とは反対の神経過敏や中枢興奮などが現れることがあり，特に 15 歳未満の小児で起きやすいため，抗ヒスタミン成分を含有する睡眠改善薬の使用は避ける．
- 服用後は，自動車の運転など，危険を伴う機械の操作に従事させてはならない．
- 翌日まで眠気やだるさを感じる場合がある．

Lv.
17

② 鎮静成分

- ブロモバレリル尿素
- アリルイソプロピルアセチル尿素

　脳の興奮を抑え，痛覚を鈍くする作用があり，少量でも眠気を催しやすい成分です．

服用時の注意点

- 服用後は，乗物や危険を伴う機械類の運転操作は避ける必要がある．
- 反復摂取による依存性があり，目的から逸脱した使用（乱用）がなされることがある（ブロモバレリル尿素の大量摂取による自殺が問題視されたことがある）．
- ブロモバレリル尿素は胎児に障害を引き起こす可能性があり，妊娠中は使用を避ける．

③ 生薬成分

生薬名	基原	作用など
カノコソウ （別名キッソウコン）	オミナエシ科のカノコソウの根および根茎	神経の興奮・緊張緩和
サンソウニン	クロウメモドキ科のサネブトナツメの種子	
チャボトケイソウ （別名パッシフローラ）	南米原産のトケイソウ科の植物で，開花期における茎および葉	
チョウトウコウ	アカネ科のカギカズラ, *Uncaria sinensis* Haviland または *Uncaria macrophylla* Wallich の通例とげ	
ホップ	ヨーロッパ南部から西アジアを原産とするアサ科のホップ *Humulus lupulus L.* の成熟した球果状の果穂	

　生薬成分のみからなる鎮静薬でも，複数の鎮静薬の併用や，長期連用は避けるべきです．

さいみんちんせいやく
催眠鎮静薬として使用される漢方処方製剤

- 酸棗仁湯（さんそうにんとう）
- 加味帰脾湯（かみきひとう）
- 抑肝散（よくかんさん）※
- 抑肝散加陳皮半夏（よくかんさんかちんぴはんげ）※
- 柴胡加竜骨牡蛎湯（さいこかりゅうこつぼれいとう）※
- 桂枝加竜骨牡蛎湯（けいしかりゅうこつぼれいとう）※

　　　　　　　　　　　※小児の疳（かん）や夜泣きにも用いられる．

　神経質，精神不安，不眠などの症状改善を目的とした漢方処方製剤です．

　体質の改善を主眼としているため，比較的長期間（1ヵ月位）服用されることが多くみられます．

　詳しくは，**漢方処方製剤一覧**（p.333）を参照．

練習問題

眠気を促す薬に関して，下記問題の正誤を答えよ

(1) 生体内情報伝達物質であるヒスタミンは，脳の下部にある睡眠・覚醒に関与する部位で神経細胞の刺激を介して，覚醒の維持や調節を行う働きを担っている．

(2) 小児および若年者では，抗ヒスタミン成分により眠気とは反対の神経過敏や中枢興奮などが現れることがある．

(3) ジフェンヒドラミン塩酸塩を主薬とする睡眠改善薬は，妊娠中にしばしば生じる睡眠障害も適用対象である．

(4) 生薬成分のみからなる鎮静薬は，長期連用をしても問題ない．

(5) ブロモバレリル尿素は胎児に障害を引き起こす可能性があるため，妊婦または妊娠していると思われる女性は使用を避けるべきである．

(6) 神経の興奮・緊張緩和を期待して配合されることのあるサンソウニンは，クロウメモドキ科のサネブトナツメの種子を基原とする生薬である．

解答と解説

(1) ○

(2) ○

(3) ✕：妊娠中に生じる睡眠障害は適用外．

(4) ✕：長期連用は避けるべき．

(5) ○

(6) ○

催眠鎮静薬の相互作用と受診勧奨

❶ 相互作用

　ジフェンヒドラミン塩酸塩，ブロモバレリル尿素，アリルイソプロピルアセチル尿素は，ほかの医薬品にも配合されており，併用により効き目や副作用が増強されるおそれがあります．

　寝つきが悪いときのアルコール摂取（いわゆる「寝酒」）は，催眠鎮静薬の薬効や副作用を増強させるおそれがあるため，服用時には飲酒を避ける必要があります．なお，生薬成分のみや漢方処方製剤の場合は，飲酒を避けることとは

なっていませんが，睡眠の質の低下や，薬効を妨げることがあります．

　カノコソウ，サンソウニン，チャボトケイソウ，ホップなどを含む製品は，食品（ハーブなど）として流通可能であり，それら食品を併せて摂取すると，医薬品の薬効が増減したり，副作用のリスクが高まったりします．

② 受診勧奨のタイミング

　催眠鎮静薬_{さいみんちんせいやく}は基本的に，一時的な不眠や寝つきが悪い場合に使用されるものです．不眠が慢性的に続いている場合は，うつ病などの精神神経疾患や，何らかの身体疾患に起因する不眠が考えられるため，医療機関を受診させるなどの対応が必要です．

　なお，ブロモバレリル尿素などの鎮静成分の大量摂取により，昏睡や呼吸抑制が起きているようであれば，直ちに救命救急が可能な医療機関への受診が必要です．また，ブロモバレリル尿素などの反復摂取による薬物依存は，自己の努力だけでは依存からの離脱は困難であるため，医療機関での診療が必要です．

練習問題
下記問題の正誤を答えよ

（1）飲酒とともにブロモバレリル尿素を含む医薬品を服用すると，その薬効や副作用が増強されるおそれがあるため，服用時には飲酒を避ける必要がある．
（2）抗ヒスタミン成分を主薬とする催眠鎮静薬は，睡眠改善薬として一時的な睡眠障害の緩和に用いられるだけでなく，慢性的な不眠症状がある人も対象としている．

解答と解説

（1）〇
（2）✕：慢性的な不眠症ではなく，一時的な睡眠障害を対象としている．

眠気を防ぐ薬—眠気防止薬

睡眠は健康維持に欠かせないものですが，眠気や倦怠感（けんたいかん）を除去する目的で，カフェインを主成分とする眠気防止薬が使用されることがあります．

① カフェインの働きと主な副作用

カフェインは，脳に軽い興奮状態を引き起こし，一時的に眠気，倦怠感（けんたいかん）を抑える効果があります．脳が過剰に興奮すると，副作用として振戦（しんせん）（震え），めまい，不安，不眠，頭痛などが生じることがあります．

カフェインの眠気防止以外の作用

- 腎臓におけるナトリウムイオン（同時に水分）の再吸収抑制による尿量の増加（利尿）
- 胃液分泌亢進（いえきぶんぴつこうしん）による胃腸障害（食欲不振，悪心（おしん）・嘔吐（おうと））
- 心筋の興奮による動悸（どうき）
- 反復摂取による依存の形成

また，カフェインは，血液胎盤関門を通過し，胎児へ到達すること，乳汁中へ移行することが知られています．そのため妊娠期間中，授乳期間中はカフェインの総摂取量が継続して多くならないよう留意する必要があります．乳児は肝臓が未発達なため，カフェインの代謝にはより多くの時間を要します．

② 相互作用

眠気防止薬におけるカフェインの1回摂取量はカフェインとして200mg，1日摂取量はカフェインとして500mgが上限とされています．

カフェインは，ほかの医薬品や食品にも含まれているため，同時に摂取すると過量となり，中枢神経系や循環器系への作用が強く出る場合があります．なお，かぜ薬やアレルギー用薬などの作用による眠気を抑えるために眠気防止薬を使用することは適切ではありません．

Lv.
17

3 休養の勧奨など

　眠気防止薬は，一時的に精神的な集中を必要とするときに使用されるものであり，疲労を解消したり睡眠が不要になるものではありません．特に細菌やウイルスなどに感染したときに生じる眠気や，副作用による眠気への使用は適切ではなく，十分な睡眠が必要です．

　成長ホルモンの分泌を促す脳ホルモンはある種の睡眠物質と同時に分泌され，睡眠を促すことが知られています．すなわち，定期的な睡眠によって，生体は正常な状態に維持され，成長することができます．そのため，15歳未満の小児に眠気防止薬が使用されることがないよう注意が必要です．

練習問題

カフェインに関して，下記問題の正誤を答えよ

(1) 脳に軽い興奮状態を引き起こし，一時的に眠気や倦怠感（けんたいかん）を抑える効果がある．

(2) 作用は弱いながら，反復摂取により依存を形成する．

(3) 腎臓におけるナトリウムイオン（同時に水分）の再吸収促進作用があり，尿量の減少をもたらす．

(4) 胃液分泌亢進作用（い えきぶんぴつこうしん さ よう）があり，その結果，副作用として胃腸障害（食欲不振，悪心・嘔吐（おしん・おうと））が現れることがある．

(5) カフェインの血中濃度が最高血中濃度の半分に低減する時間は，通常の成人と比べ，乳児では長い．

解答と解説

(1) ○

(2) ○

(3) ✕：再吸収抑制により尿量増加．

(4) ○

(5) ○

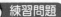

練習問題
カフェインに関して, 下記問題の正誤を答えよ

(1) 眠気防止薬におけるカフェインの1回摂取量は, カフェインとして 500mg, 1日摂取量は1,200mgが上限とされている.

(2) 成長期の小児の発育には睡眠が重要であることから, 小児用の眠気防止薬はない.

(3) カフェインを過量に摂取すると, 中枢神経系や循環器系への作用が強く現れるおそれがある.

解答と解説

(1) ✕：1回量200mg, 1日量500mgが上限.
(2) ○
(3) ○

> カフェインの1回摂取量（200mgまで）, 1日摂取量（500mgまで）の上限は頻出です. 覚えておこう！！

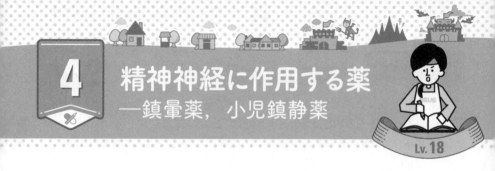

4 精神神経に作用する薬
——鎮暈薬，小児鎮静薬

鎮暈薬（乗物酔い防止薬）とは

　めまい（眩暈）は，平衡感覚に異常が生じて起こる症状で，内耳にある平衡器官の障害や中枢神経系の障害など，さまざまな要因により引き起こされます．

　鎮暈薬（乗物酔い防止薬）は，乗物酔い（動揺病）によるめまい，吐きけ，頭痛を防止し，緩和します．

鎮暈薬の配合成分とその主な副作用

　抗めまい成分，抗ヒスタミン成分，抗コリン成分および鎮静成分には，いずれも眠気を促す作用があります．鎮暈薬（乗物酔い防止薬）には，吐きけ止め成分もありますが，つわりに伴う吐きけへの使用は適当でありません．

① 抗めまい成分

　内耳にある前庭と脳を結ぶ神経（前庭神経）の調節作用のほか，内耳への血流改善作用を示します．抗ヒスタミン成分と共通する薬理作用も示します．

- ●ジフェニドール塩酸塩

服用時の注意点

- ●抗ヒスタミン成分や抗コリン成分と同様に頭痛，排尿困難，眠気，散瞳，口渇などが現れることがある．
- ●排尿困難の症状がある人や緑内障の診断を受けた人では，使用前に医師，薬剤師に相談することが望ましい．

② 抗ヒスタミン成分

延髄にある嘔吐中枢への刺激や，内耳の前庭における自律神経反射を抑えます．また，抗ヒスタミン成分には抗コリン作用を示すものが多くあります．抗コリン作用も，乗り物によるめまい，吐きけなどの防止・緩和に寄与すると考えられています．

- ●ジメンヒドリナート
- ●メクリジン塩酸塩
- ●プロメタジン塩酸塩
- ●クロルフェニラミンマレイン酸塩
- ●ジフェンヒドラミンサリチル酸塩

ジメンヒドリナートやメクリジン塩酸塩は，もっぱら乗物酔い防止薬に配合されています．メクリジン塩酸塩に関しては，ほかの抗ヒスタミン成分と比べ作用発現が遅く持続時間が長いことが特徴です．

プロメタジンを含む成分は，外国において，乳児突然死症候群や乳児睡眠時無呼吸発作のような致命的な呼吸抑制を生じさせたとの報告があるため，15歳未満の小児は使用してはなりません．

③ 抗コリン成分

中枢に作用して自律神経系の混乱を軽減させるとともに，末梢では消化管の緊張を低下させる作用を示します．

- ●スコポラミン臭化水素酸塩水和物

乗物酔い防止に古くから用いられている抗コリン成分です．消化管からよく吸収され，ほかの抗コリン成分と比べて脳内に移行しやすいとされていますが，肝臓で速やかに代謝されるため，抗ヒスタミン成分などと比べて作用の持続時間は短いのが特徴です．スコポラミンを含む成分としてロートエキス（ロートコンの抽出物）が配合されている場合があります．

④ 鎮静成分

乗物酔いの発現は不安や緊張などの心理的な要因による影響も大きく，それらを和らげることを目的として配合されます．

- ブロモバレリル尿素
- アリルイソプロピルアセチル尿素

⑤ 中枢神経系を興奮させる成分（キサンチン系成分）

脳に軽い興奮を起こして平衡感覚の混乱によるめまいを軽減させます．
カフェインには，乗物酔いに伴う頭痛を和らげる作用も期待されます．

- カフェイン
- ジプロフィリン

カフェインは，抗ヒスタミン成分などの眠気を取るためのものではない！

⑥ 局所麻酔成分

胃粘膜への麻酔作用によって嘔吐刺激（おうと しげき）を和らげ，乗物酔いに伴う吐きけを抑えます．

- アミノ安息香酸エチル

アミノ安息香酸エチルが配合されている場合には，6歳未満への使用は避ける必要があります．

⑦ ビタミン成分

吐きけの防止目的で補助的に配合されます．

- ピリドキシン塩酸塩（ビタミン B_6）
- ニコチン酸アミド（ビタミン B_3）
- リボフラビン（ビタミン B_2）

ちんうんやく
鎮暈薬の相互作用と受診勧奨

① 相互作用

　抗ヒスタミン成分，抗コリン成分，鎮静成分，カフェイン類などの配合成分は，ほかの医薬品にもよく使用されています．重複するときは，併用を避ける必要があります．

② 受診勧奨など

　3歳未満では乗物酔いがほとんどないとされており，乗物酔い防止薬に3歳未満の乳幼児向けの製品はありません．

　高齢者は，平衡機能の衰えにより，めまいを起こしやすく，聴覚障害に伴ってめまいが現れることも多くあります．めまいがたびたび生じる場合には，基本的に医療機関への受診が必要です．

 練習問題
下記問題の正誤を答えよ

(1) ジフェニドール塩酸塩は，内耳にある前庭と脳を結ぶ神経（前庭神経）の調節作用のほか，内耳への血流を改善する作用を示す．

(2) ジメンヒドリナートは，外国において，乳児突然死症候群や乳児睡眠時無呼吸発作のような致命的な呼吸抑制を生じたとの報告があるため，15歳未満の小児では使用を避ける必要がある．

(3) スコポラミン臭化水素酸塩水和物は，乗物酔い防止に古くから用いられている抗ヒスタミン成分である．

(4) アミノ安息香酸エチルは，胃粘膜への麻酔作用によって嘔吐刺激を和らげ，乗物酔いに伴う吐きけを抑えることを目的として配合されている場合がある．

(5) 抗コリン成分の主な副作用として，縮瞳がある．

(6) 乗物酔い防止薬に3歳未満の乳幼児向けの製品はない．

解答と解説

(1) ○
(2) ✕：ジメンヒドリナートではなく，プロメタジンを含む成分.
(3) ✕：抗ヒスタミンではなく，抗コリン.
(4) ○
(5) ✕：縮瞳ではなく，散瞳.
(6) ○

ジフェニドール，抗ヒスタミン成分，抗コリン成分は，同様の副作用（眠気，散瞳など）がよく出題されるので，覚えておこう！

小児鎮静薬とは

　小児では，身体的な問題がなくても，夜泣き，ひきつけ，疳の虫等の症状が現れることがあります．小児鎮静薬は，それらの症状を鎮めるほか，小児における体質の改善目的とする医薬品で，比較的長期間（1ヵ月くらい）継続して服用されることがあります．

　なお，身体的な問題がない場合，症状は成長に伴って自然に治まるのが通常です．

小児鎮静薬の配合生薬

　小児の疳は，「乾」という意味もあり，痩せて血が少ないことから生じると考えられています．小児鎮静薬には鎮静作用のほか，血液の循環を促す生薬成分が配合されています．

　鎮静と中枢刺激のように相反する作用の生薬成分が配合されている場合もありますが，身体の状態によってそれらに対する反応が異なり，総じて効果がもたらされると考えられています．

1 生薬成分

生薬名	基原	作用など
ゴオウ	ウシ科のウシの胆嚢中に生じた結石	緊張や興奮を鎮め血液の循環を促す
ジャコウ	シカ科のジャコウジカの雄の麝香腺分泌物	
レイヨウカク	ウシ科のサイカレイヨウ（高鼻レイヨウ）などの角	緊張や興奮を鎮める
ジンコウ	ジンチョウゲ科のジンコウ，その他同属植物の材，特にその辺材の材質中に黒色の樹脂が沈着した部分を採取したもの	鎮静，健胃，強壮
カンゾウ	マメ科の *Glycyrrhiza uralensis* Fischer または *Glycyrrhiza glabra* Linné の根およびストロンで，ときには周皮を除いたもの	健胃（小児の疳に使用される場合）

> **その他**
>
> リュウノウ，動物胆（ユウタンを含む），チョウジ，サフラン，ニンジンなどが配合されている場合がある．

小児鎮静薬として使用される漢方処方製剤

漢方処方製剤は，用法・用量において適用年齢の下限が設けられていない場合，生後3ヵ月未満の乳児には使用しないこととなっています．

> - 柴胡加竜骨牡蛎湯※
>   （さいこかりゅうこつぼれいとう）
> - 桂枝加竜骨牡蛎湯※
>   （けいしかりゅうこつぼれいとう）
> - 抑肝散※
>   （よくかんさん）
> - 抑肝散加陳皮半夏※
>   （よくかんさんかちんぴはんげ）
> - 小建中湯
>   （しょうけんちゅうとう）
>
> ※小児の夜泣きに用いる場合，1週間くらい服用しても症状が改善しないときは，服用を中止して専門家に相談するなどの対応が必要です．

詳しくは，**漢方処方製剤一覧**（p.333）を参照．

小児鎮静薬の使用上の注意と受診勧奨

　乳幼児は状態が急変しやすく，自分の体調を適切に伝えることが難しいため，保護者等が状態を観察し，医薬品の使用の可否を見極めることが重要です．

　また，小児鎮静薬を一定期間または一定回数服用させても症状の改善がみられない場合，ほかの原因（例えば，食事アレルギーやウイルス性胃腸炎など）の可能性も考えられるので，漫然と使用を継続せず医療機関を受診させるなどの対応が必要です．

　乳幼児は，しばしば一過性の下痢や発熱を起こすことがありますが，激しい下痢や高熱の場合には，脱水症状につながるおそれがあります．

 練習問題

小児鎮静薬に関して，下記問題の正誤を答えよ

(1) 小児鎮静薬は，症状の原因となる体質の改善を主眼としているものが多い．

(2) 小児鎮静薬には，鎮静と中枢刺激のように相反する作用を期待する生薬成分が配合されている場合があるが，身体の状態によってそれらに対する反応が異なり，総じて効果がもたらされると考えられている．

(3) 身体的な問題がなく生じる夜泣き，ひきつけ，疳の虫については，成長に伴って症状が重くなることが通常である．

(4) ゴオウは，健胃や鎮静，強壮作用を期待して用いられる．

(5) カンゾウは，緊張や興奮を鎮める作用を期待して用いられる．

(6) 小児鎮静薬を一定期間または一定回数服用させても症状の改善がみられない場合，ほかの原因に起因する可能性も考えられるので，漫然と使用を継続せず医療機関を受診させるなどの対応が必要である．

 解答と解説

(1) ○

(2) ○

(3) ×：成長に伴って自然に治まるのが通常．

(4) ×：ゴオウではなく，ジンコウ．

(5) ×：緊張や興奮を鎮めるではなく，健胃．

(6) ○

5 呼吸器官に作用する薬
―鎮咳去痰薬

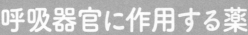
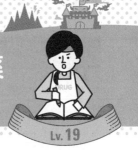

Lv. 19

 ## 咳や痰が生じる仕組み, 鎮咳去痰薬の働き

① 咳とは

気管や気管支に異変が起こったときに, その刺激が中枢神経系に伝わり, 延髄にある咳嗽中枢の働きによって引き起こされる反応です. したがって, 咳はむやみに抑え込むべきではありませんが, 長く続く咳は体力の消耗や睡眠不足を招くなどの悪影響もあります.

気道粘膜に炎症が生じたときにも咳が誘発され, また, 炎症に伴って気管や気管支が収縮して喘息が生じることもあります.

② 痰とは

気道粘膜からの粘液に, 気道に入り込んだ異物や粘膜上皮細胞の残骸などが混じって痰となります. 痰が気道粘膜上に滞留すると呼吸の妨げとなるため, 反射的に咳が生じて痰を排除しようとします.

③ 鎮咳去痰薬とは

咳を鎮め, 痰の切れを良くする, また, 喘息症状を和らげることを目的とする医薬品の総称です.

練習問題
下記問題の正誤を答えよ

(1) 咳は，気管や気管支に何らかの異変が起こったときに，その刺激が中枢神経系に伝わり，小脳にある咳嗽中枢の働きによって引き起こされる反応である．

(2) 咳はむやみに抑え込むべきではないが，長く続く咳は体力の消耗や睡眠不足を招くなどの悪影響もある．

(3) 気道粘膜から分泌される粘液に，気道に入り込んだ異物や粘膜上皮細胞の残骸などが混じって痰となる．

(4) 鎮咳去痰薬は，咳を鎮める，痰の切れを良くする医薬品の総称であり，喘息症状を和らげることは目的としていない．

解答と解説

(1) ✕：咳嗽中枢は小脳ではなく延髄にある．
(2) ○
(3) ○
(4) ✕：喘息症状を和らげることも目的の一つである．

鎮咳去痰薬の配合成分とその主な副作用

❶ 中枢神経系に作用して咳を抑える成分—鎮咳成分

　鎮咳成分は，咳を抑えることを目的とした成分です．延髄の咳嗽中枢に作用するものとして，麻薬性鎮咳成分と非麻薬性鎮咳成分の2つに大別されます．

麻薬性鎮咳成分

- コデインリン酸塩水和物
- ジヒドロコデインリン酸塩

服用時の注意点

- 長期連用や大量摂取によって倦怠感や虚脱感，多幸感などが現れることがあり，薬物依存につながるおそれがある．
- 血液胎盤関門を通過して胎児へ移行する．また，分娩時の服用により新生児に呼吸抑制が生じた報告がある．
- 母乳移行により乳児にモルヒネ中毒が生じたという報告がある．
- 胃腸の運動を低下させる作用も示し，便秘が現れることがある．

Lv.
19

米国などにおいて 12 歳未満の小児等への使用を禁忌とする措置がとられたことを踏まえ，2017（平成 29）年度第 3 回薬事・食品衛生審議会医薬品等安全対策部会安全対策調査会で本剤の安全対策について検討された．
その結果，予防的な措置として，以下を行うこととされた．
① 速やかに添付文書を改訂し，原則，コデイン類を含む医薬品を 12 歳未満の小児等に使用しないよう注意喚起を行うこと．
② 1 年 6 ヵ月程度の経過措置期間を設け，コデイン類を含まない代替製品や，12 歳未満の小児を適応外とする製品への切換えを行うこと．
③ 切換え後，12 歳未満の小児への使用を禁忌とする使用上の注意の改訂を再度実施すること．

▌非麻薬性鎮咳成分

- ノスカピン
- ノスカピン塩酸塩水和物
- デキストロメトルファン臭化水素酸塩水和物
- チペピジンヒベンズ酸塩
- ジメモルファンリン酸塩
- クロペラスチン塩酸塩
- クロペラスチンフェンジゾ酸塩

デキストロメトルファンフェノールフタリン塩は，主にトローチ剤・ドロップ剤に配合されます．

② 気管支を広げる成分─気管支拡張成分

▌アドレナリン作動成分

交感神経系を刺激して気管支を拡張させる作用を示し，咳や喘息の症状を鎮めます．

- メチルエフェドリン塩酸塩
- メチルエフェドリンサッカリン塩
- トリメトキノール塩酸塩水和物
- メトキシフェナミン塩酸塩
- マオウ（生薬）

服用時の注意点

- 交感神経系を刺激することで，心拍数増加，血管収縮，血糖値上昇を引き起こしやすい．
- 心臓病，高血圧，糖尿病または甲状腺機能亢進症の人では，症状を悪化させるおそれがあり，使用前に医師，薬剤師への相談が必要である．
- メチルエフェドリン塩酸塩，メチルエフェドリンサッカリン塩，マオウは中枢神経系に対する作用が強く，依存性がある．
- メチルエフェドリン塩酸塩，メチルエフェドリンサッカリン塩は，吸収された成分の一部が乳汁中に移行する．

▌キサンチン系成分

自律神経系を介さずに，気管支の平滑筋に直接作用して弛緩させ，気管支を拡張させます．

- ジプロフィリン

服用時の注意点

- キサンチン系成分は中枢神経系の興奮作用を示し，甲状腺機能障害，てんかんの人は注意が必要である．
- キサンチン系成分は心臓刺激作用を示し，副作用として動悸（どうき）が現れることがある．

Lv. 19

③ 痰（たん）の切れをよくする成分—去痰成分（きょたんせいぶん）

分泌促進作用

気道粘膜からの粘液の分泌を促進する作用です．

- グアイフェネシン
- グアヤコールスルホン酸カリウム
- クレゾールスルホン酸カリウム

溶解・低分子化作用

痰（たん）の中の粘性タンパク質を溶解・低分子化して粘性を減少させる作用です．またカルボシステインには，粘液成分の含量比を調整し痰（たん）の切れを良くする作用もあります．

- エチルシステイン塩酸塩
- メチルシステイン塩酸塩
- カルボシステイン

分泌促進作用，溶解・低分子化作用，線毛運動促進作用

- ブロムヘキシン塩酸塩

④ 炎症を和らげる成分—抗炎症成分

気道の抗炎症成分として，トラネキサム酸，グリチルリチン酸二カリウムなどがあります．詳しくは**かぜ薬**の項（p.119）を参照．

⑤ 抗ヒスタミン成分

咳や喘息，気道の炎症はアレルギーに起因することがあり，鎮咳成分や気管支拡張成分，抗炎症成分の働きを助けます．

- クロルフェニラミンマレイン酸塩
- クレマスチンフマル酸塩
- カルビノキサミンマレイン酸塩

⑥ 殺菌消毒成分

口腔咽喉薬の効果を兼ねたトローチ剤やドロップ剤として配合されます．殺菌消毒成分は口腔内および咽頭部において局所的に作用するため，口中に含み，噛まずにゆっくり溶かすようにして使用することが重要です．

- セチルピリジニウム塩化物

⑦ 生薬成分

比較的穏やかな鎮咳去痰作用を示します．中枢性鎮咳成分，気管支拡張成分，去痰成分，抗炎症成分の働きを助けることを期待して配合される場合があります．

オンジ，セネガ，シャゼンソウなどの作用は去痰です．
鎮咳と入れ替えて出題されることがあるため，注意しよう！

鎮咳

生薬名	基原	作用など
キョウニン	バラ科のホンアンズ，アンズ等の種子	体内で分解されて生じた代謝物の一部が延髄の呼吸中枢，咳嗽中枢を鎮静
ゴミシ	マツブサ科のチョウセンゴミシの果実	鎮咳
ナンテンジツ	メギ科のシロミナンテン（シロナンテン）またはナンテンの果実	知覚神経・末梢運動神経に作用して咳止め
バクモンドウ	ユリ科のジャノヒゲの根の膨大部	鎮咳，去痰，滋養強壮
ハング	サトイモ科のカラスビシャクのコルク層を除いた塊茎	中枢性の鎮咳

去痰

生薬名	基原	作用など
オウヒ	バラ科のヤマザクラまたはカスミザクラの樹皮	去痰
オンジ	ヒメハギ科のイトヒメハギの根および根皮	
セネガ	ヒメハギ科のセネガまたはヒロハセネガの根	【備考】
シャゼンソウ	オオバコ科のオオバコの花期の全草を基原とする生薬で，種子のみを用いたものはシャゼンシと呼ばれる	●日本薬局方収載のシャゼンソウは，煎薬として咳にも使用 ●セキサンのエキスは，別名，白色濃厚セキサノール
セキサン	ヒガンバナ科のヒガンバナの鱗茎	
キキョウ	キキョウ科のキキョウの根	去痰，痰または痰を伴う咳

鎮咳去痰薬（その他）

生薬名	基原	作用など
マオウ	マオウ科の *Ephedra sinica* Stapf, *Ephedra intermedia* Schrenk et C.A. Meyer または *Ephedra equisetina* Bunge の地上茎	気管支拡張，発汗促進，利尿作用，鼻粘膜の充血を緩和 【備考】エフェドリン含有
カンゾウ	マメ科の *Glycyrrhiza uralensis* Fischer または *Glycyrrhiza glabra* Linné の根およびストロンで，ときには周皮を除いたもの	グリチルリチン酸による抗炎症，気道粘膜からの粘液分泌促進

Lv. 19

服用時の注意点

オンジ，セネガ

- これらの生薬成分の摂取により糖尿病の検査値に影響が生じることがあり，糖尿病が改善したと誤認されるおそれがある．そのため，1日最大配合量がセネガ原生薬として 1.2g 以上，またはオンジとして 1g 以上を含有する製品では，使用上の注意において成分および分量に関連する注意として記載されている．

カンゾウ

- 偽アルドステロン症を起こすおそれがある．
- むくみ，心臓病，腎臓病，高血圧のある人や高齢者では，偽アルドステロン症のリスクが高い．そのため，1日最大服用量がカンゾウ 1g 以上の製品を使用する場合は，事前に適否を十分考慮するとともに，慎重に使用する必要がある．
- どのような人が対象であっても，1日最大服用量がカンゾウとして 1g 以上となる製品は，長期連用を避ける必要がある．

鎮咳去痰薬として使用される漢方処方製剤

- 甘草湯（かんぞうとう）
- 半夏厚朴湯（はんげこうぼくとう）
- 柴朴湯（さいぼくとう）
- 麦門冬湯（ばくもんどうとう）
- 五虎湯（ごことう）
- 麻杏甘石湯（まきょうかんせきとう）
- 神秘湯（しんぴとう）

詳しくは，**漢方処方製剤一覧**（p.335）を参照．

練習問題

下記問題の正誤を答えよ

(1) 気管支の平滑筋に直接作用して弛緩させ，気管支を拡張させる成分として，ジプロフィリンがある．

(2) コデインリン酸塩水和物，ジヒドロコデインリン酸塩は，妊娠中に摂取された場合，吸収された成分の一部が血液胎盤関門を通過して胎児へ移行することが知られている．

(3) メチルエフェドリン塩酸塩は，副交感神経系を刺激して気管支を拡張させる作用を示し，呼吸を楽にして咳や喘息の症状を鎮めることを目的として用いられる．

(4) マオウの中枢神経系に対する作用は，同じ気管支拡張成分であるメトキシフェナミン塩酸塩に比べ弱く，依存性の心配はない．

(5) グアイフェネシンは痰の中の粘性タンパク質を溶解・低分子化して粘性を減少させる．

(6) ナンテンジツはオオバコ科のオオバコの花期の全草を基原とする生薬で，去痰作用を期待して用いられる．

解答と解説

(1) ○

(2) ○

(3) ✕：副交感神経系ではなく，交感神経系．

(4) ✕：中枢神経系の作用が強く，依存性がある．

(5) ✕：溶解・低分子化ではなく，粘液の分泌を促進．

(6) ✕：ナンテンジツではなく，シャゼンソウ．

鎮咳去痰薬の相互作用と受診勧奨

（ちんがいきょたんやく）

① 相互作用

　一般用医薬品の鎮咳去痰薬は，複数の有効成分が配合されていることが多く，ほかの薬剤と併用された場合，成分の重複摂取となり，効き目が強くなったり，副作用を起こしやすくします．

② 受診勧奨のタイミング

　咳がひどく痰に線状の血が混じることがある，または黄色や緑色の膿性の痰を伴うような場合には，一般用医薬品の使用による対処ではなく，早めに医療機関を受診することが望ましいです．また，痰を伴わない乾いた咳が続く場合には，間質性肺炎などの初期症状である可能性があり，原因が医薬品の副作用によるものであることもあります．

　咳や痰，息切れなどの症状が長期間にわたっている場合には，慢性気管支炎や肺気腫*1 などの慢性閉塞性肺疾患*2（COPD）の可能性があり，医師の診療を受けるなどの対応が必要です．喫煙（受動喫煙を含む）は，COPDのリスク要因の一つとして指摘されています．

　なお，ジヒドロコデインリン酸塩，メチルエフェドリン塩酸塩などの反復摂取による依存は，自己努力のみで依存からの離脱を図ることは困難です．

＊1　肺気腫：何らかの原因によって次第に肺胞が壊れて，呼吸機能が低下する病気
＊2　慢性閉塞性肺疾患：慢性的な呼吸器疾患の一つで，肺胞の破壊や気道炎症が起き，進行性で不可逆的に息切れが生じる病気

6 呼吸器官に作用する薬
―口腔咽喉薬，含嗽薬

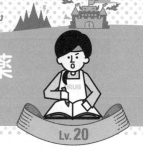

Lv.20

口腔咽喉薬，含嗽薬とは

▶口腔咽喉薬

　口腔内または咽頭部の粘膜に局所的に作用して，炎症による痛み，腫れなどの症状の緩和を目的とするものです．トローチ剤やドロップ剤のほか，口腔内に噴霧または塗布して使用する外用液剤があり，殺菌消毒成分が配合される場合もあります．

▶含嗽薬

　口腔および咽頭の殺菌・消毒・洗浄，口臭の除去などを目的として，用時水に希釈または溶解してうがいに用いるか，患部に塗布した後，水でうがいする外用液剤です．

使用時の注意点

- トローチ剤やドロップ剤は，口中で噛まずに溶かすことが重要であり，噛み砕いて飲み込んでしまうと効果は期待できない．
- 噴射式の液剤では，気管支や肺に入らないよう，軽く息を吐きながら噴射することが望ましい．
- 含嗽薬は，水で用時希釈または溶解するが，濃度が濃すぎても薄すぎても効果が十分得られない．
- うがいは一般的に，薬液を10〜20mL程度口に含み，顔を上向きにして咽頭の奥まで薬液が行き渡るようにガラガラを繰り返してから吐き出し，それを数回繰り返すのが効果的である．
- 含嗽薬の使用後すぐに食事を摂ると，殺菌消毒効果が薄れやすい．
- 成分の一部が吸収され，全身的な影響が生じる場合がある．

練習問題

下記問題の正誤を答えよ

(1) うがい薬は，水で用時希釈または溶解して使用するものが多く，調製した濃度が濃すぎても薄すぎても効果が十分得られない．

(2) トローチ剤やドロップ剤は，有効成分が早く体内に行き渡るよう，噛み砕いて使用する．

(3) 噴射式の液剤は，口腔の奥まで届くよう，息を吸いながら噴射して使用する．

(4) 含嗽薬（がんそうやく）は，口腔内や咽頭における局所的な作用を目的とする医薬品であるため，全身的な影響を生じることはない．

(5) 口腔咽喉薬（こうくういんこうやく）は，トローチ剤やドロップ剤のほか，口腔内に塗布して使用する外用液剤もある．

解答と解説

(1) ○

(2) ×：噛（か）まずに溶かす．

(3) ×：吸いながらではなく，軽く息を吐きながら噴霧．

(4) ×：一部が吸収され，全身的な影響が生じる可能性がある．

(5) ○

口腔咽喉薬（こうくういんこうやく），含嗽薬（がんそうやく）の配合成分とその主な副作用

① 炎症を和らげる成分

▌抗炎症成分

喉（のど）の不快感，喉の痛みまたは腫れの症状を鎮めることを目的として使われます．

- グリチルリチン酸二カリウム
- トラネキサム酸
- アズレンスルホン酸ナトリウム（水溶性アズレン）

アズレンスルホン酸ナトリウム（水溶性アズレン）

炎症が生じた粘膜組織の修復を促す作用を期待し配合されます．

② 殺菌消毒成分

ヨウ素系殺菌消毒成分
- ポビドンヨード
- ヨウ化カリウム
- ヨウ素

その他の殺菌消毒成分
- セチルピリジニウム塩化物
- デカリニウム塩化物
- ベンゼトニウム塩化物
- クロルヘキシジングルコン酸塩
- クロルヘキシジン塩酸塩
- チモール

ヨウ素系殺菌消毒成分やクロルヘキシジングルコン酸塩，クロルヘキシジン塩酸塩は，ショックのような全身性の重篤な副作用を生じさせることがあります．

使用時の注意点

ヨウ素系殺菌消毒成分
- 使用時にヨウ素の摂取につながり，甲状腺[*1]におけるホルモン産生に影響を及ぼす可能性がある．バセドウ病[*2]や橋本病[*3]など甲状腺疾患の診断を受けた人はその使用について，相談が必要である．
- 血液胎盤関門の通過による胎児への移行や乳汁中への移行があるため，注意が必要である．

クロルヘキシジングルコン酸塩
- 口腔内に傷やひどいただれのある人では，強い刺激が生じるおそれがあるため使用を避ける．

[*1] 甲状腺：喉頭突起（のどぼとけ）の下方に位置する小さな分泌腺で，摂取されたヨウ素を取り込んでホルモン（甲状腺ホルモン）を産生する．

[*2] バセドウ病：甲状腺ホルモンの分泌が異常に亢進して，眼球突出，頻脈などの症状が現れる病気

[*3] 橋本病：甲状腺ホルモンの分泌が低下して，倦怠感，むくみ，筋力低下などの症状が現れる病気

③ 局所保護成分

- グリセリン
- 複方ヨード・グリセリン

1. グリセリン

喉の粘膜を刺激から保護する成分です.

2. 複方ヨード・グリセリン

グリセリンにヨウ化カリウム，ヨウ素，ハッカ水，液状フェノールなどを加えたもので，患部の殺菌・消毒に用いられます.

④ 抗ヒスタミン成分

- クロルフェニラミンマレイン酸塩

こうくういんとうやく
口腔咽頭薬として粘膜に付着したアレルゲンによる喉の不快感などの症状を鎮めます. この場合，患部で効果を発揮するため，咳には効果はありません.

⑤ 生薬成分

しゅうれんさよう
収斂作用や芳香による清涼感を期待して用いられます.

生薬名	基原	作用など
ラタニア	クラメリア科のクラメリア・トリアンドラおよびその同属植物の根	咽頭粘膜をひきしめる（収斂）作用により炎症の寛解を促す
ミルラ	カンラン科のミルラノキなどの植物の皮部の傷口から流出して凝固した樹脂	咽頭粘膜をひきしめる（収斂）作用，抗菌作用
ウイキョウ	セリ科のウイキョウの果実	これらから得られる精油は，芳香による清涼感がある
ハッカ	シソ科のハッカの地上部	
ユーカリ	フトモモ科のユーカリノキまたはその近縁植物の葉	
チョウジ	フトモモ科のチョウジの蕾	

喉の痛みなどを鎮める漢方処方製剤

喉の痛みなどを鎮めることが目的で咳や痰に対する効果を標榜^{ひょうぼう}しない漢方処方製剤.

- 桔梗湯^{き きょうとう}
- 駆風解毒散^{く ふう げ どくさん}・駆風解毒湯^{く ふう げ どくとう}
- 白虎加人参湯^{びゃっこかにんじんとう}
- 響声破笛丸^{きょうせい は てきがん}

Lv. 20

詳しくは，**漢方処方製剤一覧**（p.337）を参照.

 練習問題
下記問題の正誤を答えよ

（1）声がれ，喉の荒れ，喉の不快感，喉の痛み，喉の腫れの症状を鎮めることを目的として，セチルピリジニウム塩化物やポビドンヨードが用いられる.

（2）喉の粘膜を刺激から保護する成分として，グリセリンが配合されている場合がある.

（3）日本薬局方収載の複方ヨード・グリセリンは，グリセリンにヨウ化カリウム，ヨウ素，ハッカ水，液状フェノール等を加えたもので，喉の患部に塗布して殺菌・消毒に用いられる.

（4）炎症を生じた粘膜組織の修復を促す作用を期待して，アズレンスルホン酸ナトリウム（水溶性アズレン）が配合されている場合がある.

（5）ラタニアはクラメリア科のクラメリア・トリアンドラおよびその同属植物の根を基原とする生薬で，芳香による清涼感を期待して用いられる.

 解答と解説

（1）**✕**：2つの成分は殺菌消毒成分.
（2）**○**
（3）**○**
（4）**○**
（5）**✕**：芳香による清涼感ではなく，収斂作用^{しゅうれんさよう}.

口腔咽喉薬，含嗽薬の相互作用と受診勧奨

1 相互作用

　ヨウ素は，ビタミンCなどの成分と反応すると脱色が生じて殺菌作用が失われます．ビタミンCを含有する食品を摂取した直後には，ヨウ素系殺菌消毒成分が配合された含嗽薬の使用を避けることが望まれます．

2 受診勧奨のタイミング

　飲食物を飲み込むときに激しい痛みを感じるような場合には，扁桃蜂巣炎[*1]や扁桃膿瘍[*2]などが生じている可能性があるため，早期に診療を受けるなどの対応が必要です．

　通常，喉の異変はかぜの症状の一部として起こることが多いため，かぜの寛解とともに治まります．症状が続く場合には，喉頭癌などの可能性もあるため，診療を受けるなどの対応が必要です．

練習問題
下記問題の正誤を答えよ

(1) 含嗽薬の使用後すぐに食事を摂った場合であっても，殺菌消毒効果が薄れることはない．

(2) ヨウ素は，レモン汁やお茶などに含まれるビタミンCなどの成分と反応すると，殺菌作用が失われるため，ヨウ素系殺菌消毒成分が配合された含嗽薬では，そうした食品を摂取した直後の使用や混合は避けることが望ましい．

解答と解説

(1) ✕：薄れることがある．
(2) ○

殺菌消毒成分はまた後で出てきます．
見比べながら覚えましょう．

---

*1　扁桃蜂巣炎：扁桃の周りの組織が細菌の感染により炎症を起こした状態
*2　扁桃膿瘍：扁桃の部分に膿が溜まった状態

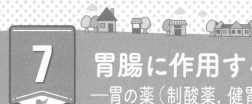

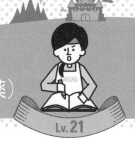

7 胃腸に作用する薬
―胃の薬（制酸薬, 健胃薬, 消化薬）

Lv.21

胃の不調, 薬が症状を抑える仕組み

1 胃の働き

- 胃酸分泌により, 腐敗・発酵の防止.
- ペプシノーゲンが分泌され, ペプシンとなりタンパク質を分解.
- 粘液分泌により, 胃自身を胃酸, ペプシンから守る.
- ビタミン B_{12} の吸収を助ける.

詳しくは, 第2章消化器系の項（p.39）を参照.

2 胃の異常が生じる仕組み

　胃液の分泌量の増減や食道への逆流, 胃液による胃自体の消化により胸やけや胃の不快感が現れます.

　吐きけは, 延髄にある嘔吐中枢（おうとちゅうすう）の働きによるものですが, 胃の痙攣（けいれん）などによって副交感神経系を通じて嘔吐中枢（おうとちゅうすう）が刺激され, 吐きけが起きている場合があります.

3 胃の薬

　胃の薬には制酸薬, 健胃薬, 消化薬および, 複数の成分が配合されたいわゆる総合胃腸薬があります.

　消化を助け, 胃もたれを改善し, 胃をすっきりさせる効果を主とする製剤は, 食後服用のものが多く, 空腹時や就寝時の胸やけ, ストレスによる胃酸の出すぎを抑える効果を主とする製剤は, 食間や就寝前の服用のものが多いです. どちらの効果も有する製剤では, 食後または食間の服用指示のものが多いです.

● **制酸薬**

　胃液の分泌亢進による胃酸過多や，胸やけ，吐きけなどの症状緩和の目的で，酸の中和や胃液分泌を抑える．

● **健胃薬**

　胃の働きを高める目的で独特の味や香りにより唾液や胃液の分泌を促す．

● **消化薬**

　炭水化物，脂質，タンパク質などの分解に働く酵素を補うなどにより，胃や腸の内容物の消化を助ける．

制酸と健胃のように相反する作用が一緒に配合されている場合もあります．これは，胃を元気にしつつ，胃液分泌を抑えるためです．

練習問題

　下記問題の正誤を答えよ

(1) 消化薬は，胃液の分泌亢進（ぶんぴつこうしん）による胃酸過多や，それに伴う胸やけ，腹部の不快感，吐きけ等の症状を緩和することを目的とする医薬品である．

(2) 健胃薬に配合される生薬成分は，独特の味や香りを有し，唾液や胃液の分泌を促して胃の働きを活発にする作用があるとされる．

(3) いわゆる総合胃腸薬では，制酸と健胃のように相反する作用を期待するものが配合されている場合がある．

解答と解説

(1) ✕：消化薬ではなく，制酸薬．
(2) ○
(3) ○

制酸薬，健胃薬，消化薬の配合成分とその主な副作用

① 制酸成分

胃酸を中和し弱めること（制酸）を目的としています．

電解質の名前を
覚えましょう．

Lv.
21

- 炭酸水素ナトリウム（重曹）
- 乾燥水酸化アルミニウムゲル，ジヒドロキシアルミニウムモノアセテートなどのアルミニウムを含む成分
- ケイ酸マグネシウム，酸化マグネシウム，炭酸マグネシウム等のマグネシウムを含む成分
- 合成ヒドロタルサイト，メタケイ酸アルミン酸マグネシウムなどのアルミニウムとマグネシウムの両方を含む成分
- 沈降炭酸カルシウム，リン酸水素カルシウムなどのカルシウムを含む成分

　メタケイ酸アルミン酸マグネシウムは，胃酸中和作用のほかに胃粘膜にゼラチン状の皮膜を形成し保護する作用もあります．

　ボレイ（イボタガキ科のカキの貝殻を基原とする生薬）などの生薬成分も，含有する炭酸カルシウムにより制酸作用を示します．

服用時の注意点

- 制酸成分は，酸度の高い食品と一緒に使用すると中和作用が低下する．
- 腎臓疾患の場合，ナトリウム，カルシウム，マグネシウム，アルミニウムなどの排泄が遅れ，体内に貯留しやすいため，使用前に相談が必要である．
- アルミニウムを含む成分については，透析を受けている人ではアルミニウム脳症およびアルミニウム骨症を引き起こす場合があり，使用を避ける必要がある．また透析治療を受けていない人でも，長期連用は避ける必要がある．

❷ 健胃成分

弱った胃の働きを高めることを目的として，生薬成分が配合されます．

苦味による健胃作用

苦味による健胃		
生薬名	基原	作用など
オウバク	ミカン科のキハダまたは *Phellodendron chinense* Schneider の周皮を除いた樹皮	苦味による健胃作用 【備考】日本薬局方収載のオウバク末，オウレン末，センブリ末は，止瀉薬としても用いられる．
オウレン	キンポウゲ科のオウレン，*Coptis chinensis* Franchet，*Coptis deltoidea* C.Y. Cheng et Hsiao または *Coptis teeta* Wallich の根をほとんど除いた根茎	
センブリ	リンドウ科のセンブリの開花期の全草	
リュウタン	リンドウ科のトウリンドウなどの根および根茎	
ゲンチアナ	リンドウ科の *Gentiana lutea* Linné の根および根茎	
ユウタン	クマ科の *Ursus arctos* Linné またはその他近縁動物の胆汁を乾燥したもの	苦味による健胃作用，消化補助，利胆作用
動物胆	ウシなどに由来する胆汁を乾燥したもの	

香りによる健胃作用

香りによる健胃		
ケイヒ	クスノキ科の *Cinnamomum cassia* J. Presl の樹皮または周皮の一部を除いた樹皮	香りによる健胃
コウボク	モクレン科のホオノキ，*Magnolia officinalis* Rehder et Wilson または *Magnolia officinalis* Rehder et Wilson var. *biloba* Rehder et Wilson の樹皮	
ショウキョウ	ショウガ科のショウガの根茎	
ソウジュツ	キク科のホソバオケラ，シナオケラ，またはそれらの種間雑種の根茎	
ビャクジュツ	キク科のオケラの根茎（和ビャクジュツ）またはオオバナオケラの根茎（唐ビャクジュツ）	
チョウジ	フトモモ科のチョウジの蕾	
チンピ	ミカン科のウンシュウミカンの成熟した果皮	
ウイキョウ	セリ科のウイキョウの果実	
オウゴン	シソ科のコガネバナの周皮を除いた根	

ポイント p.168 に示した健胃成分は，オブラートで包むなど，味や香りを遮蔽すると効果が期待できません．

味覚や嗅覚に対する刺激以外の作用による健胃成分

- **乾燥酵母**：栄養素を補給し胃の働きを高める．
- **カルニチン塩化物**：胃液分泌を促す，胃壁の循環血流を増すなどの作用がある．

③ 消化成分

炭水化物，脂質，タンパク質，繊維質などの分解に働く酵素を補う成分

- ジアスターゼ
- リパーゼ
- プロザイム
- セルラーゼ
- ニューラーゼ

利胆成分

胆汁の分泌を促す作用があり，消化を助けます．また肝臓の働きを高める作用もありますが，肝疾患がある場合，かえって症状を悪化させることがあります．

- 胆汁末
- ウルソデオキシコール酸
- ユウタン
- デヒドロコール酸

④ その他の成分

胃粘膜保護・修復成分

胃粘液の分泌を促す，胃粘膜を覆って胃液による消化から保護する，荒れた胃粘膜の修復を促すなどの作用を示します．

- アズレンスルホン酸ナトリウム（水溶性アズレン）
- アルジオキサ
- スクラルファート
- ゲファルナート
- ソファルコン
- テプレノン
- セトラキサート塩酸塩
- トロキシピド
- 銅クロロフィリンカリウム
- 銅クロロフィリンナトリウム
- メチルメチオニンスルホニウムクロライド

このほか，胃粘膜保護作用を期待して，アカメガシワ（トウダイグサ科のアカメガシワの樹皮を基原とする生薬）などの生薬成分も用いられます．

服用時の注意点

- アルジオキサ，スクラルファートはアルミニウムを含むため，透析を受けている人では使用を避けたり，透析を受けていなくとも長期使用を避ける必要がある．
- ソファルコン，テプレノンについては，肝機能障害が生じることがある．またテプレノンについては，腹部膨満感なども生じうる．
- セトラキサート塩酸塩は，代謝されトラネキサム酸が生じるため，血栓を起こしやすい人では，血栓が分解されにくくなることがある．

胃粘膜の炎症を和らげる成分（抗炎症成分）

- グリチルリチン酸二カリウム
- グリチルリチン酸ナトリウム
- グリチルリチン酸モノアンモニウム
- カンゾウ（生薬成分）

グリチルリチンと覚えればOK.

消泡成分

消化管内で発生した気泡の分離を促します．

- ジメチルポリシロキサン（別名ジメチコン）

泡をなくすため，ガスで腹部が
張ってる状態を解消できます．

胃液分泌抑制成分

副交感神経の伝達物質であるアセチルコリンと受容体の反応を妨げる作用
（抗コリン作用）により胃酸分泌を抑制します．

- ロートエキス
- ピレンゼピン塩酸塩

ピレンゼピン塩酸塩は，消化管の運動にはほとんど影響を与えずに胃液の分
泌を抑えます．

服用時の注意点

- 抗コリン作用のため，排尿困難の症状がある人，緑内障の人は要相談．

 # 胃の不調を改善する漢方処方製剤

- 安中散（あんちゅうさん）
- 平胃散（へいいさん）
- 人参湯（にんじんとう）
- 六君子湯（りっくんしとう）

詳しくは，**漢方処方製剤一覧**（p.338）を参照．

胃の不調と受診勧奨

　一般用医薬品の胃薬（制酸薬，健胃薬，消化薬）は，一時的な胃の不調に伴う諸症状を緩和する目的で使用されるものです．慢性的な場合，食道裂孔ヘルニア[*1]，胃・十二指腸潰瘍，胃ポリープ[*2] などの可能性も考えられ，医療機関を受診するなどの対応が必要です．

　制酸薬は，胃液から胃粘膜を保護することを目的として，食前または食後に服用するものが多いです．また暴飲暴食による胸やけ，吐きけ，嘔吐などの症状を予防するものではありません．

練習問題
下記問題の正誤を答えよ

（1）ユウタンはリンドウ科のトウリンドウ等の根および根茎で苦味による健胃作用を期待して用いられる．

（2）胆汁末は，肝臓の働きを高める作用もあるとされるが，肝臓病の診断を受けた人ではかえって症状を悪化させるおそれがある．

（3）オウバクが配合された散剤は，苦味が強いので，オブラートに包んで服用するとよい．

（4）スクラルファートは，炭水化物，脂質，タンパク質等の分解に働く酵素を補う等により，胃や腸の内容物の消化を助けることを目的として用いられる．

（5）セトラキサート塩酸塩は，代謝されてトラネキサム酸が生じるため，血栓のある人，血栓を起こすおそれのある人では，生じた血栓が分解されにくくなることが考えられる．

解答と解説

（1）✕：ユウタンではなく，リュウタン．
（2）〇
（3）✕：オブラートで包むと効果が期待できない．
（4）✕：スクラルファートは胃粘膜保護・修復成分．
（5）〇

＊1　食道裂孔ヘルニア：胃の一部が横隔膜の上に飛び出して，胃液が食道に逆流しやすくなる状態
＊2　胃ポリープ：胃の粘膜に発生する隆起性病変

胃腸に作用する薬
—腸の薬（整腸薬，止瀉薬，瀉下薬）

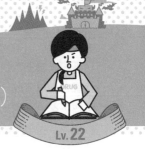

Lv.22

 ## 腸の不調，薬が症状を抑える仕組み

　腸の消化，吸収や運動に異常が生じると便秘や軟便，下痢といった症状が現れます．

　小腸で，水分吸収の大半が行われ，大腸では糞便の水分調整が行われており，腸の働きは自律神経系により制御されています．そのため，腸に異常が生じる要因は，腸自体やその内容物によるものだけでなく，腸以外の病気などが自律神経系を介して腸の働きに異常を生じさせる場合もあります．

① 腸の異常が生じる原因

下痢の原因
- 急性：体の冷え，消化不良，消化器感染やストレス．
- 慢性：腸自体の病変．

便秘の原因
- 一過性：ストレスや医薬品の副作用など．
- 慢性：加齢，病気，便意を我慢し続けることによる感受性の低下など．

② 腸の薬

● 整腸薬
　腸の調子や便通を整えて，腹部膨満感のほか，下痢，便秘どちらにも効果がある．腸内細菌の数やバランスを整え，腸の活動を促す．

● **止瀉薬**

下痢，食あたり，吐き下し，軟便などに用いられる．腸やその機能に直接働きかける成分や，腸管内の環境を整える成分がある．

● **瀉下薬**（下剤）

便秘や付随する肌荒れ，頭重，のぼせ，吹き出物，食欲不振，腹部膨満，腸内異常発酵，痔の症状の緩和に用いられる．腸管を直接または腸内細菌を介して刺激する成分や糞便のかさや水分量を増やす成分がある．

※整腸薬，瀉下薬は，医薬部外品として製造販売されている製品もある．

練習問題

下記問題の正誤を答えよ

（1）水分の吸収は大半が大腸で行われ，腸内容物が糞便となる過程で適切な水分量に調整される．

（2）腸の働きは自律神経系により制御されており，異常を生じる要因は腸自体やその内容物によるものだけでなく，腸以外の病気等が自律神経系を介して腸の働きに異常を生じさせる場合もある．

（3）下痢が起こる主な要因としては，急性の下痢では，体の冷えや消化不良，細菌やウイルス等の消化器感染（食中毒など），緊張等の精神的なストレスによるものがあり，慢性の下痢については，腸自体に病変が生じている可能性がある．

（4）瀉下薬（下剤）は，便秘症状および便秘に伴う肌荒れ，頭重，のぼせ，吹き出物，食欲不振，腹部膨満，腸内異常発酵，痔の症状の緩和，または腸内容物の排除に用いられること（瀉下）を目的とする医薬品である．

解答と解説

（1）✕：大腸ではなく，小腸．
（2）○
（3）○
（4）○

整腸薬，止瀉薬，瀉下薬の配合成分とその主な副作用

① 整腸成分

生菌成分

腸内細菌のバランスを整えることを目的とします．

- ビフィズス菌
- アシドフィルス菌
- ラクトミン
- 乳酸菌
- 酪酸菌

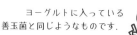

ヨーグルトに入っている善玉菌と同じようなものです．

生薬成分

整腸作用を期待して配合されます．

生薬名	基原	作用等
アセンヤク	アカネ科の *Uncaria gambir* Roxburgh の葉および若枝から得た水製乾燥エキス	整腸
ケツメイシ	マメ科のエビスグサまたは *Cassia tora* Linné の種子	【備考】日本薬局方収載のケツメイシ，ゲンノショウコについては，煎薬として整腸，腹部膨満感などに用いられる．
ゲンノショウコ	フウロソウ科のゲンノショウコの地上部	

トリメブチンマレイン酸塩

消化管の平滑筋に直接作用して，消化管の運動を調整します．まれに重篤な副作用として肝機能障害が生じることがあります．

❷ 止瀉成分

▍収斂成分

　腸粘膜のタンパク質と結合して膜を形成し，腸粘膜をひきしめる（収斂）ことにより，腸粘膜を保護します．ビスマスは腸内で発生した有毒物質を分解する作用もあります．

- 次没食子酸ビスマス
- 次硝酸ビスマス等のビスマスを含む成分
- タンニン酸アルブミン
- 生薬成分：ゴバイシ，オウレン，オウバク

生薬名	基原	作用など
ゴバイシ	ウルシ科のヌルデの若芽や葉上にアブラムシ科のヌルデシロアブラムシが寄生し，その刺激によって葉上に生成した囊状虫こぶ	収斂作用による止瀉 【備考】ゴバイシはタンニン酸やその類似の物質を含有．オウバク，オウレンはベルベリンを含有し，抗菌，抗炎症作用も示す．
オウバク	ミカン科のキハダまたは *Phellodendron chinense* Schneider の周皮を除いた樹皮	
オウレン	キンポウゲ科のオウレン，*Coptis chinensis* Franchet，*Coptis deltoidea* C.Y. Cheng et Hsiao または *Coptis teeta* Wallich の根をほとんど除いた根茎	

▍服用時の注意点

- 収斂成分を主体とする止瀉薬は，細菌性の下痢や食中毒のときに使用して腸の運動を鎮めると，かえって状態を悪化させるおそれがある．
- ビスマスを含む成分については，海外において長期連用した場合に精神神経症状が現れたとの報告があるほか，アルコールと一緒に摂取すると，循環血液中への移行が高まって精神神経症状が生じるおそれがあり，連用，飲酒は避ける必要がある．
- ビスマスは胃潰瘍や十二指腸潰瘍の診断を受けた人では，損傷した粘膜からの吸収が高まるおそれがあるため医師などに相談する必要がある．
- ビスマスは血液胎盤関門を通過するため，妊婦または妊娠中は使用を避ける．
- タンニン酸アルブミンに含まれるアルブミンは，牛乳に含まれるタンパク質から作られるため，牛乳アレルギーの人は使用を避ける必要がある．

ロペラミド塩酸塩

　食べすぎ・飲みすぎによる下痢，寝冷えによる下痢に用いられ，食あたり・水あたり（感染性など）は適用対象外です．

服用時の注意点

- 一般用医薬品では，15 歳未満の小児には適用がない．
- 2〜3 日の短期間の使用にとどめる．
- 効き目が強すぎて便秘，イレウス様症状が生じることがある．
- めまいや眠気が現れることがある．
- 乳汁中に移行するため，使用期間中は授乳を避けるべきである．

感染性の下痢の際に，収斂成分やロペラミド塩酸塩を
使用して下痢を止めてしまうと，細菌などが体内に留まり
症状が悪化することがあります．

腸内殺菌成分

　細菌感染による下痢の症状を鎮めます．通常の腸内細菌に対しても抗菌作用を示しますが，ブドウ球菌や大腸菌などに対する抗菌作用のほうが優位であることと，下痢状態でバランスが崩れているため，結果的にバランスを正常に近づけることにつながると考えられています．しかしながら，下痢の予防で服用したり，漫然と服用すると，腸内細菌のバランスを崩し，腸内環境を悪化させることがあるため，症状がある間のみの服用にとどめる必要があります．

- ベルベリン塩化物
- タンニン酸ベルベリン
- アクリノール

　ベルベリンは，生薬のオウバクやオウレンの中に存在する物質の一つであり，抗菌作用のほか，抗炎症作用も併せ持ちます．
　タンニン酸ベルベリンは，タンニン酸（収斂作用）とベルベリン（抗菌作用）を併せ持ちます．

吸着成分

腸管内の異常発酵などによって生じた有害な物質を吸着させます．

- 炭酸カルシウム
- 沈降炭酸カルシウム
- 乳酸カルシウム
- リン酸水素カルシウム
- 天然ケイ酸アルミニウム
- ヒドロキシナフトエ酸アルミニウム
- 生薬成分：カオリン，薬用炭

アルミニウムを含む成分については，透析を受けている人では使用を避けたり，透析を受けていなくとも長期使用を避ける必要があります．

生薬成分

木クレオソートは，過剰な腸管の蠕動運動を正常化し，あわせて水分や電解質の分泌も抑える止瀉作用があります．また歯に使用する場合，局所麻酔作用もあるとされています．

練習問題
下記問題の正誤を答えよ

(1) ケツメイシは，マメ科のエビスグサまたは *Cassia tora* Linné の種子を基原とする生薬で，整腸，腹部膨満感等に用いられる．

(2) 次硝酸ビスマスは，牛乳に含まれるタンパク質成分であるため，牛乳にアレルギーのある人では使用を避ける必要がある．

(3) トリメブチンマレイン酸塩は，まれに重篤な副作用として肝機能障害を生じさせることがあるので，肝臓病の診断を受けた人では，使用する前に治療を行っている医師や処方薬の調剤を行った薬剤師に相談がなされるべきである．

(4) ロペラミド塩酸塩が配合された止瀉薬は，食あたりや水あたりによる下痢の症状に用いられることを目的としており，食べすぎ・飲みすぎによる下痢，寝冷えによる下痢については適用対象でない．

> **解答と解説**
>
> (1) ○
> (2) ✗：次硝酸ビスマスではなく，タンニン酸アルブミン．
> (3) ○
> (4) ✗：食べすぎ，飲みすぎの下痢に適応し，食あたりや水あたりに
>   よる下痢は適用対象外．

Lv.
22

③ 瀉下成分

刺激性瀉下成分

　腸管を刺激して反射的な腸の運動を引き起こすことによる瀉下作用を示す成分で，小腸刺激性のものと大腸刺激性のものがあります．

✦ 小腸刺激性瀉下成分

- **ヒマシ油**

　ヒマシ（トウダイグサ科のトウゴマの種子）から得られた脂肪油を用いた生薬で，小腸でリパーゼの働きによる分解物が，小腸を刺激し瀉下作用を示します．急激で強い瀉下作用があるため，腹痛または嘔吐の症状がある人，妊婦または妊娠中，授乳中の女性，3歳未満の乳幼児では使用を避けることとされています．また，防虫剤や殺鼠剤のような脂溶性の物質による中毒の際には使用を避ける必要があります（中毒症状を増悪させるおそれ）．

✦ 大腸刺激性瀉下成分

　大腸を刺激して排便を促します．

- 生薬成分：センナ（センナから抽出したセンノシド），ダイオウ，アロエ，ケンゴシ，ジュウヤク
- ビサコジル
- ピコスルファートナトリウム

生薬名	基原	作用など
センナ	マメ科の *Cassia angustifolia* Vahl または *Cassia acutifolia* Delile の小葉	
ダイオウ	タデ科の *Rheum palmatum* Linné, *Rheum tanguticum* Maximowicz, *Rheum officinale* Baillon, *Rheum coreanum* Nakai またはそれらの種間雑種の通例，根茎	大腸刺激性瀉下
アロエ	ユリ科の *Aloe ferox* Miller またはこれと *Aloe africana* Miller または *Aloe spicata* Baker との種間雑種の葉から得た液汁を乾燥させたもの	
ケンゴシ	ヒルガオ科のアサガオの種子	
ジュウヤク	ドクダミ科のドクダミの花期の地上部	

服用時の注意点

● 腸の急激な動きに刺激されて流産・早産を誘発するおそれがある．特に，センナおよびセンノシドについては，妊娠中の女性では，使用を避ける．

● センナ，センノシド，ダイオウについては，一部が乳汁中に移行するため，授乳婦では使用を避けるか，使用期間中の授乳を避ける．

---

1. センナ，センノシド，ダイオウ

センノシドは，胃や小腸で消化されず，大腸に生息する腸内細菌により分解され，分解生成物が大腸を刺激して瀉下作用を示します．

ダイオウもセンナと同様，センノシドを含み，大腸刺激性瀉下成分として用いられます．ダイオウは各種の漢方処方の構成生薬ですが，瀉下作用により副作用として下痢が現れます．

2. ビサコジル

結腸や直腸の粘膜を刺激して，排便を促します．また，結腸での水分の吸収を抑えて，糞便のかさを増大させる働きもあります．内服薬のほか，浣腸薬（坐剤）としても用いられます．内服薬の場合，腸内で溶けるようにコーティング（腸溶性コーティング）されているため，服用前後1時間以内は胃腸薬や牛乳の摂取は避けることとされています．

3. ピコスルファートナトリウム

胃や小腸では分解されず，大腸の腸内細菌によって分解されて，大腸への刺激作用を示します．

無機塩類

腸内容物の浸透圧を高め，糞便中の水分量を増やすことで，大腸を刺激して排便を促します．

- 酸化マグネシウム
- 水酸化マグネシウム
- 硫酸マグネシウム
- 硫酸ナトリウム

マグネシウム成分は，腎臓病の人では，高マグネシウム血症*を生じさせるおそれがあります．また硫酸ナトリウムについては，血液中の電解質のバランスが損なわれ，心臓の負担が増加し，心臓病を悪化させるおそれがあります．

膨潤性瀉下成分

腸管内で水分を吸収して腸内容物に浸透し，糞便のかさを増やすとともに糞便を柔らかくし瀉下作用を示します．

- カルメロースナトリウム
- カルメロースカルシウム

効果を高めるため，使用と併せて水分摂取が重要です．同様な作用を期待して，プランタゴ・オバタの種子または種皮のような生薬成分も用いられます．

ジオクチルソジウムスルホサクシネート（DSS）

腸内容物に水分が浸透しやすくする作用があり，糞便中の水分量を増して柔らかくし瀉下作用を示します．

---

* 高マグネシウム血症：血液中のマグネシウム濃度が異常に高くなり，脱力感，低血圧，呼吸障害などが現れる．重症の場合には，心停止が起こることもある．

マルツエキス

　主成分である麦芽糖が腸内細菌によって分解（発酵）されて生じるガスによって便通を促します．瀉下薬としては比較的作用が穏やかなため，主に乳幼児の便秘に用いられます．水分不足に起因する便秘には効果が期待できません．

腸の不調を改善する漢方処方製剤

- 桂枝加芍薬湯
　（けいしかしゃくやくとう）
- 大黄甘草湯
　（だいおうかんぞうとう）
- 大黄牡丹皮湯
　（だいおうぼたんぴとう）
- 麻子仁丸
　（ましにんがん）

詳しくは，**漢方処方製剤一覧**（p.339）を参照．

練習問題
下記問題の正誤を答えよ

(1) センノシドは，胃や小腸で消化されないが，大腸に生息する腸内細菌によって分解され，分解生成物が大腸を刺激して瀉下作用をもたらすと考えられている．

(2) ジオクチルソジウムスルホサクシネート（DSS）は，腸内細菌によって分解（発酵）されて生じるガスによって便通を促すとされている．

(3) マルツエキスは，細菌感染による下痢の症状を鎮めることを目的として用いられる．

(4) ヒマシ油は，小腸でリパーゼの働きによって生じる分解物が，小腸を刺激することで瀉下作用をもたらすと考えられており，比較的瀉下作用が穏やかなため，主に乳幼児の便秘に用いられる．

(5) カルメロースカルシウムは，腸管内で水分を吸収して腸内容物に浸透し，糞便のかさを増やすとともに糞便を柔らかくすることによる瀉下作用を目的として配合されている場合がある．

解答と解説

(1) ○

(2) ✕：DSS は腸内容物に水分が浸透しやすくすることによる瀉下作用を示す．

(3) ✕：下痢ではなく，便秘解消．

(4) ✕：瀉下作用が強く，3 歳未満の乳幼児の使用は避ける．

(5) ○

整腸薬，止瀉薬，瀉下薬の相互作用と受診勧奨

1 相互作用

ヒマシ油

駆虫薬により駆除した寄生虫の排出を促すため瀉下薬が併用されることがありますが，ヒマシ油と併用した場合には，駆虫成分が吸収されやすくなり，全身性の副作用を生じさせる危険性が高まるため，ヒマシ油と駆虫薬の併用は避ける必要があります．

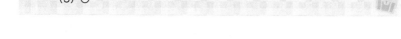

ヒマシ油は特に出題されやすい薬剤ですので，しっかり覚えましょう．

整腸薬と殺菌成分

生菌成分が配合された整腸薬に，腸内殺菌成分の止瀉薬が併用された場合，生菌成分の働きが腸内殺菌成分によって弱められます．

食事との相互作用

食品にも緩下作用を示すものがあり，瀉下薬との相互作用に注意するべきです．

② 受診勧奨のタイミング

　下痢は，有害な物質を排出する防御反応です．一般用医薬品の使用はあくまで対症療法であり，原因の特定やその解消を図ることが重要です．

　発熱を伴う腸内感染性の下痢の可能性や，便に血が混じる場合には，赤痢や腸管出血性大腸菌（O157 など），潰瘍性大腸炎，大腸癌などによる腸管出血の可能性もあるため，止瀉薬によって下痢を止めることでかえって症状の悪化を招くことがあります．また，下痢と便秘が繰り返し現れる過敏性腸症候群＊の場合もあり，医師の診療を受けるなどの対応が必要です．

　瀉下薬は一時的な使用にとどめるのが望ましく，特に，刺激性瀉下成分は，繰り返し使用すると腸管の感受性が低下して効果が弱まります．

　大腸刺激性瀉下成分配合の瀉下止瀉薬は，服用してから数時間後に効果のあるものが多く，就寝前に服用して起床時に効果を求めると，排便のリズムがつきやすくなります．ただ，毎日漫然と連続服用していると，腸の運動が緩慢になり服用量を増やさないと効果が出なくなることがあるため，毎日の排便が滞るようなときは，無機塩類や膨潤性瀉下成分の製剤や整腸成分の製剤を並行して使用したり，食物繊維を積極的に摂取したりするなど，大腸刺激性瀉下成分のみに依存しない方法を指導することが必要です．

＊　過敏性腸症候群：腸管の組織自体に形態的な異常はないにもかかわらず，腸が正常に機能せず，腹痛や下痢・便秘などが生じる病気．

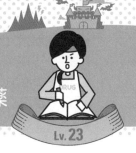

9 胃腸に作用する薬
―胃腸鎮痛鎮痙薬, 浣腸薬, 駆虫薬

Lv. 23

胃腸鎮痛鎮痙薬の配合成分と
その主な副作用

① 抗コリン成分

急な胃腸の痛みは, 主として胃腸の過剰な動き（痙攣）によって生じます.

副交感神経系の刺激によって, 消化管の運動, 胃液分泌が亢進（＝度合いが高まる）するため, 副交感神経の伝達物質であるアセチルコリンと受容体の反応を妨げる（抗コリン作用）ことで, 胃痛, 腹痛を鎮めることができます.

- メチルベナクチジウム臭化物
- ブチルスコポラミン臭化物
- メチルオクタトロピン臭化物
- ジサイクロミン塩酸塩
- オキシフェンサイクリミン塩酸塩
- チキジウム臭化物
- ロートエキス※

※ロートエキス：ロートコン（ナス科のハシリドコロ, *Scopolia carniolica* Jacquin または *Scopolia parviflora* Nakai の根茎および根を基原とする生薬）の抽出物.

服用時の注意点

- 抗コリン作用は消化管に限定されず, 散瞳による目のかすみ, 異常な眩しさ, 顔のほてり, 頭痛, 眠気, 口渇, 便秘, 排尿困難などの副作用が現れることがある.
- 目のかすみや異常な眩しさ, 眠気を生じるため, 乗物類の運転操作を避ける.

- 排尿困難，心臓病，緑内障の場合は使用前に医師などに相談が必要である．
- ロートエキスについては，一部が母乳中に移行して乳児の脈が速くなるおそれがあるため，使用期間中の授乳は避ける必要がある．
- メチルオクタトロピン臭化物についても，一部が母乳中に移行する．

② パパベリン塩酸塩

消化管の平滑筋に直接働いて胃腸の痙攣(けいれん)を鎮める作用を示し，胃液分泌を抑える作用はありません．抗コリン成分と異なり自律神経系を介してはいませんが，眼圧を上昇させる作用を示すことから，緑内障の診断を受けた人は使用前に医師等に相談が必要です．

③ 局所麻酔成分

麻酔作用により鎮痛鎮痙効果(ちんつうちんけいこう か)を発揮します．

- アミノ安息香酸エチル
- オキセサゼイン

オキセサゼインは，胃液分泌を抑える作用もあります（鎮痙(ちんけい)＋制酸）．

服用時の注意点

- 消化器疾患を見過ごすおそれがあり，長期使用は避ける．
- アミノ安息香酸エチルは，メトヘモグロビン血症を引き起こすおそれがあり，6歳未満の小児への使用は避ける．
- オキセサゼインは，妊娠中や15歳未満の小児の使用は避ける．

メトヘモグロビン血症とは，赤血球中のヘモグロビンの一部がメトヘモグロビンに変化して，赤血球の酸素運搬能力が低下し貧血症状を呈する病気です．

④ 生薬成分

生薬名	基原	作用など
エンゴサク	ケシ科の *Corydalis turtschaninovii* Besser forma *yanhusuo* Y.H. Chou et C.C. Hsu の塊茎を通例湯通ししたもの	鎮痛鎮痙
シャクヤク	ボタン科のシャクヤクの根	

胃腸鎮痛鎮痙薬の相互作用と受診勧奨

① 相互作用

　抗コリン成分については，一部の抗ヒスタミン成分のように抗コリン作用を併せ持つ成分との併用により抗コリン作用が増強され，排尿困難，目のかすみや異常な眩しさ，頭痛，眠気，口渇，便秘などの副作用が現れやすくなります．

② 受診勧奨のタイミング

　腹部の痛みが次第に強くなったり，痛みが周期的に現れたり，30 分以上続く場合，また，嘔吐，発熱，下痢，血便を伴う場合には受診などの対応が必要です．下痢に伴う腹痛については，基本的に下痢への対処が優先され，胃腸鎮痛鎮痙薬の適用となる症状ではありません．

Lv.
23

練習問題

下記問題の正誤を答えよ

（1）オキセサゼインは，胃腸鎮痛鎮痙薬と制酸薬の両方の目的で使用される．

（2）パパベリン塩酸塩は，消化管の平滑筋に直接働いて胃腸の痙攣を鎮める作用を示すとされる．

（3）抗コリン成分が配合された医薬品を使用した後は，重大な事故につながるおそれがあるため，乗物または機械類の運転操作を避ける必要がある．

（4）メチルベナクチジウム臭化物は，消化管の粘膜および平滑筋に対する麻酔作用による鎮痛鎮痙の効果を期待して，配合されている場合がある．

（5）アミノ安息香酸エチルは，メトヘモグロビン血症を起こすおそれがあるため，15歳未満の小児への使用は避ける必要がある．

（6）下痢に伴う腹痛については，胃腸鎮痛鎮痙薬を使用することが適当である．

解答と解説

（1）○

（2）○

（3）○

（4）✕：メチルベナクチジウム臭化物は抗コリン作用．

（5）✕：15歳未満ではなく，6歳未満．

（6）✕：下痢への対処が優先．

浣腸薬とは

　浣腸薬は，便秘の場合に排便を促すことを目的として，直腸内に適用される医薬品です．剤形には注入剤（肛門から薬液を注入するもの）のほか，坐剤があります．

　浣腸薬は，繰り返し使用すると直腸の感受性の低下（いわゆる慣れ）が生じて効果が弱くなるため，連用はしないこととされています．また，直腸の急激な動きに刺激されて流産・早産を誘発するおそれがあるため，妊娠中の女性では使用を避けるべきです．

① 注入剤

浸透圧の差によって腸管壁から水分を取り込んで直腸粘膜を刺激し，排便を促します．

- グリセリン
- ソルビトール

使用方法

① 薬液の放出部を肛門に差し込み，薬液を押し込むように注入する．

② 注入するときはゆっくりと押し込み，注入が終わったら放出部をゆっくりと抜き取る（注入する薬液は人肌程度に温めておくと，不快感を生じることが少ない）．

③ 十分な効果を得るため，便意が強まるまでしばらく我慢する．薬液が漏れ出しそうな場合は肛門を脱脂綿などで押さえておくとよい．

④ 半量などを使用する場合，残量を再利用すると感染のおそれがあるので使用後は廃棄する．

使用時の注意点

- 使用時の体調によっては肛門部に熱感，不快感を生じることがある．
- グリセリン使用後の排便時に血圧低下が生じて，立ちくらみの症状が現れるとの報告がある．
- 肛門や直腸の粘膜が出血しているときに使用すると，グリセリンが血管内に入って，赤血球の破壊や腎不全を引き起こすおそれがある．

② 坐剤

炭酸水素ナトリウムは，直腸内で徐々に分解して炭酸ガスを発生することで，直腸を刺激し排便を促します．

- ビサコジル
- 炭酸水素ナトリウム

ビサコジルについては**腸の薬**の項（p.180）を参照．

使用方法

① 坐剤が柔らかい場合には，冷やした後に使用する．また，硬すぎる場合
には，柔らかくなった後に使用する．無理に挿入すると直腸粘膜を傷つ
けるおそれがある．
② 十分効果を得るため，便意が強まるまでしばらく我慢する．

練習問題
下記問題の正誤を答えよ

(1) 浣腸薬は，便秘の場合に排便を促すことを目的として，直腸内に適用さ
れる医薬品であり，繰り返し使用しても直腸の感受性の低下（いわゆる慣
れ）が生じないため効果が弱くなることはない．
(2) 浣腸薬は一般に，直腸の急激な動きに刺激されて流産・早産を誘発する
おそれがあるため，妊婦または妊娠している可能性がある女性では使用を
避けるべきである．
(3) グリセリンが配合された浣腸薬では，排便時に血圧低下が生じて，立ち
くらみの症状が現れるとの報告がある．
(4) 浣腸薬の坐剤を挿入した後すぐに排便を試みると，坐剤が排出されて効
果が十分得られないことから，便意が強まるまでしばらく我慢する．
(5) ビサコジルは，直腸内で徐々に分解され炭酸ガスの微細な気泡を発生す
る．

解答と解説

(1) ✕：慣れが生じ，効果が弱まる．
(2) ○
(3) ○
(4) ○
(5) ✕：ビサコジルではなく，炭酸水素ナトリウム．

駆虫薬とは

駆虫薬は，腸管内の寄生虫を駆除するために用いられる医薬品です．一般用医薬品の駆虫薬が対象とする寄生虫は，回虫と 蟯虫 _{ぎょうちゅう} です．

いずれも手指や食物に付着した虫卵が口から入ることで感染します．感染は衣食をともにする家族全員に広がっている可能性があるため，感染が確認された場合には家族も一緒に駆虫を図ることが基本です．

① 感染経路

- **回虫**
  孵化した幼虫が腸管壁から入り込んで，肺に達した後に気道から再び消化管内に入って成虫となります．そのため腹痛や下痢，栄養障害などの消化器症状のほか，呼吸器にも障害を引き起こすことがあります．
- **蟯虫**
  肛門から這い出してその周囲に産卵するため，肛門部の痒みやそれに伴う不眠，神経症を引き起こすことがあります．

② 駆虫薬の使用目的と使い方

駆虫成分が腸管内において薬効をもたらす局所作用を目的とします．消化管からの駆虫成分の吸収は，好ましくない全身作用（頭痛，めまいなどの副作用）を生じさせる原因となるため，極力少ないことが望ましいです．

食後の服用では駆虫成分の吸収が高まることから，空腹時に使用するものが多いです．また，ヒマシ油と併用すると腸管内で駆虫成分が吸収されやすくなり，副作用が生じる危険性が高まるため，ヒマシ油との併用は避ける必要があります．

駆虫薬は腸管内に生息する虫体にのみ作用し，幼虫（回虫の場合）には駆虫作用が及ばないため，成虫となった頃に再度使用しないと完全に駆除できません．再度駆虫を必要とする場合には，1ヵ月以上間隔を置いてから使用することとされています．

Lv.
23

駆虫成分とその主な副作用

- サントニン
- カイニン酸
- ピペラジンリン酸塩
- パモ酸ピルビニウム

1. サントニン

回虫の自発運動を抑える作用を示し，虫体を排便とともに排出させます．服用後，一時的に物が黄色く見えたり，耳鳴り，口渇が現れることがあります．また，サントニンは肝臓で代謝されるため，肝臓病の診断を受けた人では，症状の悪化のおそれがあります．

2. カイニン酸

回虫に痙攣を起こす作用を示し，虫体を排便とともに排出させます．

カイニン酸を含む生薬成分として，マクリ（フジマツモ科のマクリの全藻を基原とする生薬）が配合されている場合もあります．

3. ピペラジンリン酸塩

アセチルコリン伝達を妨げて，回虫および蟯虫の運動筋を麻痺させる作用を示し，虫体を排便とともに排出させます．副作用として痙攣，倦怠感，眠気，食欲不振，下痢，便秘などが現れることがあります．

4. パモ酸ピルビニウム

蟯虫の呼吸や栄養分の代謝を抑えて殺虫作用を示します．赤〜赤褐色の成分で，尿や糞便が赤く着色することがあります．また，空腹時に服用することとはなっていませんが，吸収が高まるという同様の理由から，脂質分の多い食事やアルコール摂取は避けるべきです．

練習問題
下記問題の正誤を答えよ

(1) 駆虫薬は腸管内に生息する虫体にのみ作用し，虫卵や腸管内以外に潜伏した幼虫（回虫の場合）には駆虫作用が及ばないため，それらが成虫となった頃に改めて使用しないと完全に駆除できない．

(2) 駆虫薬はその有効成分（駆虫成分）が腸管内において薬効をもたらす局所作用を目的とする医薬品であり，消化管からの駆虫成分の吸収は好ましくない全身作用（頭痛，めまい等の副作用）を生じさせる原因となるため，極力少ないことが望ましい．

(3) サントニンの服用後，一時的に物が黄色く見えたり，耳鳴り，口渇が現れることがある．

(4) パモ酸ピルビニウムは，アセチルコリン伝達を妨げて，回虫および蟯虫（ぎょうちゅう）の運動筋を麻痺（まひ）させる作用を示し，虫体を排便とともに排出させることを目的として用いられる．

(5) 回虫や蟯虫（ぎょうちゅう）の感染は，その感染経路から，通常，衣食をともにする家族全員にその可能性があるため，虫卵検査を受けて感染が確認された場合には，一緒に駆虫を図ることが基本となる．

 解答と解説

(1) ○
(2) ○
(3) ○
(4) ✕：パモ酸ピルビニウムではなく，ピペラジンリン酸塩．
(5) ○

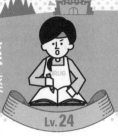

10 心臓などの器官や血液に作用する薬
—強心薬，高コレステロール改善薬

 動悸，息切れなどを生じる原因と強心薬の働き

① 動悸，息切れ

心臓は，血液を全身に循環させるポンプの働きを担っています．通常，自律神経系によって無意識のうちに調整がなされており，激しい運動をしたとき，興奮したときの動悸や息切れは，正常な健康状態でも現れます．

> ● **動悸**：心臓の働きが低下して十分な血液を送り出せなくなると，脈拍数を増やし，血液の不足を補おうとして起こる．
> ● **息切れ**：心臓から十分な血液が送り出されないと酸素供給が低下するため，呼吸運動によって取り込む空気量を増やすことで補おうと息切れが起こる．

② 強心薬の働き

強心薬は，心臓の働きを整えて，動悸や息切れなどの症状改善を目的とする医薬品です．心筋に作用して，収縮力を高める成分（強心成分）を主体として配合されます．

練習問題
下記問題の正誤を答えよ

(1) 強心薬は，疲労やストレス等による軽度の心臓の働きの乱れについて，心臓の働きを整えて，動悸や息切れ等の症状の改善を目的とする医薬品である．
(2) 心臓の働きは，体性神経系によって無意識のうちに調整がなされている．

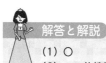

解答と解説

(1) ○
(2) ✕：体性神経系ではなく，自律神経系．

強心薬の配合成分とその主な副作用

1 強心成分

心筋に直接刺激を与え，収縮力を高める作用（**強心作用**）を期待して，用いられる生薬成分です．

この4つの生薬は
よく出題されます．

生薬名	基原	作用など
センソ	ヒキガエル科のアジアヒキガエルなどの耳腺の分泌物を集めたもの	微量で強い強心
ゴオウ	ウシ科のウシの胆嚢中に生じた結石	強心，末梢血管の拡張による血圧降下，緊張や興奮を静める
ジャコウ	シカ科のジャコウジカの雄の麝香腺分泌物	強心作用，呼吸中枢を刺激して呼吸機能を高めたり，意識をはっきりさせる等の作用
ロクジョウ	シカ科の *Cervus nippon* Temminck, *Cervus elaphus* Linné, *Cervus canadensis* Erxleben またはその他同属動物の雄鹿の角化していない幼角	強心のほか，強壮，血行促進

センソ

微量で強い強心作用を示し，有効域（p.91，**2章「薬の体内での働き」**を参照）が比較的狭い成分です．そのため，1日用量中センソ5mgを超える医薬品は劇薬に指定され，一般用医薬品では，1日用量が5mg以下となるよう用法・用量が定められています．

通常用量においても，悪心，嘔吐の副作用が現れることがあります．また皮膚や粘膜に触れると局所麻酔作用を示すため，丸薬，錠剤の固形製剤は，噛まずに服用することとされています．

② 強心成分以外の配合成分

　強心成分の働きを助ける効果とともに，鎮静，強壮などの作用を目的とする生薬成分を組み合わせて配合されています．

生薬名	基原	作用など
シンジュ	ウグイスガイ科のアコヤガイ，シンジュガイまたはクロチョウガイなどの外套膜組成中に病的に形成された顆粒状物質	鎮静
リュウノウ	【作用】中枢神経系の刺激作用による気つけの効果 【備考】リュウノウ中に存在する主要な物質として，ボルネオール※が配合されている場合もある． ※ボルネオールは清涼感のある香りをもつ成分	

その他

レイヨウカク※，ジンコウ，動物胆（ユウタンを含む），サフラン，ニンジン，インヨウカク等が配合されている場合がある．

※レイヨウカクの絶滅のおそれのある野生動植物種に関する規制により，入手困難となることが予想されており，レイヨウカクを含有する強心薬のうち，センソまたはゴオウを主体とする一般用医薬品においては，スイギュウカクへ代替する医薬品もあります．

 ## 動悸に用いられる漢方処方製剤

りょうけいじゅつかんとう
● 苓桂朮甘湯

　詳しくは，**漢方処方製剤一覧**（p.340）を参照．

 ## 強心薬服用時の受診勧奨

　強心薬については一般に，5〜6日間使用して症状の改善がみられない場合には，心臓以外の要因，例えば，呼吸器疾患，貧血，高血圧症，甲状腺機能の異常などのほか，精神神経系の疾患も考えられ，医療機関の受診を勧奨するこ

とが重要です. 激しい運動をしていない状態での突発的な動悸や息切れは, 早めに医師の診療を受けるなどの対応が必要です.

練習問題
下記問題の正誤を答えよ

(1) センソは, ヒキガエル科のアジアヒキガエル等の耳腺の分泌物を集めたものを基原とする生薬で, 有効域が比較的狭く, 一般用医薬品では1日用量が5mg以下となるよう用法・用量が定められている.

(2) ロクジョウは, ウシ科のウシの胆嚢中に生じた結石を基原とする生薬で, 強心作用のほか, 末梢血管の拡張による血圧降下, 興奮を静める等の作用があるとされる.

(3) レイヨウカクは, シカ科のジャコウジカの雄の麝香腺分泌物を基原とする生薬で, 強心作用のほか, 呼吸中枢を刺激して呼吸機能を高めたり, 意識をはっきりさせる作用があるとされる.

(4) シンジュは, 中枢神経系の刺激作用による気つけの効果を期待して用いられる.

(5) 一般に, 強心薬を5～6日間使用して症状の改善がみられない場合には, 心臓以外の要因, 例えば, 呼吸器疾患, 貧血, 高血圧症, 甲状腺機能の異常等のほか, 精神神経系の疾患も考えられる.

解答と解説

(1) ○
(2) ✕：ロクジョウではなく, ゴオウ.
(3) ✕：レイヨウカクではなく, ジャコウ.
(4) ✕：シンジュではなく, リュウノウ.
(5) ○

血中コレステロールと高コレステロール改善薬の働き

コレステロールは細胞の構成成分で, 胆汁酸や副腎皮質ホルモンの産生に重要な物質です. コレステロールの産生および代謝は, 主として肝臓で行われま

す．コレステロールは水に溶けにくいため，血液中では血漿タンパク質と結合したリポタンパク質となって存在します．

リポタンパク質は比重によっていくつかの種類に分類されます．

- ●**低密度リポタンパク質（LDL）**
  コレステロールを肝臓から末梢組織へと運ぶ
- ●**高密度リポタンパク質（HDL）**
  末梢組織のコレステロールを取り込んで肝臓へと運ぶ

血液中の LDL が多く，HDL が少ない

俗に言う悪玉コレステロールは
LDL コレステロール，
善玉コレステロールは
HDL コレステロールです．

と，コレステロールが末梢組織側に偏って蓄積し，心臓病や肥満，動脈硬化症などの生活習慣病につながる危険性が高くなりますが，生活習慣病が生じる以前の段階では自覚症状を伴いません．

医療機関で測定する検査値として，LDL が 140mg/dL 以上，HDL が 40mg/dL 未満，中性脂肪が 150mg/dL 以上のいずれかである状態を，脂質異常症といいます．

高コレステロール改善薬は，血中コレステロール異常の改善，血中コレステロール異常に伴う末梢血行障害の緩和を目的としています．

高コレステロール改善薬の配合成分とその主な副作用

① 高コレステロール改善成分

- ●大豆油不けん化物（ソイステロール）
- ●リノール酸
- ●ポリエンホスファチジルコリン
- ●パンテチン

1．大豆油不けん化物（ソイステロール）

腸管におけるコレステロールの吸収を抑えます．

2．リノール酸，ポリエンホスファチジルコリン

コレステロールと結合して，代謝されやすいコレステロールエステルを形成し，肝臓において代謝を促します．

3．パンテチン

LDL の異化排泄を促進し，リポタンパクリパーゼ活性を高めて，HDL 産生を高めます．

Lv. 24

② ビタミン成分

- ビタミン B_2（リボフラビン酪酸エステルなど）
- ビタミン E（トコフェロール酢酸エステル）

1．ビタミン B_2（リボフラビン酪酸エステルなど）

血漿中に過剰に存在するコレステロールは，過酸化脂質となって種々の障害の原因となります．

リボフラビン酪酸エステルなどはコレステロールの生合成抑制と排泄・異化促進作用，中性脂肪抑制作用，過酸化脂質分解作用を有します．また摂取によって尿が黄色くなることがありますが，使用の中止を要する異常ではありません．

2．ビタミン E（トコフェロール酢酸エステル）

コレステロールからの過酸化脂質の生成を抑えるほか，血行を促進し，血中コレステロール異常に伴う末梢血行障害を緩和します．同様の作用を期待して，ガンマ-オリザノールが配合されている場合もあります．

🚀 生活習慣改善へのアドバイス，受診勧奨

ウエスト周囲径（腹囲）の目安として，男性なら85cm，女性なら90cm以上である場合には生活習慣病が生じるリスクが高まるとされており，いわゆるメタボリックシンドロームの予防には血中コレステロール値に留意することが重要です．

コレステロールは，食事から摂取された糖および脂質から主に産生されるた

め，高コレステロールの対処は食事・運動療法がメインであり，高コレステロール改善薬は補助的な役割です．ただし，高コレステロール改善薬は，ウエスト周囲径を減少させるなどの痩せる効果を目的とする医薬品ではありません．

 練習問題
下記問題の正誤を答えよ

(1) 高密度リポタンパク質（HDL）は，コレステロールを肝臓から末梢組織へと運ぶリポタンパク質である．
(2) コレステロールは水に溶けやすい物質であるため，血液中では血漿（けっしょう）タンパク質と結合したリポタンパク質となって存在する．
(3) 血漿（けっしょうちゅう）中のリポタンパク質のバランスの乱れは，生活習慣病を生じる以前の段階では自覚症状を伴うことが多い．
(4) 大豆油不けん化物（ソイステロール）には，腸管におけるコレステロールの吸収を抑える働きがあるとされる．
(5) リボフラビン酪酸エステルは，コレステロールから過酸化脂質の生成を抑えるほか，末梢血管における血行を促進する作用があるとされ，血中コレステロール異常に伴う末梢血行障害（手足の冷え，痺れ）の緩和等を目的として用いられる．
(6) 高コレステロール改善薬は，ウエスト周囲径（腹囲）を減少させるなどの痩身（そうしんこうか）効果を目的とする医薬品である．

 解答と解説

(1) ✕：HDL ではなく，LDL．
(2) ✕：コレステロールは水に溶けにくい物質．
(3) ✕：自覚症状は伴わない．
(4) ○
(5) ✕：リボフラビン酪酸エステルではなく，ビタミンE（トコフェロール酢酸エステル）．
(6) ✕：痩せる効果を目的としていない．

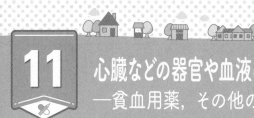

11 心臓などの器官や血液に作用する薬
―貧血用薬，その他の循環器用薬

Lv. 25

貧血症状

貧血は，その原因により鉄欠乏性貧血，ビタミン欠乏性貧血などに分類されます．一般的な症状として，疲労，動悸，息切れ，めまい，皮膚や粘膜の蒼白，下半身のむくみなどが現れます．

鉄分は，赤血球が酸素を運搬する上で重要なヘモグロビンの産生に不可欠なミネラルです．貧血用薬（鉄製剤）は，鉄欠乏性貧血に対して不足している鉄分を補充することで，造血機能の回復を図る医薬品です．

鉄分摂取不足の段階

① 体内の貯蔵鉄[*1]，血清鉄[*2] が先に減少するため，ヘモグロビン量は変化せず貧血症状は現れない．

② 持続的に鉄が欠乏することで，ヘモグロビンが減少して貧血症状が現れる．

鉄の欠乏には摂取不足と吸収障害，出血による減少が考えられます．月経血損失のある女性，鉄要求量の増加する妊婦・母乳を与える女性では，鉄欠乏状態が生じやすいです．

ビタミン欠乏性貧血の中で，特に，ビタミン B_{12} が不足して生じる巨赤芽球貧血は悪性貧血と呼ばれており，胃粘膜の異常などで起こりえます．

[*1] 貯蔵鉄：フェリチン（鉄を含有するタンパク質）として肝臓や脾臓のような臓器に存在している状態

[*2] 血清鉄：ヘモグロビンを産生するために，貯蔵鉄が赤血球へと運ばれている状態

貧血用薬の配合成分とその主な副作用

① 鉄分

不足した鉄分を補充します.

- フマル酸第一鉄
- 溶性ピロリン酸第二鉄
- 可溶性含糖酸化鉄
- クエン酸鉄アンモニウム

鉄さえ覚えておけばOK.

服用時の注意点

- 鉄製剤を服用すると便が黒くなるが, 使用の中止を要する副作用ではない. ただし, 鉄製剤の服用前から便が黒い場合は消化管内で出血している場合もあるため, 注意が必要である.
- 悪心, 嘔吐, 食欲不振, 胃部不快感, 腹痛, 便秘, 下痢などの胃腸障害がある.
- 鉄分の吸収は空腹時のほうが高いが, 消化器系への副作用を軽減するには, 食後に服用することが望ましい.

② 鉄以外の金属成分

- 硫酸銅
- 硫酸コバルト
- 硫酸マンガン

1. 硫酸銅

銅はヘモグロビンの産生過程で鉄の代謝や輸送に重要な役割をもち, 補充した鉄分を利用してヘモグロビンが産生されるのを助けます.

2. 硫酸コバルト

コバルトは赤血球ができる過程で必要不可欠なビタミン B_{12} の構成成分であり, 骨髄での造血機能を高めます.

ビタミン B_{12} ＝シアノコバラミンです.

3．硫酸マンガン

マンガンは，糖質・脂質・タンパク質の代謝をする際に働く酵素の構成物質であり，エネルギー合成を促進します．

Lv.
25

③ ビタミン成分

- ビタミンB_6（ピリドキシン塩酸塩など）
- ビタミンB_{12}（シアノコバラミン）
- 葉酸
- ビタミンC（アスコルビン酸など）

1．ビタミンB_6（ピリドキシン塩酸塩など）

ヘモグロビン産生に必要なビタミンです．

2．ビタミンB_{12}（シアノコバラミン），葉酸

正常な赤血球の形成に働くビタミンです．

3．ビタミンC（アスコルビン酸など）

消化管内で鉄が吸収されやすい状態に保ちます．

練習問題
下記問題の正誤を答えよ

（1）鉄分の摂取不足が生じた場合，直ちにヘモグロビン量が減少し，貧血の症状が現れる．

（2）鉄製剤を服用すると，便が黒くなることがある．

（3）コバルトは赤血球ができる過程で必要不可欠なビタミンCの構成成分である．

（4）鉄製剤の消化器系への副作用を軽減するには，食前に服用することが望ましい．

（5）骨髄での造血機能を高める目的で，貧血用薬に硫酸コバルトが配合されている場合がある．

（6）ビタミンC（アスコルビン酸など）は，消化管内で鉄が吸収されやすい状態に保つことを目的として用いられる．

解答と解説

(1) ×：持続的な鉄欠乏により貧血の症状が現れる．
(2) ○
(3) ×：ビタミン C ではなく，ビタミン B₁₂．
(4) ×：食前ではなく，食後．
(5) ○
(6) ○

鉄製剤の相互作用と受診勧奨

① 相互作用

　服用前後 30 分にタンニン酸を含む飲食物（緑茶，紅茶，コーヒー，ワイン，柿など）を摂取すると，タンニン酸と反応して鉄の吸収が悪くなるため，服用前後はそれらの摂取を控える必要があります．

② 受診勧奨のタイミング

　貧血のうち鉄製剤で改善できるのは，鉄欠乏性貧血のみです．なお，貧血の症状がみられる以前から予防的に貧血用薬（鉄製剤）を使用することは適当ではありません．

　食生活を改善し，かつ鉄製剤の使用を 2 週間程度続けても症状の改善がみられない場合には，出血性の疾患による慢性的な血液の損失が原因で貧血症状が起きている可能性があり，基礎疾患の治療が優先されるべきです．また，鉄欠乏性以外の貧血による可能性もあります．

練習問題
下記問題の正誤を答えよ

(1) 鉄製剤服用の前後 30 分にタンニン酸を含む飲食物（緑茶，紅茶等）を摂取すると，タンニン酸と反応して鉄の吸収が促進される．

(2) 貧血のうち，鉄製剤で改善できるのは，鉄不足によって貧血症状が生じている鉄欠乏性貧血のみである．

(1) ✗：吸収が促進されるのではなく，吸収が悪くなる.
(2) ○

Lv.
25

その他の循環器用薬

① 生薬成分

生薬名	基原	作用など
コウカ	キク科のベニバナの管状花をそのまままたは黄色色素の大部分を除いたもので，ときに圧搾して板状としたもの	末梢の血行を促してうっ血を除く【備考】日本薬局方収載のコウカを煎じて服用する製品は，冷え症および血色不良に用いられる.

② 生薬成分以外の成分

- ユビデカレノン
- ヘプロニカート
- イノシトールヘキサニコチネート
- ルチン

1. ユビデカレノン（別名コエンザイム Q10）

エネルギー代謝に関与する酵素の働きを助ける成分で，栄養素からエネルギーが産生される際にビタミン B 群とともに働きます．心筋の酸素利用効率を高めて収縮力を高め血液循環の改善効果を示し，動悸，息切れ，むくみの症状に対して用いられます．

小児において心疾患による動悸，息切れ，むくみには，医師の診療が優先されるべきであり，15 歳未満の小児向けの製品はありません．

2. ヘプロニカート，イノシトールヘキサニコチネート

いずれの化合物もニコチン酸が遊離し，そのニコチン酸の働きによって末梢の血液循環を改善させる作用を示します．ビタミン E と組み合わせて用いられる場合が多いです．

3. ルチン

ビタミン様物質の一種で，高血圧などにおける毛細血管の補強，強化を期待して用いられます．

③ 漢方処方製剤

- 三黄瀉心湯
  <small>さんおうしゃしんとう</small>
- 七物降下湯
  <small>しちもつこうかとう</small>

詳しくは，**漢方処方製剤一覧**（p.340）を参照．

「ヘプロニカートはタンニン酸を遊離し…」とよく
出題されるので注意しましょう．
「タンニン酸」ではなく「ニコチン酸」です．

練習問題

下記問題の正誤を答えよ

（1）ユビデカレノンは，別名コエンザイム Q10 とも呼ばれ，心疾患による動悸，息切れ，むくみの症状があるような場合に使用でき，小児向けの製品も販売されている．

（2）日本薬局方収載のコウカを煎じて服用する製品は，冷え性および血色不良に用いられる．

（3）ヘプロニカートは，代謝されてタンニン酸が遊離し，そのタンニン酸の働きによって末梢の血液循環を改善させる作用を示すとされる．

（4）ルチンは，ビタミン様物質の一種で，高血圧等における毛細血管の補強，強化の効果を期待して用いられる．

解答と解説

（1）✕：15 歳未満の小児向けの製品はない．
（2）○
（3）✕：タンニン酸ではなく，ニコチン酸．
（4）○

その他の循環器用薬の相互作用

① 相互作用

コエンザイム Q10 については，食品の素材として流通することが可能となっており，そうした食品が合わせて摂取された場合，胃部不快感や吐き気，下痢などの副作用が現れやすくなるおそれがあります．

② その他の注意事項

高血圧や心疾患に伴う諸症状を改善する医薬品は，体質の改善または症状の緩和を主眼としており，いずれも高血圧や心疾患そのものの治療を目的とするものではありません．

Lv.
25

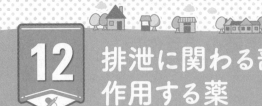

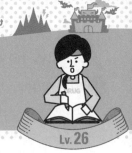

12 排泄に関わる部位に作用する薬

Lv. 26

痔の発症と対処，痔疾用薬の働き

痔は，ストレスや，肛門付近の血管がうっ血し肛門への負担がかかることによって生じる肛門の病気の総称で，生活習慣病です．

痔の予防には，長時間座ることを避けるほか，食物繊維を摂取し便秘を避けることや，香辛料などの刺激性のある食べ物を避けることなどが効果的です．

① 痔の病態

▌痔核

肛門に存在する細かい血管群が部分的に拡張し，肛門内にいぼ状の腫れが生じたものです．一般に「いぼ痔」と呼ばれます．

便秘や長時間同じ姿勢でいることなど，肛門部に過度の圧迫をかけることで生じます．

> ● 内痔核
> 直腸粘膜（肛門内側）にできた痔核で，自覚症状が少ないことが特徴．排便時に，肛門から成長した痔核がはみ出る脱肛，出血などの症状が現れる．
> ● 外痔核
> 肛門の出口側にできた痔核で，排便と関係なく，出血や患部の痛みが生じる．

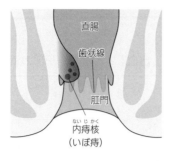
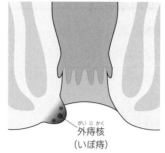

内痔核
（いぼ痔）

外痔核
（いぼ痔）

痔核の症状

裂肛

肛門の出口からやや内側の上皮に傷が生じた状態であり，一般に，「切れ痔」と呼ばれます．

裂肛は，便秘により硬くなった糞便を排泄する際や，下痢の便に含まれる水分が肛門の粘膜に浸透して炎症を起こしやすくなった状態で，勢いよく便が通過する際に粘膜が傷つけられることで生じます．

痔瘻

肛門内部に存在する肛門腺窩と呼ばれる小さなくぼみに糞便が溜まって炎症・化膿が生じた状態で，体力低下などにより抵抗力が弱まっているときに起こりやすいです．炎症・化膿が進行すると，その膿により周辺部の皮膚がかぶれ，赤く腫れて激痛が生じます．

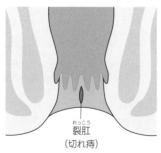
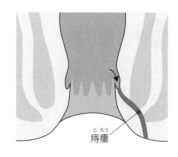

裂肛
（切れ痔）

痔瘻

痔瘻の症状

② 痔疾用薬とは

外用痔疾用薬

痔核または裂肛による痛み，痒み，腫れ，出血などの緩和，患部の消毒を目的とする坐剤，軟膏剤または外用液剤です．

内用痔疾用薬

比較的緩和な抗炎症作用，血行改善作用のほか，瀉下・整腸成分が配合されたもので，外用痔疾用薬と併せて用いると効果的です．

練習問題

下記問題の正誤を答えよ

(1) 裂肛は，便秘などにより硬くなった糞便を排泄する際や，下痢の便に含まれる多量の水分が肛門の粘膜に浸透して炎症を起こしやすくなった状態で，勢いよく便が通過する際に粘膜が傷つけられることで生じる．

(2) 痔瘻は，肛門に存在する細かい血管群が部分的に拡張し，肛門内にいぼ状の腫れが生じたもので，一般に「いぼ痔」と呼ばれる．

(3) 痔は，肛門部に過度の負担をかけることやストレス等により生じる生活習慣病である．

(4) 内用痔疾用薬は，比較的緩和な抗炎症作用，血行改善作用を目的とする成分のほか，瀉下・整腸成分等が配合されており，外用痔疾用薬と併せて用いると効果的である．

(5) 長時間座るのを避け，軽い運動によって血行を良くすることが痔の予防につながる．

解答と解説

(1) ○

(2) ✕：痔瘻ではなく，痔核．

(3) ○

(4) ○

(5) ○

外用痔疾用薬の配合成分とその主な副作用

外用痔疾用薬は局所に適用されるものです．坐剤および注入軟膏では，成分の一部が直腸から吸収されて，全身的な影響が生じることがあります．

① 局所麻酔成分

局所麻酔成分は，局所的に知覚神経に作用して刺激の神経伝導を可逆的に遮断する作用を示し，痔に伴う痛み・痒みを和らげることを目的に用いられます．

- リドカイン※
- リドカイン塩酸塩※
- アミノ安息香酸エチル※
- ジブカイン塩酸塩※
- プロカイン塩酸塩

※まれにショック（アナフィラキシー）を生じることがある医薬品

可逆的とは，「元に戻ることができる」という意味です．

② 鎮痒成分

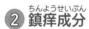 ### 抗ヒスタミン成分

痔に伴う痒みを和らげます．

- ジフェンヒドラミン塩酸塩
- ジフェンヒドラミン
- クロルフェニラミンマレイン酸塩

局所刺激成分

局所への穏やかな刺激によって痒みを抑えます.

> **熱感刺激**
> - クロタミトン
>
> **冷感刺激**
> - カンフル
> - ハッカ油（シソ科ハッカの地上部を水蒸気蒸留して得た油を冷却，固形分を除去した精油）
> - メントール

③ 抗炎症成分

ステロイド性抗炎症成分

痔による肛門部の炎症や痒みを和らげます.

> - ヒドロコルチゾン酢酸エステル
> - プレドニゾロン酢酸エステル

　ステロイド性抗炎症成分が配合された坐剤および注入軟膏では，含有量によらず長期連用を避ける必要があります.

グリチルレチン酸

比較的緩和な抗炎症作用を示します.

　グリチルレチン酸はグリチルリチン酸が分解されてできる成分で，グリチルリチン酸と同様に作用します.

④ 組織修復成分

痔による肛門部の創傷の治癒を促します.

> - アラントイン
> - アルミニウムクロルヒドロキシアラントイネート（別名アルクロキサ）

⑤ 止血成分

┃アドレナリン作動成分

交感神経系刺激による血管収縮作用により止血効果を示します.

- メチルエフェドリン塩酸塩
- エフェドリン塩酸塩
- テトラヒドロゾリン塩酸塩
- ナファゾリン塩酸塩

Lv.
26

メチルエフェドリン塩酸塩については, 交感神経系に対する刺激作用によって血圧, 心拍, 血糖などに影響が生じるため, 心臓病, 高血圧, 糖尿病または甲状腺機能障害の人および高齢者は注意が必要です.

┃収斂保護止血成分
しゅうれんほごしけつせいぶん

粘膜表面に不溶性の膜を形成することで, 粘膜の保護・止血をします.

- タンニン酸
- 酸化亜鉛
- 硫酸アルミニウムカリウム
- 卵黄油

タンニン酸については, ロートエキス・タンニン坐剤や複方ロートエキス・タンニン軟膏のように, 鎮痛鎮痙作用を示すロートエキスと組み合わせて用いられることもあります.

⑥ 殺菌消毒成分

痔疾患に伴う局所の感染を防止します.

- クロルヘキシジン塩酸塩
- セチルピリジニウム塩化物
- ベンザルコニウム塩化物
- デカリニウム塩化物
- イソプロピルメチルフェノール

⑦ 生薬成分

生薬名	基原	作用など
シコン	ムラサキ科のムラサキの根	新陳代謝促進, 抗炎症, 殺菌, 抗菌
セイヨウトチノミ	トチノキ科のセイヨウトチノキ（マロニエ）の種子	抗炎症, 血行促進

⑧ ビタミン成分

- ビタミンE（トコフェロール酢酸エステル）
- ビタミンA油（レチノール）

1. ビタミンE（トコフェロール酢酸エステル）

肛門周囲の末梢血管の血行を改善します.

2. ビタミンA油（レチノール）

傷の治りを促します.

練習問題

外用痔疾用薬に関して，下記問題の正誤を答えよ

(1) リドカイン塩酸塩は，局所の感染を防止することを目的として配合される殺菌消毒成分である．

(2) ジブカイン塩酸塩が配合された坐剤および注入軟膏では，まれに重篤な副作用としてショック（アナフィラキシー）を生じることがある．

(3) プレドニゾロン酢酸エステルが配合された坐剤および注入軟膏では，その含有量によらず長期連用を避ける必要がある．

(4) テトラヒドロゾリン塩酸塩は，血管収縮作用による止血効果を期待して配合されるアドレナリン作動成分である．

(5) アラントインは，痛みや痒みを和らげることを目的として配合される局所麻酔成分である．

解答と解説

(1) ✕：感染ではなく，痛み・痒みの緩和．
(2) ○
(3) ○
(4) ○
(5) ✕：アラントインは肛門部の創傷の治癒を促す．

内用痔疾用薬の配合成分とその主な副作用

① 生薬成分

痔に伴う症状の緩和を期待して配合される場合があります．

生薬名	基原	作用など
オウゴン	シソ科のコガネバナの周皮を除いた根	抗炎症
カイカ	マメ科のエンジュの蕾	止血
カイカク	マメ科のエンジュの成熟果実	

その他

セイヨウトチノミ，センナ，ダイオウ，カンゾウ，ボタンピ，トウキ，サイコが配合されている場合がある.

② 止血成分

毛細血管を補強，強化して出血を抑えます.

- カルバゾクロム

③ ビタミン成分

肛門周囲の末梢血管の血行を促して，うっ血を改善します.

- ビタミンE（トコフェロール酢酸エステル，トコフェロールコハク酸エステル等）

 痔疾用薬として使用される漢方処方製剤

- 乙字湯
  （おつじとう）
- 芎帰膠艾湯
  （きゅうききょうがいとう）

詳しくは，**漢方処方製剤一覧**（p.341）を参照.

練習問題

ないようじしつようやく
内用痔疾用薬に関して，下記問題の正誤を答えよ

(1) 肛門周囲の末梢血管の血行を促して，うっ血を改善する効果を期待して，ビタミンDが配合されている場合がある．

(2) カルバゾクロムは，毛細血管を補強，強化して出血を抑える働きがあるとされている．

(3) セイヨウトチノミは，トチノキ科のセイヨウトチノキ（マロニエ）の種子を用いた生薬で，主に抗炎症作用を期待して用いられる．

(4) カイカは，シソ科のコガネバナの周皮を除いた根を基原とする生薬で，抗炎症作用を期待して用いられる．

Lv. 26

解答と解説

(1) ✗：ビタミンDではなく，ビタミンE．
(2) ○
(3) ○
(4) ✗：カイカではなく，オウゴン．

痔の悪化と受診勧奨

　一般の生活者においては，痔はその発症部位から恥ずかしい病気として認識されている場合が多く，放置して症状を悪化させてしまうことがあります．

　痔の悪化により細菌感染が起きると，膿瘍のうよう*や痔瘻じろうが生じて周囲の組織に重大なダメージをもたらすことがあり，手術を要することもあります．

---

*　膿瘍：組織が融解し，膿がたまって空洞を形成した状態

泌尿器用薬の配合成分とその主な副作用

① 尿路消毒成分

生薬名	基原	作用など
ウワウルシ	ツツジ科のクマコケモモの葉	利尿作用のほか，経口摂取後，尿中に排出される分解代謝物の抗菌作用による尿路の殺菌消毒

　日本薬局方収載のウワウルシは，煎薬として残尿感，排尿に際して不快感のあるものに用いられます．

② 利尿成分

生薬名	基原	作用など
カゴソウ	シソ科のウツボグサの花穂	利尿作用 【備考】 ●日本薬局方収載のカゴソウは，煎薬として残尿感，排尿に際して不快感のあるものに用いられる． ●日本薬局方収載のキササゲ，サンキライ，ソウハクヒは，煎薬として尿量減少に用いられる．
キササゲ	ノウゼンカズラ科のキササゲなどの果実	
サンキライ	ユリ科の *Smilax glabra* Roxburgh の塊茎	
ソウハクヒ	クワ科のマグワの根皮	
モクツウ	アケビ科のアケビまたはミツバアケビの蔓性(つるせい)の茎を，通例，横切りしたもの	
ブクリョウ	サルノコシカケ科のマツホドの菌核で，通例，外層をほとんど除いたもの	

泌尿器用薬として使用される漢方処方製剤

- 牛車腎気丸(ごしゃじんきがん)
- 八味地黄丸(はちみじおうがん)
- 六味丸(ろくみがん)
- 猪苓湯(ちょれいとう)
- 竜胆瀉肝湯(りゅうたんしゃかんとう)

　詳しくは，**漢方処方製剤一覧**（p.341）を参照．

泌尿器系疾患と受診勧奨

残尿感や尿量減少は一時的な体調不良等のほか，膀胱炎や前立腺肥大など泌尿器系の疾患における自覚症状としても現れます．そうした疾患の際には一般用医薬品による対処は適当ではありません．

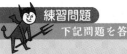

次の泌尿器用薬の配合成分のうち，利尿作用のほかに，尿路の殺菌消毒効果を期待して用いられる生薬成分はどれか．

(1) ウワウルシ
(2) キササゲ
(3) サンキライ
(4) ソウハクヒ
(5) ブクリョウ

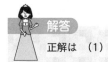

正解は （1）

出てくる成分名の数が多いと思いますが，コツコツと覚えましょう．
生薬では，シコン，ウワウルシ，モクツウなどが出題されやすいです．

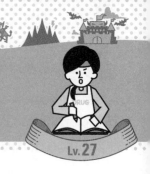

13 婦人薬

Lv.27

 婦人薬の適用対象となる体質・対象

① 月経とは

　子宮の内壁を覆っている膜が剥がれ落ち，血液とともに排出される生理現象で，女性の一生のうち妊娠可能な期間に，妊娠期間中などを除き，ほぼ毎月起こります．視床下部や下垂体で産生されるホルモンと，卵巣で産生される女性ホルモンが月経周期に関与します．

② 月経前症候群

　月経の約10〜3日前に現れ，月経開始とともに消失する腹部膨満感，頭痛，乳房痛などの身体症状や感情の不安定，抑うつなどの精神症状です．

③ 更年期障害

　加齢とともに卵巣からの女性ホルモンの分泌が減少していき，やがて月経が停止して，妊娠可能な期間が終了することを閉経といいます．閉経の前後には，更年期（閉経周辺期）と呼ばれる移行期間があります．

　更年期障害とは更年期において，月経周期が不規則になるほか，不定愁訴として血の道症に加え，冷え症，腰痛，頭痛，頭重，ほてり，のぼせ，立ちくらみなどの症状が起きることです．

 補足　血の道症とは，抑うつや寝つきが悪くなる，神経質，集中力の低下などの精神神経症状が現れる病態のこと．

練習問題
下記問題の正誤を答えよ

(1) 更年期においては，月経周期が不規則になるほか，不定愁訴として血の道症の症状に加え，冷え症，腰痛等の症状が起こることがあり，こうした症候群を更年期障害という．

(2) 月経の周期には，視床下部や下垂体で産生されるホルモンと，子宮で産生される女性ホルモンが関与している．

(3) 月経の約10日前から3日前に現れ，月経開始とともに消失する腹部膨満感，頭痛，乳房痛などの身体症状や感情の不安定，抑うつなどの精神症状を主体とするものを，月経前症候群という．

解答と解説

(1) ○
(2) ✕：子宮ではなく，卵巣．
(3) ○

婦人薬の配合成分と主な副作用

① 女性ホルモン成分

人工的に合成された女性ホルモンの一種であるエチニルエストラジオールは，エストラジオールを補充するため，膣粘膜_{ちつねんまく}または外陰部に適用される外用剤で，適用部位から吸収されて循環血液中に移行します．

使用時の注意点

- 妊娠中の女性ホルモン成分の摂取によって胎児の先天性異常の発生が報告されており，妊娠中には使用を避ける必要がある．
- 乳汁中に移行するため，母乳を与える女性では使用を避ける．
- 長期連用により血栓症が生じるおそれがある．
- 乳癌や脳卒中などの発生確率が高まる可能性がある．

② 生薬成分

生薬名	基原	作用など
コウブシ	カヤツリグサ科のハマスゲの根茎	鎮静，鎮痛のほか，女性の滞っている月経を促す 【備考】日本薬局方収載のサフランを煎じて服用する製品は，冷え症および血色不良に用いられる
サフラン	アヤメ科のサフランの柱頭	
ジオウ	ゴマノハグサ科のアカヤジオウ等の根またはそれを蒸したもの	血行を改善し血色不良や冷えの症状を緩和，強壮，鎮静，鎮痛
センキュウ	セリ科のセンキュウの根茎を，通例，湯通ししたもの	
トウキ	セリ科のトウキまたはホッカイトウキの根を，通例，湯通ししたもの	

その他

生薬名	作用など
シャクヤク，ボタンピ	鎮痛鎮痙，鎮静
サンソウニン，カノコソウ	鎮静
カンゾウ	抗炎症
オウレン，ソウジュツ，ビャクジュツ，ダイオウ	胃腸症状に対する作用
モクツウ，ブクリョウ	利尿

③ ビタミン成分

- ビタミン B_1（チアミン硝化物など）
- ビタミン B_2（リボフラビンなど）
- ビタミン B_6（ピリドキシン塩酸塩など）
- ビタミン B_{12}（シアノコバラミン）
- ビタミン C（アスコルビン酸など）
- ビタミン E（トコフェロールコハク酸エステルなど）

　疲労時に消耗しがちなビタミンの補給を目的としてビタミン B_1・B_2・B_6・B_{12} およびビタミン C を配合することがあります．また，血行を促進する作用を目的としてビタミン E が配合されることがあります．

④ 滋養強壮成分

- アミノエチルスルホン酸（タウリン）
- グルクロノラクトン
- ニンジン（生薬成分）

婦人薬として使用される漢方処方製剤

女性の月経や更年期障害に伴う諸症状の緩和に用います.

- 温経湯（うんけいとう）
- 温清飲（うんせいいん）
- 加味逍遙散（かみしょうようさん）
- 桂枝茯苓丸（けいしぶくりょうがん）
- 五積散（ご しゃくさん）
- 柴胡桂枝乾姜湯（さいこけいしかんきょうとう）
- 四物湯（し もつとう）
- 桃核承気湯（とうかくじょうきとう）
- 当帰芍薬散（とうきしゃくやくさん）

詳しくは，**漢方処方製剤一覧**（p.343）を参照.

受診勧奨のタイミング

　内服で用いられる婦人薬は，比較的作用が穏やかで，長期間使用するものが多いですが，効果がみられないのに漫然と使用を継続することは適当ではありません.

　月経痛が次第に増悪していく場合や大量の出血を伴う場合には，子宮内膜症などの病気の可能性があります.また，おりものの量が急に増えたり，膿（うみ）や血液が混じっている場合には，膣（ちつ）や子宮が炎症や感染症を起こしている可能性があります.特に，月経以外の不規則な出血（不正出血）がある場合には，速やかに医療機関へ受診する必要があります.

婦人薬については，生薬のサフランやコウブシもそうですが，
特に漢方処方製剤が出題されます.
一覧のページで覚えるようにしましょう.

練習問題
下記問題の正誤を答えよ

(1) 人工的に合成された女性ホルモンの一種であるエチニルエストラジオール，エストラジオールを含有する婦人薬は，一般用医薬品では内服薬のみが認められている．

(2) エチニルエストラジオールは，長期連用することにより，血栓症を生じさせるおそれがある．

(3) サフランは，カヤツリグサ科のハマスゲの根茎を基原として，鎮静，鎮痛のほか，女性の滞っている月経を促す作用を期待して用いられる．

(4) センキュウは，血行を改善し，血色不良や冷えの症状を緩和するほか，強壮，鎮静，鎮痛等の作用を期待して用いられる．

解答と解説

(1) **×**：内服薬ではなく，外用剤．
(2) **○**
(3) **×**：サフランではなく，コウブシ．
(4) **○**

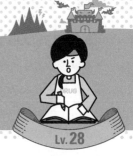

14 内服アレルギー用薬

Lv.28

アレルギーの症状，薬が症状を抑える仕組み

アレルギーの原因となる物質＝アレルゲン（抗原）は人によって異なります．

主なアレルゲン

- 食品（小麦，卵，乳，そば，落花生，など）
- ハウスダスト，化学物質，金属
- 季節性の花粉（スギ，ヒノキ，ブタクサ，など）

---

① アレルギーの流れ

---

① アレルゲンが皮膚，粘膜より体内に入る．

② アレルゲンを特異的に認識した免疫グロブリン（抗体）が肥満細胞を刺激する．

③ 肥満細胞からヒスタミンやプロスタグランジンが遊離する．

④ それらの物質が周囲の器官，組織と反応し，血管拡張，血管透過性亢進などの作用を示す．

　なお，蕁麻疹については，皮膚への物理的な刺激によってヒスタミンが肥満細胞から遊離して生じる場合があります．また，食品（特にサバなどの生魚）が傷むとヒスタミンや，それに類似した物質が生成され，摂取することで蕁麻疹が生じる場合もあります．

ポイント　血管拡張や血管透過性が亢進すると，粘膜が赤くなったり，血管外へ水分などが漏れて浮腫みます．鼻では，鼻閉による鼻詰まりが起きます．

❷ 内服アレルギー薬とは

　蕁麻疹（じんましん）や湿疹，かぶれや皮膚の痒（かゆ）み，または鼻炎に用いられる内服薬の総称で，抗ヒスタミン成分が主体として配合されています．

　また，抗ヒスタミン成分に，急性鼻炎，アレルギー性鼻炎または副鼻腔炎（ふくびくうえん）による諸症状の緩和を目的として，鼻粘膜の充血や腫れを和らげる成分（アドレナリン作動成分），鼻汁分泌やくしゃみを抑える成分（抗コリン成分）などを組み合わせて配合された薬を鼻炎用内服薬といいます．

練習問題
下記問題の正誤を答えよ

（1）アレルゲンとして，小麦，卵等の食品，ハウスダスト（室内塵（しつないじん）），家庭用品に含有される化学物質や金属等が知られている．

（2）アレルゲン（抗原）が皮膚や粘膜から体内に入り込むと，その物質を特異的に認識した免疫グロブリン（抗体）によって肥満細胞が刺激され，ヒスタミンやプロスタグランジン等の物質が遊離する．肥満細胞から遊離したヒスタミンは，血管収縮，血管透過性亢進（けっかんとうかせいこうしん）作用を示す．

（3）蕁麻疹（じんましん）は，アレルゲン（抗原）との接触以外にも起こることがある．

　解答と解説
　（1）○
　（2）✕：血管の収縮ではなく，拡張．
　（3）○

内服アレルギー薬の配合成分とその主な副作用

❶ 抗ヒスタミン成分

　肥満細胞から遊離したヒスタミンが受容体と反応するのを妨げます（抗ヒスタミン作用）．

- クロルフェニラミンマレイン酸塩
- カルビノキサミンマレイン酸塩
- クレマスチンフマル酸塩
- ジフェンヒドラミン塩酸塩
- ジフェニルピラリン塩酸塩
- ジフェニルピラリンテオクル酸塩
- トリプロリジン塩酸塩
- メキタジン

- アゼラスチン
- エメダスチン
- ケトチフェンフマル酸塩
- エピナスチン塩酸塩
- フェキソフェナジン塩酸塩
- ロラタジン

抗ヒスタミン成分の中で，ケトチフェンは○○アミンに類似した成分名ではないため，別途注意して覚えましょう．

Lv.
28

服用時の注意点

- ヒスタミンは脳で覚醒の維持・調節を行う働きを担っており，抗ヒスタミン成分により眠気が促されるため，乗物類の運転操作を避ける．
- 抗ヒスタミン成分は抗コリン作用も示すため，排尿困難や口渇，便秘などの副作用が現れる．排尿困難，緑内障の場合，医師，薬剤師へ相談する．
- メキタジンについては，まれに重篤な副作用としてショック，肝機能障害，血小板減少を生じさせることがある．
- ジフェンヒドラミンは，一部が乳汁に移行して乳児に昏睡を生じさせるおそれがあるため，授乳中の使用は避ける．

② 抗炎症成分

皮膚や鼻粘膜の炎症を和らげます．

- グリチルリチン酸二カリウム
- グリチルリチン酸
- グリチルリチン酸モノアンモニウム
- トラネキサム酸

生薬成分として，グリチルリチン酸を含むカンゾウが用いられることがあります．

③ アドレナリン作動成分

　鼻炎用内服薬では，交感神経系を刺激して鼻粘膜の血管を収縮させることで鼻粘膜の充血や腫れを和らげます．

- ● プソイドエフェドリン塩酸塩
- ● メチルエフェドリン塩酸塩
- ● フェニレフリン塩酸塩

　メチルエフェドリン塩酸塩については，血管収縮作用により痒みを鎮める効果を期待して，アレルギー用薬でも用いられることがあります．

服用時の注意点（プソイドエフェドリン塩酸塩）

- ● 中枢神経系の作用が強く，副作用として不眠や神経過敏が現れることがある．
- ● その他，副作用として，めまいや頭痛，排尿困難がある．
- ● 心臓病，高血圧，糖尿病，甲状腺機能障害，前立腺肥大による排尿困難の症状を悪化させるおそれがあるため，使用を避ける．
- ● パーキンソン病治療薬のモノアミン酸化酵素阻害剤（セレギリン塩酸塩など）との併用により，プソイドエフェドリンの代謝が妨げられて，副作用が現れやすくなるおそれが高い．
- ● メチルエフェドリン塩酸塩を含め，依存性がある．

④ 抗コリン成分

　副交感神経系の働きを抑え，鼻腔内の鼻汁分泌やくしゃみを抑えます．

- ● ベラドンナ総アルカロイド
- ● ヨウ化イソプロパミド

アルカロイドとは，窒素原子を含む，天然由来の化合物のこと

　ベラドンナはナス科の草本で，その葉や根に，副交感神経系から放出されるアセチルコリンの働きを抑える作用を示すアルカロイドを含有します．

⑤ ビタミン成分

皮膚や粘膜の健康維持・回復に重要なビタミンを補給します.

- ビタミン B_6（ピリドキシン塩酸塩など）
- ビタミン B_2（リボフラビンなど）
- パンテノール，パントテン酸カルシウムなど
- ビタミン C（アスコルビン酸）
- ニコチン酸アミド

Lv. 28

⑥ 生薬成分

生薬名	基原	作用など
ケイガイ	シソ科のケイガイの花穂	発汗，解熱，鎮痛，鼻閉への効果
サイシン	ウマノスズクサ科のケイリンサイシンまたはウスバサイシンの根および根茎	鎮痛，鎮咳，利尿，鼻閉への効果
シンイ	モクレン科の *Magnolia biondii* Pampanini, ハモクレン, *Magnolia Sprengeri* Pampanini タムシバ, コブシの 蕾	鎮静，鎮痛

内服アレルギー用薬として使用される漢方処方製剤

皮膚の症状を主とするもの
- 茵蔯蒿湯
- 十味敗毒湯
- 消風散
- 当帰飲子

鼻の症状を主とするもの
- 葛根湯加川芎辛夷
- 小青竜湯
- 荊芥連翹湯
- 辛夷清肺湯

詳しくは，**漢方処方製剤一覧**（p.346）を参照.

練習問題
下記問題の正誤を答えよ

(1) アゼラスチンは，肥満細胞から遊離したヒスタミンが受容体と反応するのを妨げることにより，ヒスタミンの働きを抑える作用を示す．

(2) シンイは，発汗，解熱，鎮痛等の作用を有するとされ，鼻閉への効果を期待して用いられる．

(3) プソイドエフェドリン塩酸塩は依存性がないが，メチルエフェドリン塩酸塩には依存性があるため，長期間にわたって連用された場合，薬物依存につながるおそれがある．

(4) メキタジンは，緑内障の診断を受けた人では，症状の悪化を招くおそれがある．

(5) 医療機関でモノアミン酸化酵素阻害剤が処方されて，パーキンソン病の治療を受けている人がプソイドエフェドリン塩酸塩を使用した場合，体内でのプソイドエフェドリンの代謝が妨げられて，副作用が現れやすくなるおそれが高い．

解答と解説

(1) ○
(2) ×：シンイではなく，ケイガイ．
(3) ×：プソイドエフェドリン塩酸塩も依存性がある．
(4) ○
(5) ○

 受診勧奨のタイミング

　蕁麻疹（じんましん）や鼻炎などのアレルギー症状に対する医薬品の使用は，基本的に対症療法です．長期の連用は避け，5〜6日間使用しても症状の改善がみられない場合には，医師の診療を受けるなどの対応が必要です．そのため，一般用医薬品には，アトピー性皮膚炎[*]による慢性湿疹（まんせいしっしん）などの治療に用いるものはありません．

---

* 　アトピー性皮膚炎：増悪と寛解を繰り返しながら慢性に経過する湿疹で，多くの場合，気管支喘息，アレルギー性の鼻炎や結膜炎等の病歴または家族歴がある．

アレルギー症状は，皮膚症状が治まると喘息（ぜんそく）が現れるというように連鎖的に現れることがあり，その場合，医療機関で総合的な診療を受けた方がよいとされています．

また皮膚感染症により，湿疹（しっしん）やかぶれなどに似た症状が現れることがあり，その際は皮膚感染症への対処を優先する必要があります．

アレルギー用薬の場合，一般の生活者では，使用目的となる症状と副作用の症状（皮膚の発疹（ほっしん）・発赤（ほっせき）等の薬疹（やくしん））が見分けにくいことがあり，適宜注意を促していくことが重要です．アレルギー症状を軽減するには，アレルゲンの除去・回避といった根源的な対応が重要です．

 医療機関においては，アレルゲンを特定した上で，アレルゲンに対して徐々に体を慣らしていく治療法（減感作療法）もあります．

 練習問題
下記問題の正誤を答えよ

(1) 皮膚症状が治まると喘息（ぜんそく）が現れるというように，種々のアレルギー症状が連鎖的に現れる場合は，一般用医薬品によって一時的な対処を図るよりも，医療機関で総合的な診療を受けた方がよい．

(2) 一般用医薬品には，アトピー性皮膚炎による慢性湿疹（まんせいしっしん）等の治療に用いることを目的とするものがある．

(3) 一般の生活者では，使用目的となる症状（蕁麻疹（じんましん）等）と副作用の症状（皮膚の発疹（ほっしん）・発赤（ほっせき）等の薬疹（やくしん））が見分けにくいことがあり，医薬品の販売等に従事する専門家において適宜注意を促していくことが重要である．

(4) 皮膚感染症（たむし，疥癬（かいせん）等）により，湿疹（しっしん）やかぶれ等に似た症状が現れた場合，皮膚感染症への対処よりも，まずアレルギー用薬で痒み（かゆ）等の緩和を優先する必要がある．

解答と解説
(1) ○
(2) ×：短期的な対症療法のため，慢性湿疹（まんせいしっしん）の治療を目的としない．
(3) ○
(4) ×：皮膚感染症への対処が優先．

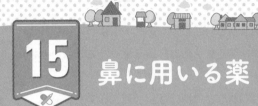

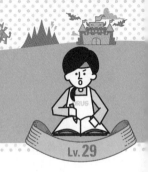

15 鼻に用いる薬

Lv.29

⚔ 鼻粘膜の炎症と鼻炎用点鼻薬

 鼻粘膜の炎症

- **急性鼻炎**

  鼻腔内（びくうない）に付着したウイルスや細菌が原因となって生じる鼻粘膜の炎症で，かぜの随伴症状として現れることが多い．

- **アレルギー性鼻炎**

  アレルゲンに対する過敏反応による鼻粘膜の炎症で，花粉がアレルゲンである場合を「花粉症」とも呼ぶ．

- **副鼻腔炎**（ふくびくうえん）

  鼻粘膜の炎症が副鼻腔（ふくびくう）にも及んだもので，慢性のものは一般に「蓄膿症（ちくのうしょう）」と呼ばれる．

2 鼻炎用点鼻薬

鼻づまり，鼻汁，くしゃみ，頭重の緩和を目的として，鼻腔内（びくうない）に適用される外用液剤です．鼻炎用内服薬との違いは，アドレナリン作動成分が主体となり，局所的なことです．

スプレー式鼻炎用点鼻薬に関する一般的な注意事項

- 噴霧後に鼻汁とともに逆流する場合があるので，使用前に鼻をよくかんでおく．
- 汚染を防ぐため，鼻には直接触れないようにするほか，接した部分は清潔なティッシュペーパーなどで拭き，必ずキャップを閉め清潔に保つ．
- 他人と点鼻薬を共有しない．

練習問題
下記問題の正誤を答えよ

(1) 急性鼻炎は，鼻腔内（びくうない）に付着したウイルスや細菌が原因となって生じる鼻粘膜の炎症で，かぜの随伴症状として現れることが多い．

(2) 鼻炎用点鼻薬は，鼻づまりや鼻みず（鼻汁過多），くしゃみ，頭重（頭が重い）の緩和を目的として，鼻腔内（びくうない）に適用される内用液剤である．

(3) スプレー式鼻炎用点鼻薬を使用する前に鼻をかむと，効果が薄くなる．

解答と解説

(1) ○
(2) ×：内用液剤ではなく，外用液剤．
(3) ×：使用前に鼻をかんでおく．

鼻炎用点鼻薬の配合成分とその主な副作用

1 アドレナリン作動成分

交感神経系を刺激して鼻粘膜の血管を収縮させることにより，鼻粘膜の充血や腫れを和らげます．

- ナファゾリン塩酸塩
- フェニレフリン塩酸塩
- テトラヒドロゾリン塩酸塩

使用時の注意点

- 過度に使用されると鼻粘膜の血管が反応しなくなり，逆に血管が拡張して二次充血を招き，鼻づまり（鼻閉）がひどくなりやすい．
- 点鼻薬は局所（鼻腔内）に適用されるが，鼻粘膜の血管から吸収され，全身的な影響が生じることがある．

② 抗ヒスタミン成分

アレルギー性鼻炎のほか，急性鼻炎の場合も，鼻粘膜が刺激に対して敏感になることから，肥満細胞からヒスタミンが遊離し，くしゃみや鼻汁などの症状が生じやすくなります．抗ヒスタミン成分はヒスタミンの働きを抑えることにより，くしゃみ，鼻汁などの症状を緩和します．

- クロルフェニラミンマレイン酸塩
- ケトチフェンフマル酸塩

③ ヒスタミンの遊離を抑える成分—抗アレルギー成分

肥満細胞からのヒスタミンの遊離を抑える作用を示し，花粉などによる鼻アレルギー症状を緩和します．通常，抗ヒスタミン成分と組み合わせて配合されます．

- クロモグリク酸ナトリウム

ポイント　抗ヒスタミン成分との違い

抗ヒスタミン成分はヒスタミンの受容体をブロックすることで，ヒスタミンの働きを抑えます．クロモグリク酸ナトリウムは肥満細胞からヒスタミンが遊離するのを防ぎます．

> **使用時の注意点**
> - アレルギー性でない鼻炎や副鼻腔炎<ruby>副鼻腔炎<rt>ふくびくうえん</rt></ruby>に対しては無効.
> - まれに重篤な副作用としてショックを生じることや，その他の副作用として，鼻出血や頭痛が現れることがある.

④ 局所麻酔成分

鼻粘膜の過敏性や痛み，痒<ruby>痒<rt>かゆ</rt></ruby>みを抑えます.

- リドカイン
- リドカイン塩酸塩

⑤ 殺菌消毒成分

鼻粘膜を清潔に保ち，細菌による二次感染を防止します.

いずれも陽性界面活性成分で，黄色ブドウ球菌，溶血性連鎖球菌などの細菌やカンジダなどの真菌類に対する殺菌消毒作用を示します．結核菌やウイルスには効果がありません.

- ベンザルコニウム塩化物
- ベンゼトニウム塩化物
- セチルピリジニウム塩化物

⑥ 抗炎症成分

鼻粘膜の炎症を和らげます.

- グリチルリチン酸二カリウム

練習問題
下記問題の正誤を答えよ

（1）アドレナリン作動成分が配合された点鼻薬は，局所（鼻腔内）に適用されるものであるため，全身的な影響は生じない．

（2）クロモグリク酸ナトリウムは，アレルギー性でない鼻炎や副鼻腔炎に対して有効である．

（3）鼻粘膜の過敏性や痒みを抑えることを目的として，局所麻酔成分が配合されている場合がある．

（4）ベンザルコニウム塩化物は陽性界面活性成分で，黄色ブドウ球菌，結核菌，溶血性連鎖球菌，ウイルス等に対する殺菌消毒作用を目的として用いられる．

解答と解説

（1）✕：鼻粘膜の血管から吸収され，全身的な影響を生じることがある．

（2）✕：アレルギー性でない鼻炎，副鼻腔炎に対しては無効．

（3）◯

（4）✕：結核菌，ウイルスには無効．

受診勧奨のタイミング

　一般用医薬品の鼻炎用点鼻薬の対応範囲は，急性・アレルギー性の鼻炎およびそれに伴う副鼻腔炎であり，蓄膿症など慢性のものは対象ではありません．

　アドレナリン作動成分のように，鼻以外の器官や臓器に影響を及ぼすおそれがあるため，長期連用は避ける必要があります．

　かぜ症候群などに伴う鼻炎症状の場合，鼻炎が続くことで副鼻腔炎や中耳炎などにつながる場合があるため，そのような症状の徴候に対しても注意を促します．また鼻粘膜が腫れてポリープ（鼻茸）となっている場合や中耳炎には，医療機関における治療が必要です．

今回は鼻炎用点鼻薬についてでした．
蓄膿症など慢性的な症状は一般用医薬品の適応外です．
よく出題されますので，押さえておきましょう．

練習問題

下記問題の正誤を答えよ

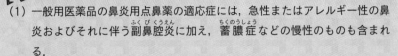

(1) 一般用医薬品の鼻炎用点鼻薬の適応症には，急性またはアレルギー性の鼻炎およびそれに伴う副鼻腔炎（ふくびくうえん）に加え，蓄膿症（ちくのうしょう）などの慢性のものも含まれる．

(2) 鼻粘膜が腫れてポリープ（鼻茸（はなたけ））となっている場合には，一般用医薬品のスプレー式鼻炎用点鼻薬の使用が適当である．

解答と解説

(1) ✕：慢性的なものは適用範囲外．

(2) ✕：ポリープができている場合は医療機関の受診が必要．

16 眼科用薬

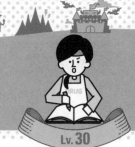

Lv.30

 ## 眼科用薬とは

眼科用薬は目の疲れやかすみ，痒（かゆ）みの緩和を目的として，結膜嚢（けつまくのう）に適用する外用薬（点眼薬，洗眼薬，コンタクトレンズ装着液）です．

一定の基準に当てはまるコンタクトレンズ装着液は，医薬部外品として認められています．

結膜嚢（けつまくのう）：結膜で覆われた眼瞼（がんけん）（まぶた）の内側と眼球の間の空間

1 一般用医薬品の点眼薬の分類

分類	効果
人工涙液	涙液成分を補い，目の疲れや乾き，コンタクトレンズ装着時の不快感などに用いられる．
一般点眼薬	目の疲れや痒（かゆ）み，結膜充血の症状を抑える．
抗菌性点眼薬	抗菌成分が配合され，結膜炎（はやり目）やものもらい（麦粒腫），眼瞼炎（がんけんえん）（まぶたのただれ）に用いられる．
アレルギー用点眼薬	アレルゲンによる目のアレルギー症状（流涙，目の痒（かゆ）み，結膜充血など）の緩和を目的に用いられる．抗ヒスタミン成分や抗アレルギー成分が配合されている．
洗眼薬	目の洗浄，眼病予防に用いられるもので，涙液成分のほか，抗炎症成分，抗ヒスタミン成分などが配合されている．

② 点眼薬の一般的な注意

点眼方法

- 点眼薬は，通常，無菌的に製造される．
- 点眼の際に容器の先端が眼瞼（まぶた）や睫毛（まつげ）に触れると，雑菌が混入するため，触れないように注意しながら 1 滴点眼する．
- 1 滴の薬液の量は約 50μL であるのに対して，結膜囊の容積は 30μL 程度であるため，1 滴の点眼で十分である．
- 一度に何滴も点眼しても効果は増さず，むしろ薬液が鼻腔内へ流れ込み，鼻粘膜や喉から吸収されることで副作用を起こしやすくする．
- 点眼後は，しばらく眼瞼を閉じて，薬液を行き渡らせる．その際，目頭を指で押さえると，薬液が鼻腔内へ流れ込むのを防ぐことができ，効果的とされる．

保管および取り扱い上の注意

- 別の人が使用している点眼薬は，中身が汚染されている可能性があるため，共用は避ける．
- 点眼薬の容器に記載されている使用期限は，未開封の状態におけるものである．開封後長期間経過した製品は，使用を避ける．

コンタクトレンズ使用時の点眼法

- コンタクトレンズをしたままでの点眼は，添付文書に使用可能と記載されていない限り行うべきではない．
- 通常，ソフトコンタクトレンズは水分を含みやすく，防腐剤などの点眼薬の配合成分がレンズに吸着され，角膜に障害を引き起こすおそれがあるため，装着したままの点眼は避ける．
- 1 回使い切りタイプとして防腐剤を含まない製品では，ソフトコンタクトレンズ装着時にも使用できる点眼薬がある．

Lv. 30

③ 眼科用薬に共通する主な副作用

　局所性の副作用として，目の充血や痒み，腫れが現れることがあります．

　全身性の副作用としては，皮膚に発疹，発赤，痒みなどが現れることがあります．

④ 相互作用

　医師から処方された点眼薬を使用している場合には，一般用医薬品の点眼薬を併用すると，治療中の疾患に悪影響が生じることがあります．

⑤ 受診勧奨のタイミング

　一般用医薬品の点眼薬には，緑内障の症状を改善できるものはなく，成分によっては，緑内障の悪化につながるおそれがあります．また，目の痛みが激しい場合には，急性緑内障，角膜潰瘍，眼球への外傷などの可能性があり，その場合，専門家への受診が必要です．目の症状には，視力の異常，目の外観の変化，目の感覚の変化などがあり，目以外に脳が原因であることも多いです．

練習問題
下記問題の正誤を答えよ

（1）一般用医薬品の点眼薬には，緑内障の症状を改善できるものがある．

（2）人工涙液は，目の疲れや痒み，結膜充血等の症状を抑える成分が配合されているものである．

（3）コンタクトレンズをしたままでの点眼は，添付文書に使用可能と記載されていない限り行うべきでない．

（4）点眼薬は，結膜嚢に適用するものであるため，通常，無菌的に製造されている．

（5）点眼薬は，一度に何滴も点眼しても効果が増すわけではなく，むしろ鼻粘膜や喉から吸収されて，副作用を起こしやすくなる．

(1) ✕：一般用医薬品で緑内障の症状を改善できるものはない.
(2) ✕：痒み，結膜充血には効かない.
(3) ○
(4) ○
(5) ○

Lv.
30

目の調節機能を改善する配合成分

① コリンエステラーゼ阻害成分

アセチルコリンを分解する酵素（コリンエステラーゼ）を阻害し，毛様体におけるアセチルコリンの働きを助けることで，目の調節機能を改善します.

- ネオスチグミンメチル硫酸塩

補足　自律神経系の伝達物質であるアセチルコリンは，水晶体の周りの毛様体に作用して，目の調節機能に関与しています. 目を酷使すると，目の調節機能が低下し，目の疲れやかすみといった症状が生じます.

目の充血，炎症を抑える配合成分

① アドレナリン作動成分

結膜を通っている血管を収縮させて目の充血を除去します.

- ナファゾリン塩酸塩
- ナファゾリン硝酸塩
- エフェドリン塩酸塩
- テトラヒドロゾリン塩酸塩

使用時の注意点
- 緑内障と診断された人では，眼圧の上昇を招き，緑内障が悪化する可能性があるため，使用前に医師等に相談が必要である．
- 連用または頻回に使用すると，異常な眩しさを感じたり，かえって充血を招くことがある．

② 抗炎症成分

- グリチルリチン酸二カリウム
- イプシロン–アミノカプロン酸
- ベルベリン硫酸塩
- プラノプロフェン

1．グリチルリチン酸二カリウム，ベルベリン硫酸塩
比較的緩和な抗炎症作用を示します．

2．イプシロン–アミノカプロン酸
炎症の原因となる物質の生成を抑えます．

3．プラノプロフェン
非ステロイド性抗炎症成分であり，炎症の原因となるプロスタグランジンの生成を抑制し，炎症を抑えます．

③ 組織修復成分

炎症が生じた眼粘膜の組織修復を促します．

- アズレンスルホン酸ナトリウム
- アラントイン

④ 収斂成分

眼粘膜のタンパク質と結合して皮膜を形成し，外部の刺激から保護します．

- 硫酸亜鉛水和物

目の乾きを改善する配合成分

角膜の乾燥を防ぎます.

- コンドロイチン硫酸ナトリウム
- 精製ヒアルロン酸ナトリウム
- ヒドロキシプロピルメチルセルロース
- ポリビニルアルコール

 # 目の痒（かゆ）みを抑える配合成分

① 抗ヒスタミン成分

アレルギーや結膜に炎症が生じた場合，眼粘膜が刺激に対して敏感になり，肥満細胞からヒスタミンが遊離して痒（かゆ）みの症状が生じやすくなります.

抗ヒスタミン成分はヒスタミンの働きを抑えることにより，目の痒（かゆ）みを和らげます.

- ジフェンヒドラミン塩酸塩
- クロルフェニラミンマレイン酸塩
- ケトチフェンフマル酸塩

鼻炎用点鼻薬と併用した場合には，眠気が現れることがあります.

② 抗アレルギー成分

　肥満細胞からのヒスタミン遊離を抑える作用を示し，目のアレルギー症状を緩和します．通常，抗ヒスタミン成分と組み合わせて配合されます．

- クロモグリク酸ナトリウム

　アレルギー性でない結膜炎などに対しては無効です．また，まれに重篤な副作用として，アナフィラキシーが生じることがあります．

抗菌作用を有する配合成分

① サルファ剤

　細菌感染による結膜炎やものもらい，眼瞼炎（がんけんえん）などの化膿性（かのうせい）の症状を改善します．

- スルファメトキサゾール
- スルファメトキサゾールナトリウム

　すべての細菌に効果があるわけではなく，またウイルスや真菌の感染に対する効果はないので，3〜4日間使用しても症状の改善がみられない場合には，眼科専門医への受診が必要です．

サルファ剤＝ sulfonamides：
「スルフ」に似た名称が入ることが多い．

② ホウ酸

　洗眼薬として用時水に溶解し，結膜嚢（けつまくのう）の洗浄・消毒に用いられます．また，点眼薬の添加物（防腐剤）として配合されていることもあります．

その他の成分と配合目的

① 無機塩類

　涙液の主成分はナトリウムやカリウムなどの電解質であるため，配合成分として用いられます．

- 塩化カリウム
- 塩化カルシウム
- 塩化ナトリウム
- 硫酸マグネシウム
- リン酸水素ナトリウム
- リン酸二水素カリウム

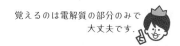

覚えるのは電解質の部分のみで大丈夫です.

Lv.
30

② ビタミン成分

- ビタミンA（パルミチン酸レチノール，酢酸レチノールなど）
- ビタミンB₂（フラビンアデニンジヌクレオチドナトリウムなど）
- パンテノール，パントテン酸カルシウム
- ビタミンB₆（ピリドキシン塩酸塩など）
- ビタミンB₁₂（シアノコバラミン）
- ビタミンE（トコフェロール酢酸エステルなど）

1．ビタミンA（パルミチン酸レチノール，酢酸レチノールなど）

視細胞が光を感受する反応に関与し，視力調整等の反応を改善します.

2．ビタミンB₂（フラビンアデニンジヌクレオチドナトリウムなど）

リボフラビンの活性体であるフラビンアデニンジヌクレオチドは，角膜の酸素消費能を増加させ組織呼吸を亢進し，ビタミンB₂欠乏による角膜炎を改善します.

3．パンテノール，パントテン酸カルシウム

自律神経系の伝達物質の産生に重要な成分であり，目の調節機能の回復を促します.

4．ビタミンB₆（ピリドキシン塩酸塩など）

アミノ酸の代謝や神経伝達物質の合成に関与し，目の疲れなどの症状を改善します.

5．ビタミンB₁₂（シアノコバラミン）

目の調節機能を助けます.

6. ビタミンE（トコフェロール酢酸エステルなど）

末梢の微小循環を促進させ，結膜充血，疲れ目などの症状を改善します．

③ アミノ酸成分

新陳代謝を促し，目の疲れを改善する効果があります．

- アスパラギン酸カリウム
- アスパラギン酸マグネシウム

 練習問題

下記問題の正誤を答えよ

(1) テトラヒドロゾリン塩酸塩が配合された点眼薬を連用または頻回に使用すると，異常な眩しさを感じたり，かえって充血を招くことがある．

(2) イプシロン-アミノカプロン酸は，抗菌作用を有し，細菌感染（ブドウ球菌や連鎖球菌）による結膜炎やものもらい（麦粒腫），眼瞼炎（がんけんえん）などの化膿性の症状の改善を目的として用いられる．

(3) コンドロイチン硫酸ナトリウムは，角膜の乾燥を防ぐことを目的として用いられることがある．

(4) ネオスチグミンメチル硫酸塩は，コリンエステラーゼの働きを助ける作用を示し，毛様体におけるアセチルコリンの働きを抑えることで，目の調節機能の改善を目的として用いられる．

(5) プラノプロフェンは，ステロイド性抗炎症成分であり，炎症の原因となる物質の生成を抑える作用を示し，目の炎症を改善する効果を期待して用いられる．

解答と解説

(1) ○
(2) ✕：イプシロン-アミノカプロン酸は抗炎症成分．
(3) ○
(4) ✕：コリンエステラーゼを阻害し，アセチルコリンの働きを助ける．
(5) ✕：ステロイド性ではなく，非ステロイド性．

医薬品が多く登場しますが，まずは読み流す形で結構です．
大枠を掴んでいきましょう．

Lv.
30

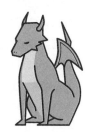

17 皮膚に用いる薬
─外皮用薬，殺菌消毒薬

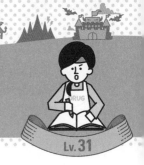

Lv.31

⚔️✨ 外皮用薬とは

　外皮用薬は，皮膚表面に生じた創傷など，または皮膚の下にある毛根，血管，筋組織，関節などの症状を改善・緩和させるため，外用局所に直接適用されます．

　外皮用薬を使用する際には，患部を清浄にしたり，入浴後に表皮の角質層を柔らかくしてから使用すると効果的です．

剤形による取り扱い上の注意

> ● **塗り薬（軟膏剤，クリーム剤）**
> 　容器内への雑菌混入防止のため，必要量を手の甲などに取ってから患部に塗布することが望ましい．手に付着した薬剤は，目や口などの粘膜に触れて刺激感などを生じさせる原因となるため洗い流す．
>
> ● **貼付剤（テープ剤，パップ剤）**
> 　汗や汚れを拭き取ってから使用することで，有効成分の浸透性低下や，剥がれやすさを防止できる．同じ部位に連続して貼付すると，かぶれなどが生じやすくなる．
>
> ● **スプレー剤，エアゾール剤**
> 　強い刺激を防ぐため，目の周囲や粘膜（口唇など）への使用は避け，それ以外の部位でも凍傷を避けるため，患部から十分離して噴霧し，連続して噴霧する時間は3秒以内とすることが望ましい．使用時に振盪が必要な製品では，容器を振ってから噴霧する．めまいや吐きけを防止するため，できるだけ吸入しないよう，また周囲の人にも注意して使用する．

練習問題

下記問題の正誤を答えよ

(1) スプレー剤は，強い刺激を生じさせるおそれがあるため，目の周囲や粘膜（口唇等）への使用は避けることとされている．

(2) 軟膏剤は，薬剤を容器から直接指に取り，患部に塗布したあと，また指に取ることを繰り返すと，容器内に雑菌が混入するおそれがあるため，いったん手の甲などに必要量を取ってから患部に塗布することが望ましい．

(3) 貼付剤（テープ剤，パップ剤）は，患部やその周囲に汗や汚れが付着した状態で貼付すると，有効成分の浸透性が低下するほか，剥がれやすくもなるため十分な効果が得られない．

(4) エアゾール剤は，至近距離から同じ部位に5秒以上連続して噴霧することが望ましい．

(5) 外皮用薬を使用する際には，表皮の角質層が柔らかくなることで有効成分が浸透しやすくなることから，入浴前に用いるのが効果的とされる．

解答と解説

(1) ○
(2) ○
(3) ○
(4) ✕：凍傷を防ぐため十分離して，同じ場所への噴霧は3秒以内にする．
(5) ✕：入浴前ではなく，入浴後．

傷口などの殺菌消毒成分

　殺菌消毒薬は，きり傷，擦り傷，掻き傷などの創傷面の化膿防止や，手指・皮膚の消毒を目的として使用されます．

　殺菌消毒薬のうち，一定基準内のものは医薬部外品として製造販売が認められています．火傷や化膿した創傷面の消毒，口腔内の殺菌・消毒などを併せて目的とする製品については，医薬品としてのみ認められています．

① アクリノール

　黄色の色素で，一般細菌類の一部（連鎖球菌，黄色ブドウ球菌などの化膿菌^{かのうきん}）に殺菌消毒作用を示しますが，真菌，結核菌，ウイルスに対しては効果がありません．

　比較的刺激性が低く，創傷患部がしみにくいですが，衣類などに付着すると黄色く着色し，脱色しにくくなります．

② オキシドール（過酸化水素水）

　一般細菌類の一部に殺菌消毒作用を示します．

　オキシドールの作用は，過酸化水素の分解に伴って発生する活性酸素による酸化，酸素の泡立ちによる洗浄効果であり，作用持続性は乏しく，組織への浸透性も低いです．刺激性があるため，目の周りへの使用は避ける必要があります．

③ ヨウ素系殺菌消毒成分

　ヨウ素の酸化作用により，結核菌を含む一般細菌類，真菌類，ウイルスに対して殺菌消毒作用を示します．

- ● ポビドンヨード
- ● ヨードチンキ

　ヨウ素の殺菌力はアルカリ性になると低下するため，石けんを使用する場合は，石けん分をよく洗い落としてから使用するべきです．外用薬として用いた場合でも，まれにショックのような全身性の重篤な副作用を生じさせることがあります．またヨウ素に対しアレルギーがある人では，使用を避ける必要があります．

1. ポビドンヨード

　ヨウ素をポリビニルピロリドン（PVP）と呼ばれる担体に結合させて水溶性にしたもので，徐々にヨウ素が遊離して殺菌作用を示します．含嗽用^{がんそうよう}よりも高濃度なため，誤って原液を口腔粘膜^{こうくうねんまく}に適用しないよう注意が必要です．

2．ヨードチンキ

ヨウ素およびヨウ化カリウムをエタノールに溶解させたもので，**皮膚刺激性が強く，粘膜や目の周りへの使用は避ける**必要があります．また，化膿している部位では，症状を悪化させるおそれがあります．

Lv.
31

④ 陽性界面活性成分

結核菌やウイルスには効果がありません．

- ベンザルコニウム塩化物
- ベンゼトニウム塩化物
- セチルピリジニウム塩化物
- セトリミド

石けんとの混合で殺菌消毒効果が低下するので，石けん使用後は石けんを十分に洗い流す必要があります．

⑤ クロルヘキシジングルコン酸塩，クロルヘキシジン塩酸塩

一般細菌類，真菌類に対して広い殺菌消毒作用を示しますが，結核菌やウイルスに対する効果はありません．

⑥ エタノール（消毒用エタノール）

一般細菌，真菌，結核菌，ウイルスに効果があります．手指・皮膚の消毒，器具類の消毒のほか，創傷面の殺菌・消毒にも用いられることがあります．皮膚刺激性が強いため，患部表面を軽く拭く程度にとどめ，また，粘膜や目の周りへの使用は避ける必要があります．

⑦ その他

- イソプロピルメチルフェノール
- チモール
- フェノール（液状フェノール）
- レゾルシン

　細菌や真菌類のタンパク質を変性させ，殺菌消毒作用を示し，患部の化膿（かのう）を防ぐことを目的として用いられます．レゾルシンについては，角質層を軟化させるため，にきび用薬やみずむし用薬などに配合されている場合があります．

傷口などの殺菌消毒成分一覧

Lv. 31

分類	成分名	適用範囲				備考
		一般細菌	結核菌	真菌	ウイルス	
—	アクリノール	○（一部）	×	×	×	刺激性が低く，黄色に着色．
—	オキシドール（過酸化水素水）	○（一部）	—	—	—	刺激性あり，持続性なし，浸透性なし．
ヨウ素系	ポビドンヨード	○	○	○	○	アルカリ性になると（石けん併用時など）効果低下．ヨウ素系はショックを起こす場合あり．
	ヨードチンキ	○	○	○	○	
陽性界面活性成分	ベンザルコニウム塩化物	○	×	○（一部）	×	石けんとの混合によって殺菌消毒効果が低下．
	ベンゼトニウム塩化物	○	×	○（一部）	×	
	セチルピリジニウム塩化物	○	×	○（一部）	×	
	セトリミド	○	×	○（一部）	×	
—	クロルヘキシジングルコン酸塩	○	×	○	×	
—	クロルヘキシジン塩酸塩	○	×	○	×	
—	エタノール	○	○	○	○	皮膚刺激性が強いため，軽く拭く程度に留める．
その他	イソプロピルメチルフェノール	細菌や真菌類のタンパク質を変性させ，殺菌消毒作用を示し，患部の化膿を防ぐ．レゾルシンについては，角質層を軟化させるため，にきび用薬やみずむし用薬などに配合．				
	チモール					
	フェノール（液状フェノール）					
	レゾルシン					

253

練習問題
下記問題の正誤を答えよ

（1）ヨードチンキは，ヨウ素およびヨウ化カリウムをエタノールに溶解させたもので，皮膚刺激性が弱く，粘膜や目の周りの消毒に用いることができる．

（2）ベンザルコニウム塩化物は，陽性界面活性成分であり，石けんとの混合によって殺菌消毒効果が低下する．

（3）クロルヘキシジングルコン酸塩は，一般細菌類，真菌類に対して比較的広い殺菌消毒作用を示す．

（4）オキシドールは，作用の持続性や組織への浸透性が高い．

（5）アクリノールは，徐々にヨウ素が遊離して殺菌作用を示すように工夫されたものである．

解答と解説

（1）✕：皮膚刺激性が強く，粘膜，目の周りは避ける．

（2）○

（3）○

（4）✕：持続性，組織浸透性が低い．

（5）✕：アクリノールではなく，ポビドンヨード．

創傷への対応と受診勧奨

① 一般的な創傷への対応

> ● **出血している場合**
>
> 　創傷部に清潔なハンカチなどを当てて圧迫し，止血する（5分間程度は圧迫を続ける）．創傷部を心臓より高くして圧迫すると，止血効果が上がる．
>
> ● **火傷（熱傷）の場合**
>
> 　できるだけ早く，水道水などで熱傷部を冷やすことが重要．
>
> 　軽度の熱傷であれば，痛みを感じなくなるまで（15～30分間）冷やす．その後，水ぶくれを破らないようガーゼなどで軽く覆うとよいとされている．
>
> ● **創傷面が汚れている場合**
>
> 　水道水などきれいな水でよく洗い流し，汚れた手で直接触れないようにする．汚れが残ったまま，創傷表面を乾燥させるタイプの医薬品を使用すると，内部で雑菌が増殖して化膿することがある．

　創傷部に殺菌消毒薬を繰り返し適用すると，皮膚常在菌が殺菌されてしまい，また殺菌消毒成分により組織修復が妨げられ，治癒しにくくなることがあります．

 通常，人間の外皮表面には皮膚常在菌が存在し，化膿の原因となる黄色ブドウ球菌，連鎖球菌などの増殖を防いでいます．

② 受診勧奨のタイミング

　出血が著しい場合，患部が広範囲な場合，ひどい火傷の場合には，状態が悪化するおそれがあります．特に低温火傷は，表面上は軽症に見えても，組織の損傷が深部に達している場合があり，医師の診療などの対応が必要です．

　また，殺菌消毒成分はすべての細菌やウイルスに対して効果があるわけでなく，5～6日間経過して症状が悪化している場合は受診するなどの対応が必要です．

練習問題
下記問題の正誤を答えよ

(1) 創傷部に殺菌消毒薬を繰り返し適用すると，皮膚常在菌が殺菌されてしまい，また，殺菌消毒成分により組織修復が妨げられて，かえって治癒しにくくなったり，状態を悪化させることがある．

(2) 水洗いが不十分で創傷面の内部に汚れが残ったまま，創傷表面を乾燥させるタイプの医薬品を使用すると，内部で雑菌が増殖して化膿(かのう)することがある．

(3) 火傷（熱傷）は，できるだけ早く，水道水などで熱傷部を冷やすことが重要であり，冷やした後は，水疱(すいほう)（水ぶくれ）を破ってから，ガーゼ等で覆うとよいとされている．

(4) 出血しているときは，創傷部に清潔なガーゼやハンカチ等を当てて圧迫し，止血する．このとき，創傷部を心臓よりも低くして圧迫すると，止血効果が高い．

解答と解説

(1) ○
(2) ○
(3) ✕：水疱(すいほう)（水ぶくれ）を破かないよう，ガーゼなどで覆うとよい．
(4) ✕：低くではなく，高くする．

「エタノールとヨウ素系は適用範囲が広い」「アクリノール，オキシドールは一般細菌類の一部」と覚えよう!!

18 皮膚に用いる薬
―鎮痛薬, 鎮痒薬, 保湿薬

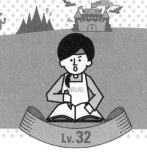

Lv.32

⚔ 皮膚の痒み, 腫れ, 痛みを抑える配合成分

❶ ステロイド性抗炎症成分

ステロイド性抗炎症成分とは, 副腎皮質ホルモン（ステロイドホルモン）と共通する化学構造（ステロイド骨格）をもった人工的に合成された化合物であり, 抗炎症成分として用いられます.

外用の場合, 末梢組織における免疫機能を低下させることで炎症を抑え, 特に, 痒みや発赤などの皮膚症状を抑えます.

- デキサメタゾン
- プレドニゾロン吉草酸エステル酢酸エステル
- プレドニゾロン酢酸エステル
- ヒドロコルチゾン
- ヒドロコルチゾン酪酸エステル
- ヒドロコルチゾン酢酸エステル

使用時の注意点

- 末梢組織の免疫機能を低下させ, 細菌, 真菌, ウイルスなどによる皮膚感染や持続的な刺激感が現れることがある. 感染性の皮膚症状の場合, 使用を避ける必要がある.
- 一時的な皮膚症状（ほてり・腫れ・痒みなど）の緩和が目的であり, 広範囲に生じた皮膚症状や慢性的な皮膚症状は対象ではない.
- ステロイド性抗炎症成分をコルチゾンに換算して 1g または 1mL 中 0.025mg を超えて含有する製品では, 長期連用を避ける必要がある.

② 非ステロイド性抗炎症成分

　ステロイド骨格をもたず，プロスタグランジンの産生を抑える作用（抗炎症作用）を示す成分を非ステロイド性抗炎症薬（NSAIDs）といいます.

皮膚の炎症によるほてりや痒みなどを緩和する成分

- ウフェナマート

　ウフェナマートは，末梢組織におけるプロスタグランジンの産生を抑える作用については必ずしも明らかにされておらず，炎症が生じた組織に働いて，細胞膜の安定化，活性酸素の生成抑制などの作用により，抗炎症作用を示します.抗炎症作用により湿疹，皮膚炎，かぶれ，あせもなどによる皮膚症状を緩和します.副作用として，刺激感（ヒリヒリ感），熱感，乾燥感が現れることがあります.

筋肉痛などの鎮痛に用いられる成分

- インドメタシン
- ケトプロフェン
- フェルビナク
- ピロキシカム
- ジクロフェナクナトリウム

　骨格筋や関節部まで浸透してプロスタグランジンの産生を抑える非ステロイド性抗炎症成分です.筋肉痛，関節痛，肩こりに伴う肩の痛み，腰痛，腱鞘炎，肘の痛み，打撲，捻挫に用いられます.

使用時の注意点

- 過度に使用しても鎮痛効果が増すことはなく，安全性が確認されていないため，長期連用は避ける必要がある．
- 塗り薬・エアゾール剤については1週間あたり50g（または50mL）を超えての使用，貼付剤については連続して2週間以上の使用は避けることとされている製品が多い．
- 感染性部位への使用は避ける必要がある．
- 内服の解熱鎮痛成分と同様，喘息の副作用を引き起こす可能性がある．
- 妊娠中の女性では，胎児への影響を考慮して，使用を避ける．
- インドメタシンの外皮用薬では，11歳未満の小児（インドメタシン含量1%の貼付剤では15歳未満の小児），その他の成分を主薬とする外用鎮痛薬では，15歳未満の小児向けの製品はない．

1．インドメタシン

適用部位の皮膚に，腫れ，ヒリヒリ感，熱感，乾燥感が現れることがあります．

2．ケトプロフェン

まれに重篤な副作用として，アナフィラキシー，接触皮膚炎，光線過敏症が生じることがあります．

使用中，使用後しばらく経過して光線過敏症が現れることがあるため，塗布部が紫外線に当たるのを避ける必要があります．ただし，ラップフィルムなどの通気性の悪いもので塗布部を覆うことは適当でありません．

また，以下の成分でアレルギーを起こしたことがある人は使用を避けることとされています．

> 光線過敏症に関する問題は
> よく出題されます．

- チアプロフェン酸，スプロフェン，フェノフィブラート（医療用医薬品の有効成分）
- オキシベンゾン，オクトクリレン（化粧品や医薬部外品に配合される紫外線吸収成分）

3．ピロキシカム

光線過敏症の副作用が生じることがあり，ケトプロフェン同様に注意が必要です．

その他

- サリチル酸メチル
- サリチル酸グリコール
- イブプロフェンピコノール

1．サリチル酸メチル，サリチル酸グリコール

吸収後，サリチル酸に分解されて，末梢組織におけるプロスタグランジンの産生を抑える作用も期待されていますが，主として患部の血行促進と末梢知覚神経の軽い麻痺による鎮痛作用と考えられています．

2．イブプロフェンピコノール

イブプロフェンの誘導体ですが，外用での鎮痛作用はほとんど期待されていません．皮膚の発赤や腫れを抑えるほか，吹き出物（面皰）の拡張を抑える作用があるとされ，もっぱらにきび治療薬として用いられます．

③ その他の抗炎症成分

- グリチルレチン酸
- グリチルリチン酸二カリウム
- グリチルリチン酸モノアンモニウム

比較的穏やかな抗炎症作用を示します．

④ 局所麻酔成分

創傷面の痛みや，皮膚の痒み（かぶれ，虫さされなど）を和らげます．

- ジブカイン塩酸塩
- リドカイン
- アミノ安息香酸エチル
- テシットデシチン

そのほか，皮下の知覚神経に麻痺を起こす成分として，アンモニアが虫さされによる痒みに用いられますが，皮膚刺激性が強いため粘膜（口唇など）や目の周りへの使用は避ける必要があります．

⑤ 抗ヒスタミン成分

皮膚の痒みの発生にも，ヒスタミンが関与しています．

外用薬で用いられる抗ヒスタミン成分は，適用部位の組織に浸透して，肥満細胞から遊離したヒスタミンとその受容体との結合を妨げ，患部局所におけるヒスタミンの働きを抑えます．

- ジフェンヒドラミン
- ジフェンヒドラミン塩酸塩
- クロルフェニラミンマレイン酸塩
- ジフェニルイミダゾール
- イソチペンジル塩酸塩

いずれも副作用として，患部の腫れが現れることがあります．

⑥ 局所刺激成分

刺激性が強く，目や目の周り，粘膜面には使用を避ける必要があります．

冷感刺激成分

皮膚表面に冷感刺激を与え，軽い炎症による血行促進や，知覚神経の麻痺^{まひ}による鎮痛・鎮痒効果を期待して配合されています．

打撲や捻挫などの急性の腫^はれや熱感を伴う症状に適します．

- メントール
- カンフル
- ハッカ油
- ユーカリ油

温感刺激成分

温感刺激を与え，末梢血管を拡張させ血行を促します．

カプサイシンを含む生薬成分として，**トウガラシ**（ナス科のトウガラシの果実を基原とする生薬）も同様に用いられます．

- カプサイシン
- ノニル酸ワニリルアミド
- ニコチン酸ベンジルエステル
- クロタミトン

温感刺激成分は強い刺激により痛みが現れることがあり，特に，温感刺激成分を主薬とする貼付剤では貼付部位を温めると強い痛みが生じやすくなるほか，低温やけどの可能性があります．入浴1時間前には剥がし，入浴後は皮膚のほてりが鎮まってから貼付するべきです．

❼ 収斂・皮膚保護成分

- 酸化亜鉛
- ピロキシリン（ニトロセルロース）

いずれも浸潤，化膿や傷が深い場合には，表面だけを乾燥させることで症状が悪化するおそれがあり，使用を避けることとされています．

1．酸化亜鉛

患部のタンパク質と結合して皮膜を形成し，皮膚を保護する作用を示します．

2．ピロキシリン（ニトロセルロース）

創傷面に薄い皮膜を形成して保護します．

⑧ 組織修復成分

損傷皮膚組織の修復を促します．

- アラントイン
- ビタミンA油

⑨ 血管収縮成分（アドレナリン作動成分）

血管を収縮させ，創傷面からの出血を抑えます．

- ナファゾリン塩酸塩

⑩ 血行促進成分

患部局所の血行を促します．

- ヘパリン類似物質
- ポリエチレンスルホン酸ナトリウム
- ニコチン酸ベンジルエステル
- ビタミンE（トコフェロールなど）

ヘパリン類似物質については，抗炎症作用や保湿作用も期待されます．ヘパリン類似物質，ポリエチレンスルホン酸ナトリウムには，血液凝固を抑える働きがあり，出血しやすい人では使用を避ける必要があります．

⑪ 生薬成分

生薬名	基原	作用など
アルニカ	キク科のアルニカ	抗炎症，血行促進
サンシシ	アカネ科のクチナシの果実，ときに湯通しまたは蒸したもの	
セイヨウトチノミ	トチノキ科のセイヨウトチノキ（マロニエ）の種子	
オウバク	ミカン科のキハダまたは *Phellodendron chinense* Schneider の周皮を除いた樹皮	

　日本薬局方収載のオウバク末は，内服では健胃，止瀉作用があり，外用では水で練って患部に貼り，打ち身，捻挫に用いられることがあります．

皮膚に用いられる漢方処方製剤

- 紫雲膏
- 中黄膏

　詳しくは，**漢方処方製剤一覧**（p.348）を参照．

皮膚症状への対応と受診勧奨

❶ 一般的な打撲，捻挫などへの対応

　患部を安静に保つことが重要です．次に患部を冷却することで内出血を最小限にし，痛みを緩和することができます．また，患部の腫れを抑えるため，サポーターなどで軽く圧迫し，心臓よりも高くしておくと効果的です．

❷ 一般的な湿疹，皮膚炎などへの対応

　皮膚を清潔に保つことが重要ですが，こすり過ぎや刺激性の強い石けんなどの使用は避けることが望ましいとされています．また，紫外線やストレス，発汗などの皮膚への刺激も避けることが重要とされています．

③ 受診勧奨のタイミング

一般用医薬品の使用は痒（かゆ）みや痛みなどの症状を**一時的に抑える対症療法**であり, 漫然と使用してはいけません. また, ステロイド性抗炎症成分や, 非ステロイド性抗炎症成分（NSAIDs）は長期間にわたって使用することは適切でありません.

脱臼（だっきゅう）や骨折, 慢性の湿疹（しっしん）や皮膚炎, 感染症が疑われる場合は医療機関への受診が必要です. 特に**アトピー性皮膚炎**は, 専門的な治療を要するため医療機関の受診を促すことが重要となります.

練習問題
下記問題の正誤を答えよ

（1）インドメタシンは, 喘息（ぜんそく）の副作用を引き起こすことはない.

（2）ピロキシカムは, 光線過敏症の副作用を生じさせることがあり, 野外活動が多い人では, ほかの抗炎症成分が配合された製品を選択することが望ましい.

（3）酸化亜鉛は, 患部のタンパク質と結合して皮膜を形成し皮膚を保護する作用を示し, 患部が浸潤または化膿（かのう）している場合に用いる.

（4）ヘパリン類似物質は, 創傷（そうしょう）面に浸透して, その部位を通っている血管を収縮させることによる止血効果を期待して用いられる.

（5）インドメタシンを主薬とする外皮用薬では, 11歳未満の小児（インドメタシン含量1％の貼付剤では15歳未満の小児）向けの製品はない.

（6）外用薬で用いられるステロイド性抗炎症成分は, 広範囲に生じた皮膚症状や慢性の湿疹（しっしん）・皮膚炎を対象とする.

解答と解説

（1）✕：喘息の副作用がある.

（2）○

（3）✕：浸潤・化膿している場合は症状が悪化する可能性がある.

（4）✕：ヘパリン類似物質ではなく, ナファゾリン塩酸塩.

（5）○

（6）✕：広範囲, 慢性は対象外.

肌の角質化，かさつきなどを改善する配合成分

① 角質化などの症状

- **うおのめ**※
  角質の芯が真皮にくい込んでいるため，圧迫されると痛みを感じる．
- **たこ**※
  角質層の一部が単純に肥厚したもので芯がなく，通常痛みは伴わない．
- **いぼ**
  小型の良性の腫瘍で，ウイルス性と老人性に大別される．ウイルス性のいぼは1～2年で自然寛解することが多い．
  ※うおのめ，たこは，刺激や圧迫により，角質層が部分的に厚くなったもの

② 角質軟化成分

　角質軟化薬のうち，一定の範囲のものは医薬部外品（うおのめ，たこ用剤）として製造販売されていますが，いぼに関しては医薬品としてのみ認められています．

- サリチル酸
- イオウ

1．サリチル酸

　角質成分を溶解することによる角質軟化作用のほか，抗菌，抗真菌，抗炎症作用もあります．にきび用薬や頭皮の落屑（ふけ）を抑える効果を期待して，毛髪用薬に配合されている場合もあります．

2．イオウ

　皮膚の角質層のケラチンを変質させ，角質軟化作用を示すほか，抗菌，抗真菌作用もあります．にきび用薬に配合されている場合もあります．

③ 保湿成分

　皮膚の乾燥は，アミノ酸，尿素，乳酸などの保湿因子が減少したり，皮脂分泌の低下により角質層の水分保持量が低下して生じます．保湿成分は角質層の水分保持量を高め，皮膚の乾燥を改善することを目的として使用されます．

Lv.
32

- グリセリン
- 尿素
- 白色ワセリン
- オリブ油
- ヘパリン類似物質

練習問題
下記問題の正誤を答えよ

(1) 尿素は，角質成分を溶解することにより角質軟化作用を示す．
(2) 抗菌，抗真菌作用も期待され，にきび用薬等に配合されるイオウは，皮膚の角質層を構成するケラチンを変質させることにより，角質軟化作用も示す．
(3) サリチル酸は，角質層の水分保持量を高め，皮膚の乾燥の改善を目的として用いられる．

解答と解説
(1) ✕：尿素ではなく，サリチル酸．
(2) ◯
(3) ✕：サリチル酸は保湿成分ではなく，角質軟化成分．

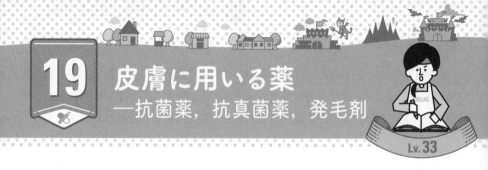

皮膚に用いる薬
―抗菌薬，抗真菌薬，発毛剤

Lv.33

 ## 抗菌作用を有する配合成分

① にきび，吹き出物などの要因と基礎的なケア

にきび，吹き出物は，化膿性皮膚疾患（細菌が感染して化膿する皮膚疾患）です.

発生要因

① ストレス，生活習慣の乱れによって肌の新陳代謝機能が低下し，毛穴に皮脂や古い角質が溜まる.

② 老廃物がつまった毛穴の中で，皮膚常在菌であるにきび桿菌（アクネ菌）が繁殖する.

③ にきび桿菌が皮脂を分解して生じる遊離脂肪酸によって毛包周囲に炎症が生じ，さらにほかの細菌の感染を誘発して膿疱や膿腫ができる.

洗顔などにより皮膚を清浄に保つことがケアの基本とされ，ストレスを取り除き，規則正しい生活習慣を心がけることが大切です．また化粧品は油分の多いものより，水性成分主体のものを選択することが望ましいです.

にきび桿菌ではなく黄色ブドウ球菌などの化膿菌が毛穴で増殖して生じた吹き出物を毛嚢炎（疔）といい，にきびに比べて痛みや腫れが強く出ます．毛嚢炎が顔面に生じたものを面疔といいます.

② 皮膚に用いる抗菌成分

サルファ剤

細菌の DNA 合成を阻害することで抗菌作用を示します.

- ● スルファジアジン
- ● ホモスルファミン
- ● スルフイソキサゾール

バシトラシン

細菌の細胞壁合成を阻害することにより抗菌作用を示します．

フラジオマイシン硫酸塩，クロラムフェニコール

細菌のタンパク質合成を阻害することにより抗菌作用を示します．

③ 主な副作用と受診勧奨

広範囲で，湿潤やただれがひどい場合には，医療機関を受診するなどの対応が必要です．通常は，元々備わっている免疫機能の働きによって，化膿菌は自然に排除されます．5〜6日間使用して症状の改善がみられない場合には，使用を中止して医師の診療を受けるなどの対応が必要です．

練習問題
下記問題の正誤を答えよ

(1) ホモスルファミンは，細菌の細胞壁合成を阻害することにより抗菌作用を示す．
(2) クロラムフェニコールは，細菌のタンパク質合成を阻害することにより抗菌作用を示す．
(3) バシトラシンは，皮膚の角質層を構成するケラチンを変質させることにより，角質軟化作用を示す．

解答と解説

(1) ✕：細胞壁合成阻害ではなく，DNA合成阻害．
(2) ◯
(3) ✕：角質軟化作用ではなく，細菌の細胞壁合成阻害．

抗真菌作用を有する配合成分

① みずむし，たむしなどの要因と基礎的なケア

みずむし，たむしなどは，皮膚糸状菌という真菌類の一種の寄生によって起こる疾患（表在性真菌感染症）です．スリッパやタオルなどを介して，ほかの保菌者やペットから感染することが多いです．

皮膚糸状菌の種類と症状

- **みずむし：手足の白癬（はくせん）**

  主に足に生じるが，まれに手に生じることもある．病型により，趾間型（しかん），小水疱型（しょうすいほうがた），角質増殖型に分類される．趾間型（しかんがた）は指の間の鱗屑（りんせつ）（皮が剥ける），浸軟（ふやけて白くなる），亀裂，ただれを主症状とする．

- **ぜにたむし：体部白癬（たいぶはくせん）**

  輪状の小さな丸い病巣が胴（しし）や四肢に発生し，発赤（ほっせき）と鱗屑（りんせつ），痒み（かゆ）を伴う．

- **いんきんたむし：頑癬（がんせん）**

  ぜにたむしと同様の病巣が内股にでき，尻や陰嚢付近（いんのうふきん）に広がる．

- **その他：爪に発生する白癬（はくせん）（爪白癬（つめはくせん）），頭部に発生する白癬（はくせん）（しらくも）**

  頭部白癬（とうぶはくせん）は小児に多く，清潔に保てば自然治癒することが多い．
  爪白癬（つめはくせん）は，爪内部に薬剤が浸透しにくいため難治性である．

みずむしに対する基礎的なケア

清潔に保ち，通気性を良くしておくことが重要です．

剤形の選択

一般的に，じゅくじゅくと湿潤している患部には，軟膏（なんこう）が適します．液剤は有効成分の浸透性が高いですが患部への刺激が強いため，厚く角質化している部分には液剤が適します．

湿疹（しっしん）とみずむしなどの初期症状は類似していることが多く，湿疹に抗真菌成分を使用すると，湿疹（しっしん）の悪化を招くことがあります．

練習問題

下記問題の正誤を答えよ

(1) 湿疹か皮膚糸状菌による皮膚感染かはっきりしない場合, 抗真菌成分が配合された医薬品を使用することが望ましい.

(2) 一般的に, じゅくじゅくと湿潤している患部には, 軟膏が適すとされる.

解答と解説

(1) ✕：湿疹をかえって悪化させる場合があるため, 抗真菌成分の使用は避ける.

(2) ○

② 皮膚に用いる抗真菌成分とその主な副作用

膣, 陰嚢, 外陰部や, 湿疹, 湿潤, ただれ, 亀裂や外傷のひどい患部, 化膿している患部には使用を避ける必要があります.

‖イミダゾール系抗真菌成分

皮膚糸状菌の細胞膜を構成する成分の産生を妨げたり, 細胞膜の透過性を変化させることにより, 増殖を抑えます.

- ●オキシコナゾール硝酸塩
- ●エコナゾール硝酸塩
- ●ネチコナゾール塩酸塩
- ●クロトリマゾール
- ●ビホナゾール
- ●ミコナゾール硝酸塩
- ●スルコナゾール硝酸塩
- ●チオコナゾール

副作用としてかぶれ, 腫れ, 刺激感等が現れることがあります.

＋◆＋

イミダゾール系＝アゾールがつく薬剤と覚えましょう.

アモロルフィン塩酸塩，ブテナフィン塩酸塩，テルビナフィン塩酸塩

皮膚糸状菌の細胞膜を構成する成分の産生を妨げ，増殖を抑えます．

シクロピロクスオラミン

皮膚糸状菌の細胞膜に作用して，増殖・生存に必要な物質の輸送機能を妨げ，増殖を抑えます．

ウンデシレン酸，ウンデシレン酸亜鉛

患部を酸性にすることで，皮膚糸状菌の発育を抑えます．

ピロールニトリン

菌の呼吸や代謝を妨げることにより，皮膚糸状菌の増殖を抑えます．

抗真菌作用は弱いため，ほかの抗真菌成分と組み合わせて配合されます．

その他

- トルナフタート
- エキサラミド
- モクキンピ（生薬）：アオイ科のムクゲの幹皮を基原とする生薬

いずれも皮膚糸状菌の増殖を抑えます．

③ 受診勧奨のタイミング

ぜにたむしやいんきんたむしで患部が広範囲に及ぶ場合は，内服抗真菌薬による全身的な治療が必要な場合もあるので，医療機関の受診が必要です．

練習問題
下記問題の正誤を答えよ

(1) ピロールニトリンは，患部を酸性にすることにより，皮膚糸状菌の発育を抑える．

(2) クロトリマゾールは，皮膚糸状菌の細胞膜を構成する成分の産生を妨げたり，細胞膜の透過性を変化させることにより，その増殖を抑える．

(3) テルビナフィン塩酸塩は，皮膚糸状菌の細胞膜を構成する成分の産生を妨げることにより，その増殖を抑える．

(4) ウンデシレン酸は，菌の呼吸や代謝を妨げることにより，皮膚糸状菌の増殖を抑える．

(5) ぜにたむしやいんきんたむしで患部が広範囲に及ぶ場合は，自己治療の範囲を超えており，内服抗真菌薬による全身的な治療が必要な場合もあるので，医療機関を受診するなどの対応が必要である．

解答と解説

(1) ✕：ピロールニトリンではなく，ウンデシレン酸．
(2) ○
(3) ○
(4) ✕：ウンデシレン酸ではなく，ピロールニトリン．
(5) ○

🍄✨ 頭皮・毛根に作用する配合成分

　毛髪用薬は，脱毛の防止，育毛，ふけや痒（かゆ）みを抑えることを目的として，頭皮に適用する医薬品です．

　毛髪用薬は，医薬部外品（育毛剤，養毛剤）として製造販売されているものがありますが，「壮年性脱毛症」などの疾患名を掲げた効能・効果は，医薬品においてのみ認められます．

① カルプロニウム塩化物

　末梢組織においてアセチルコリンに類似した作用（コリン作用）を示し，頭皮の血管を拡張させ，血行促進による発毛効果があります．アセチルコリンと

異なりコリンエステラーゼによる分解を受けにくく，作用が持続します．

　副作用としてコリン作用による局所または全身性の発汗，寒気，震え，吐きけが挙げられます．

② エストラジオール安息香酸エステル

　女性ホルモン成分の一種です．

　脱毛は男性ホルモンに起因しており，女性ホルモンによる脱毛抑制効果を期待して配合されます．頭皮から吸収され循環血液中に入る可能性を考慮し，妊娠中の女性では使用を避けるべきです．

③ 生薬成分

生薬名	基原	作用など
カシュウ	タデ科のツルドクダミの塊根	頭皮における脂質代謝を高めて，余分な皮脂を取り除く作用
チクセツニンジン	ウコギ科のトチバニンジンの根茎を，通例，湯通ししたもの	血行促進，抗炎症，強壮
ヒノキチオール	ヒノキ科のタイワンヒノキ，ヒバなどから得られた精油成分	抗菌，抗炎症

カシュウはよく出題されています．
確認しておきましょう．

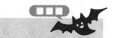

練習問題
下記問題の正誤を答えよ

(1) カルプロニウム塩化物は，末梢組織（適用局所）において，交感神経系を刺激し，頭皮の血管を拡張，毛根への血行を促すことによる発毛効果を期待して用いられる．

(2) 脱毛抑制効果を期待して，女性ホルモン成分の一種であるエストラジオール安息香酸エステルが配合されていることがある．

(3) チクセツニンジンは，頭皮における脂質代謝を高めて，余分な皮脂を取り除く作用を期待して用いられる．

(4) カシュウは，抗菌，抗炎症などの作用を期待して用いられる．

解答と解説

(1) ✕：交感神経系ではなく，コリン作用を示す．
(2) ○
(3) ✕：チクセツニンジンではなく，カシュウ．
(4) ✕：カシュウではなく，ヒノキチオール．

20 歯や口中に用いる薬

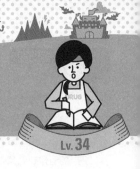

Lv.34

 歯痛薬(外用)の配合成分とその主な副作用

　歯痛は多くの場合，歯の齲蝕（むし歯）とそれに伴う歯髄炎によって起きます．歯痛薬は，齲蝕による歯痛を応急的に鎮めることを目的とする一般用医薬品です．

1 局所麻酔成分
齲蝕により露出した歯髄を通っている知覚神経の伝達を遮断して痛みを鎮めます．

- アミノ安息香酸エチル
- ジブカイン塩酸塩
- テーカイン

　冷感刺激を与えて知覚神経を麻痺させることによる鎮痛・鎮痒の効果を期待して，メントール，カンフル，ハッカ油，ユーカリ油が配合されている場合もあります．

2 殺菌消毒成分
齲蝕を生じた部分の細菌繁殖を抑えます．

- フェノール
- オイゲノール
- 歯科用フェノールカンフル
- セチルピリジニウム塩化物

刺激があり，歯以外の口腔粘膜（こうくうねんまく）や唇に付着しないように注意が必要です．

③ 生薬成分

生薬名	基原	作用など
サンシシ	アカネ科のクチナシの果実，ときに湯通しまたは蒸したもの	抗炎症

歯槽膿漏薬（しそうのうろうやく）の配合成分とその主な副作用

歯肉の炎症が重症化して，歯周組織全体に広がると歯周炎（歯槽膿漏（しそうのうろう））となります．

歯槽膿漏薬（しそうのうろうやく）は，歯肉炎，歯槽膿漏（しそうのうろう）の諸症状（出血や膿（うみ），歯肉の腫れ（は），口臭など）の緩和を目的とする医薬品です．外用薬のほか，内服薬（抗炎症成分，ビタミン成分など）もあり，併せて用いると効果的です．

① 外用薬

殺菌消毒成分

歯肉溝での細菌の繁殖を抑えます．

- セチルピリジニウム塩化物
- クロルヘキシジングルコン酸塩
- イソプロピルメチルフェノール
- チモール

クロルヘキシジングルコン酸塩が口腔内（こうくうない）に適用される場合，まれに重篤な副作用としてショックが生じることがあります．

殺菌消毒作用のほか，抗炎症作用なども期待して，ヒノキチオール，チョウジ油が配合されることがあります．

抗炎症成分

歯周組織の炎症を和らげます.

- グリチルリチン酸二カリウム
- グリチルレチン酸

上記成分のほか，ステロイド性抗炎症成分が配合される場合は，口腔内に適用されるため含有量によらず長期連用を避ける必要があります.

止血成分

炎症を起こした歯周組織からの出血を抑えます.

- カルバゾクロム

組織修復成分

炎症を起こした歯周組織の修復を促します.

- アラントイン

生薬成分

生薬名	基原	作用など
カミツレ	キク科のカミツレの頭花	抗炎症，抗菌 【備考】アズレンスルホン酸ナトリウム含有
ラタニア	クラメリア科のクラメリア・トリアンドラおよびその同属植物の根	収斂
ミルラ	カンラン科のミルラノキなどの植物の皮部の傷口から流出して凝固した樹脂	収斂，抗菌

② 内服薬

抗炎症成分

歯周組織の炎症を和らげます.

- グリチルリチン酸二カリウム

止血成分

- カルバゾクロム
- フィトナジオン（ビタミンK1）

炎症を起こした歯周組織からの出血を抑えるカルバゾクロムや, 血液の凝固機能を正常に保つ働きがあるフィトナジオンが配合されている場合があります.

組織修復成分

炎症を起こした歯周組織の修復を促す作用のほか, 歯肉炎に伴う口臭を抑えます.

- 銅クロロフィリンナトリウム

銅クロロフィリンナトリウムは胃粘膜保護・修復成分として,
胃の薬（p.170）でも出てきましたね. 確認しておきましょう.

ビタミン成分

- ビタミンC（アスコルビン酸）
- ビタミンE（トコフェロールコハク酸エステル）

1. ビタミンC（アスコルビン酸）

コラーゲン代謝を改善して歯周組織の修復を助けるほか, 毛細血管を強化して腫れや出血を抑えます.

2. ビタミンE（トコフェロールコハク酸エステル）

歯周組織の血行を促します.

練習問題
　　下記問題の正誤を答えよ

(1) 歯痛薬は，歯の齲蝕（むし歯）が修復されることにより歯痛を応急的に鎮めることを目的とする一般用医薬品である．

(2) セチルピリジニウム塩化物は，歯肉溝での細菌の繁殖を抑える殺菌消毒成分である．

(3) カミツレはクラメリア科のクラメリア・トリアンドラおよびその同属植物の根を基原とする生薬で，収斂作用を期待して用いられる．

(4) イソプロピルメチルフェノールは，炎症を起こした歯周組織からの出血を抑える作用を期待して配合されている．

(5) 銅クロロフィリンナトリウムは，炎症を起こした歯周組織の修復を促す作用のほか，歯肉炎に伴う口臭を抑える効果も期待して配合されている場合がある．

解答と解説
(1) ✕：齲蝕は修復されない．
(2) ◯
(3) ✕：カミツレではなく，ラタニア．
(4) ✕：出血を抑える作用ではなく，殺菌消毒．
(5) ◯

歯痛薬・歯槽膿漏薬の相互作用と受診勧奨

① 相互作用

　外用薬の場合，口腔内を清浄にしてから使用することが重要です．また，口腔咽喉薬，含嗽薬などを使用する場合には，十分な間隔を置くべきです．

　内服の歯槽膿漏薬は，かぜ薬，胃腸薬などに同成分が用いられている場合があり，作用が増強したり，副作用が現れやすくなります．

② 受診勧奨のタイミング

　歯の齲蝕による歯痛は歯痛薬の使用により一時的に和らげることができたとしても，根本的治療ではないため基本的に歯科診療が優先されます．

歯周病（歯肉炎・歯槽膿漏）は，状態が軽いうちは自己治療が可能とされ，日頃の歯磨きによって細菌の繁殖を抑えることが重要です．

練習問題
下記問題の正誤を答えよ

Lv.
34

（1）内服で用いる歯槽膿漏薬は，同じまたは同種の成分が配合されたかぜ薬，胃腸薬等が併用された場合，作用が弱くなるおそれがある．

（2）歯周病は，状態が軽いうちは自己治療が可能とされるが，日頃の十分な歯磨き等によって歯肉溝での細菌の繁殖を抑えることが重要である．

解答と解説

（1）✕：重複すると作用は強くなり，副作用も出やすい．
（2）○

口内炎用薬とは

　口内炎用薬は，口内炎，舌炎の緩和を目的として口腔内局所に適用される外用薬です．口内炎や舌炎は，口腔の粘膜上皮に水疱や潰瘍ができて痛み，ときに口臭を伴います．

口内炎の要因
● 栄養摂取の偏り
● ストレスや睡眠不足
● 唾液分泌の低下
● 口腔内の不衛生
● 疱疹ウイルスの口腔内感染
● 医薬品の副作用

口内炎用薬の配合成分とその主な副作用

① 抗炎症成分

<ruby>口腔粘膜<rt>こうくうねんまく</rt></ruby>の炎症を和らげます.

- グリチルリチン酸二カリウム
- グリチルレチン酸

<ruby>口腔粘膜<rt>こうくうねんまく</rt></ruby>の組織修復を促す作用を期待して,アズレンスルホン酸ナトリウム(水溶性アズレン)が配合されている場合もあります.また,ステロイド性抗炎症成分が配合される場合は<ruby>口腔内<rt>こうくうない</rt></ruby>に適用されるため,含有量によらず長期連用を避ける必要があります.

② 殺菌消毒成分

患部からの細菌感染を防止します.

- セチルピリジニウム塩化物
- クロルヘキシジン塩酸塩
- アクリノール
- ポビドンヨード

③ 生薬成分

生薬名	基原	作用
シコン	ムラサキ科のムラサキの根	組織修復促進,殺菌,抗菌

 # 口内炎用薬として使用される漢方処方製剤

- <ruby>茵蔯蒿湯<rt>いんちんこうとう</rt></ruby>

詳しくは,**漢方処方製剤一覧**(p.346)を参照.

練習問題
下記問題の正誤を答えよ

(1) 疱疹ウイルスの口腔内感染や医薬品の副作用により口内炎を生じることはない.

(2) シコンは，組織修復促進，抗菌などの作用を期待して用いられる.

(3) 口腔粘膜の組織修復を促す作用を期待して，アズレンスルホン酸ナトリウム（水溶性アズレン）が配合される場合がある.

(4) 患部からの細菌感染を防止することを目的として，クロルヘキシジン塩酸塩等の殺菌消毒成分が配合されている場合がある.

解答と解説

(1) ✕：口内炎は疱疹ウイルス，副作用により発症する.
(2) ○
(3) ○
(4) ○

口内炎用薬の相互作用と受診勧奨

① 相互作用

口腔内を清浄にしてから使用することが重要であり，口腔咽喉薬，含嗽薬などを使用する場合には，十分な間隔を置くべきです.

② 受診勧奨のタイミング

口内炎や舌炎は，通常であれば1～2週間で自然寛解します．食事に著しい支障をきたすほどの状態であれば，医療機関を受診するなどの対応が必要です．また，長期間症状が長引く場合には腫瘍の可能性，再発を繰り返す場合にはベーチェット病*などの可能性も考えられるので，医療機関を受診するなどの対応が必要です.

---

* ベーチェット病：口腔粘膜の潰瘍を初期症状とする全身性の疾患で，外陰部潰瘍，皮膚症状（全身の皮膚に湿疹や小膿疱ができる），眼症状（炎症を起こし，最悪の場合失明に至る）等を引き起こす.

練習問題
下記問題の正誤を答えよ

（1）口内炎は，通常であれば1〜2週間で自然寛解するが，一度に複数箇所に発生して食事に著しい支障をきたすほどの状態であれば，医療機関を受診するなどの対応が必要である．

（2）口内炎用薬は，口腔内（こうくうない）を清浄にしてから使用することが重要であり，口腔咽喉薬（こうくういんこうやく），含嗽薬（がんそうやく）などの使用後，すぐに使用すると効果的である．

（3）口内炎や舌炎の再発を繰り返す場合には，偽アルドステロン症などの可能性も考えられるので，医療機関を受診するなどの対応が必要である．

解答と解説

（1）〇

（2）×：十分な間隔を置くべきである．

（3）×：偽アルドステロン症ではなく，ベーチェット病．

21 禁煙補助剤

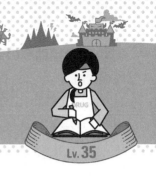

Lv. 35

⚔ ニコチン離脱症状と禁煙補助剤の働き

 喫煙習慣とニコチンに関する基礎知識

タバコの煙に含まれるニコチンは，肺胞の毛細血管から血液中に取り込まれると，速やかに脳内へ到達し，脳の情動を司る部位に働いて覚醒，リラックス効果をもたらします．

習慣的に喫煙すると血中ニコチン濃度が低下した際，イライラ感，集中困難，落ち着かないなどのニコチン離脱症状が現れ，禁煙が困難になります．禁煙を達成するには，本人の禁煙の意思に加えて，ニコチン離脱症状を軽減するニコチン置換療法が有効とされます．

ニコチン置換療法

ニコチンの摂取方法を喫煙以外に換えて離脱症状の軽減を図りながら徐々に摂取量を減らし，最終的にニコチン摂取をゼロにする方法．

---

❷ 禁煙補助剤とは

ニコチンを有効成分とする医薬品です．

使用時の注意点

- 妊娠中，授乳中は避ける．
- 脳梗塞・脳出血などの急性期脳血管障害，重い心臓病などの基礎疾患，うつ病の人は症状悪化を防ぐため使用は避ける．
- 非喫煙者では，ニコチン耐性がないため吐きけ，めまい，腹痛などの症状が現れやすく，誤って使用することのないよう注意する．

---

③ 禁煙補助剤の剤形

咀嚼剤
（そしゃくざい）

噛むことにより口腔内でニコチンが放出され，口腔粘膜（こうくうねんまく）から吸収されて血中に移行します．

使用時の注意点

- 菓子のガムのように噛む（か）とニコチンが唾液とともに飲み込まれ，口腔粘膜（こうくうねんまく）からの吸収が十分なされず，吐きけや腹痛などの副作用が現れやすくなるため，ゆっくりと断続的に噛む（か）．
- 副作用を抑えるため，1度に2個以上の使用は避ける．
- 顎の関節に障害がある人では，使用を避ける．
- 口内炎や喉の痛み・腫れの症状がある場合には，刺激感などの症状が現れやすくなる．

パッチ製剤

1日1回皮膚に貼付することでニコチンが皮膚を透過して血中に移行します．

練習問題

禁煙補助剤に関して，下記問題の正誤を答えよ

(1) 禁煙補助剤を使用するニコチン置換療法は，ニコチンの摂取方法を喫煙以外に換えて離脱症状の軽減を図りながら徐々に摂取量を減らし，最終的にニコチン摂取をゼロにする方法である．

(2) 咀嚼剤（そしゃくざい）は，菓子のガムのように噛む（か）と唾液が多く分泌されることにより，吐きけや腹痛等の副作用が現れにくくなる．

(3) 妊婦または妊娠していると思われる女性は，禁煙することが推奨されるので，積極的に使用することが望ましい．

(4) ニコチンは，脳の情動を司る部位に働いて覚醒，リラックス効果などをもたらす．

(5) 非喫煙者では，一般にニコチンに対する耐性がないため，吐きけ，めまい，腹痛などの症状が現れやすく，誤って使用されることがないよう注意する必要がある．

Lv.
35

禁煙補助剤使用の注意点

① 主な副作用

口内炎，喉の痛み，消化器症状，気分不良などが現れることがあります.

② 相互作用

口腔内が酸性になるとニコチンの吸収が低下するため，コーヒーや炭酸飲料など口腔内を酸性にする食品を摂取した後は，しばらくは使用を避けることとされています.

ニコチンは交感神経系興奮作用を示し，アドレナリン作動成分との併用により作用を増強させるおそれがあります. また，禁煙補助剤は喫煙を完全に止めたうえで使用します. 特に，使用中または使用直後の喫煙は，避ける必要があります.

③ 禁煙達成へのアドバイス・受診勧奨

ニコチン離脱症状は，禁煙開始から1～2週間の間に起きることが多いです. 禁煙補助剤によりニコチン離脱症状を軽減しながら徐々にその使用量を減らしていくこととし，初めから無理に減らそうとしないほうが，結果的に禁煙達成につながるとされます. ただし，禁煙補助剤は長期間にわたって使用されるべきものでありません.

禁煙ガムは，ガムですが
たくさん噛んじゃダメ！

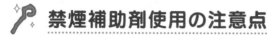

練習問題

下記問題の正誤を答えよ

(1) 副作用として，口内炎，喉の痛み，消化器症状（悪心・嘔吐，食欲不振，下痢）などがある．

(2) 有効成分であるニコチンは，アドレナリン作動成分が配合された医薬品との併用により，その作用を減弱させるおそれがある．

(3) 咀嚼剤は，口腔内が酸性になるとニコチンの吸収が増加するため，コーヒーや炭酸飲料など口腔内を酸性にする食品を摂取した後，しばらくは使用を避けることとされている．

(4) タバコを吸い終える前に禁煙補助剤を使用することとされている．

解答と解説

(1) ○

(2) ×：減弱ではなく，増強．

(3) ×：増加ではなく，低下．

(4) ×：禁煙補助剤はタバコを完全に止めたうえで使用する．

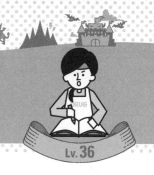

22 滋養強壮保健薬

Lv.36

 医薬品として扱われる保健薬

　滋養強壮保健薬は，体調不良や体質改善，特定の栄養素の不足による症状の改善・予防を目的として，ビタミン成分，カルシウム，アミノ酸，生薬成分などが配合された医薬品です．

　医薬部外品の場合，効能・効果の範囲は，滋養強壮，虚弱体質の改善，病中・病後の栄養補給などに限定されています．神経痛，筋肉痛，関節痛，しみ・そばかすのような特定部位の症状に対する効能・効果については，医薬品においてのみ認められます．ビタミン成分に関しても，1日最大量が既定値を超えるものは，医薬品としてのみ認められます．生薬成分については，カシュウ，ゴオウ，ゴミシ，ジオウ，ロクジョウが医薬品においてのみ認められます．

 練習問題
下記問題の正誤を答えよ

(1) 医薬部外品の保健薬の効能・効果の範囲には，滋養強壮のほか，神経痛，筋肉痛，関節痛，しみ・そばかす等のような特定部位の症状の改善が含まれる．

(2) 医薬部外品の保健薬の配合成分は，人体に対する作用が緩和なものに限られるが，配合されるビタミン成分の1日最大量は規定されていない．

(3) 生薬成分であるゴオウ，ゴミシ，ロクジョウの配合については，医薬品においてのみ認められている．

解答と解説

(1) ✕：特定部位の症状は医薬品のみ．
(2) ✕：医薬部外品のビタミン成分の1日最大量は規定されている．
(3) 〇

滋養強壮保健薬に配合される成分

① ビタミン成分の働きとその主な副作用

　滋養強壮保健薬のうち，1種類以上のビタミンを主薬とし，そのビタミンの有効性が期待される症状およびその補給に用いられることを目的とした内服薬をビタミン主薬製剤（ビタミン剤）という．

- ビタミンA（レチノール）
- ビタミンD（エルゴカルシフェロール，コレカルシフェロール）
- ビタミンE（トコフェロール）
- ビタミンB_1（チアミン）
- ビタミンB_2（リボフラビン）
- ビタミンB_6（ピリドキシン，ピリドキサール）
- ビタミンB_{12}（シアノコバラミン）
- ビタミンC（アスコルビン酸）

脂溶性ビタミンでは，過剰摂取により過剰症が生じるおそれがあります．

ポイント　脂溶性のビタミンは，ビタミンD，A，K，Eがあります．DAKE＝「だけ」と覚えましょう．

補足　ビタミンは，「微量で体内の代謝の働きを担うが，自ら産生することができない，または産生されても不十分であるため外部から摂取する必要がある化合物」と定義されます．

ビタミンA

　ビタミンAは，夜間視力を維持したり，皮膚や粘膜の機能を正常に保つ栄養

素です．目の乾燥感，夜盲症（とり目，暗所での見えにくさ），妊娠・授乳期，病中病後の体力低下時などに用いられます．

> ビタミンA主薬製剤：レチノール酢酸エステル，レチノールパルミチン酸エステル

成分名は色字を覚えるようにしましょう．
ビタミンAであれば，「レチノール」ですね．

　一般用医薬品におけるビタミンAの1日最大分量は4,000国際単位となりますが，妊娠前後3ヵ月に，1日10,000国際単位以上摂取した妊婦の場合，新生児の先天異常の割合が上昇したという報告があります．

ビタミンD

　腸管でのカルシウム吸収および尿細管でのカルシウム再吸収を促して，骨の形成を助ける栄養素です．骨歯の発育不良，くる病*の予防，ビタミンDの補給に用いられます．

> ビタミンD主薬製剤：エルゴカルシフェロール，コレカルシフェロール

　ビタミンDの過剰症としては，高カルシウム血症，異常石灰化があります．

ビタミンE

　脂質の酸化防止（抗酸化作用），細胞の活動を助ける栄養素であり，血流を改善させる作用もあります．末梢血管障害による肩・首すじのこり，手足のしびれ，しもやけの症状の緩和，月経不順，ビタミンEの補給に用いられます．

> ビタミンE主薬製剤：トコフェロール，トコフェロールコハク酸エステル，トコフェロール酢酸エステル

＊　くる病：ビタミンDの代謝障害によって，カルシウムやリンの吸収が進まなくなるために起こる乳幼児の骨格異常

　ビタミン E は下垂体や副腎系に作用してホルモン分泌の調節に関与し，生理が早く来たり，経血量が多くなったりすることがあります．

ビタミン B₁

　炭水化物からのエネルギー産生に不可欠な栄養素で，神経の正常な働きを維持する作用があります．また，腸管運動を促進する働きもあります．神経痛，筋肉痛・関節痛，手足のしびれ，便秘，眼精疲労，脚気，また，ビタミン B₁ の補給に用いられます．

> ビタミン B₁ 主薬製剤：チアミン塩化物塩酸塩，チアミン硝化物，ビスチアミン硝酸塩，チアミンジスルフィド，フルスルチアミン塩酸塩，ビスイブチアミン

ビタミン B₂

　脂質の代謝に関与し，皮膚や粘膜の機能を正常に保つ栄養素です．口内炎，口角炎，皮膚炎，にきび，肌荒れ，目の充血，目の痒みの症状の緩和，またビタミン B₂ の補給に用いられます．

> ビタミン B₂ 主薬製剤：リボフラビン酪酸エステル，フラビンアデニンジヌクレオチドナトリウム，リボフラビンリン酸エステルナトリウム

　ビタミン B₂ の摂取により，尿が黄色くなることがあります．

ビタミン B₆

　タンパク質の代謝に関与し，皮膚や粘膜の健康維持，神経機能の維持に重要な栄養素です．

　口内炎，口角炎，皮膚炎，にきび，肌荒れ，手足のしびれの症状の緩和，また，ビタミン B₆ の補給に用いられます．

> ビタミン B₆ 主薬製剤：ピリドキシン塩酸塩またはピリドキサールリン酸エステル

ビタミン B₁₂

赤血球の形成を助け，また，神経機能を正常に保つ栄養素です．ビタミン B₁₂ はコバルトを含有しており，貧血用薬に配合されています．

> ビタミン B₁₂ 主薬製剤：シアノコバラミン，ヒドロキソコバラミン塩酸塩

貧血用薬，その他循環器用薬の項（p.201）を参照．

ビタミン C

脂質の酸化防止（抗酸化作用），皮膚や粘膜の機能を正常に保つ栄養素です．メラニンの産生を抑える働きもあるとされます．しみ，そばかす，日焼けによる色素沈着の症状の緩和，歯ぐきからの出血・鼻血の予防，また，ビタミン C の補給に用いられます．

> ビタミン C 主薬製剤：アスコルビン酸，アスコルビン酸ナトリウムまたはアスコルビン酸カルシウム

その他

皮膚や粘膜などの機能を維持することを助ける栄養素として，ナイアシン（ニコチン酸アミド，ニコチン酸），パントテン酸カルシウム，ビオチンなどが配合されている場合があります．

ビタミン B₁，B₂，B₆ はそれぞれ，炭水化物，脂質，タンパク質に関連します．よく出題されるので，注意しましょう．

Lv. 36

練習問題

下記問題の正誤を答えよ

(1) ビタミンB₁は，炭水化物からのエネルギーの産生に不可欠な栄養素で，神経の正常な働きを維持する作用がある．

(2) ビタミンB₆は，シアノコバラミンとして，ビタミン主薬製剤，貧血用薬等に配合されている．

(3) ビタミンDは，腸管でのカルシウム吸収および尿細管でのカルシウム再吸収を促して，骨の形成を助ける栄養素である．

(4) ビタミンEは，タンパク質の代謝に関与し，皮膚や粘膜の健康維持，神経機能の維持に重要な栄養素である．

解答と解説

(1) 〇
(2) ✕：B₆ ではなく，B₁₂．
(3) 〇
(4) ✕：E ではなく，B₆．

② カルシウム成分の働きとその主な副作用

骨や歯の形成に必要な栄養素であり，筋肉の収縮，血液凝固，神経機能にも関与し，骨歯の発育促進，脆弱予防に用いられます．

> カルシウム主薬製剤：クエン酸カルシウム，グルコン酸カルシウム，乳酸カルシウム，沈降炭酸カルシウム

過剰症としては，高カルシウム血症があります．

③ アミノ酸成分の働きとその主な副作用

- システイン
- アミノエチルスルホン酸（タウリン）
- アスパラギン酸ナトリウム

1. システイン

髪や爪，肌などに存在するアミノ酸の一種でメラニンの生成を抑え，排出を促します．また肝臓においてアルコールを分解する酵素の働きを助け，アセトアルデヒドの代謝を促します．しみ・そばかす・日焼けなどの色素沈着症，二日酔い，にきび，湿疹(しっしん)等の症状の緩和に用いられます．

2. アミノエチルスルホン酸（タウリン）

体のあらゆる部分に存在し，細胞の機能が正常に働くために重要な物質です．肝臓機能を改善する働きがあります．

3. アスパラギン酸ナトリウム

アスパラギン酸が，エネルギーの産生効率を高め，骨格筋に溜まった乳酸の分解を促します．

④ その他の成分の働きとその主な副作用

- ● ヘスペリジン
- ● コンドロイチン硫酸
- ● グルクロノラクトン
- ● ガンマ-オリザノール

1. ヘスペリジン

ビタミン様物質の一つで，ビタミン C の吸収を助けます．かぜ薬にも配合されている場合があります．

2. コンドロイチン硫酸

軟骨組織の主成分で，軟骨成分を形成および修復する働きがあります．関節痛，筋肉痛などの改善を促すため，ビタミン B_1 と組み合わせられる場合があります．

3. グルクロノラクトン

肝臓の働きを助け，肝血流を促進する働きがあり，全身倦怠感(ぜんしんけんたいかん)や疲労時の栄養補給を目的として配合されます．

4. ガンマ-オリザノール

米油から見出された抗酸化作用を示す成分で，ビタミン E などと組み合わせて配合される場合があります．

練習問題
下記問題の正誤を答えよ

(1) ヘスペリジンは，髪や爪，肌に存在するアミノ酸の一種で，皮膚における
メラニンの生成を抑えるとともに，皮膚の新陳代謝を活発にしてメラニン
の排出を促す働きがあるとされる．

(2) アミノエチルスルホン酸（タウリン）は，肝臓機能を改善する働きがある
とされる．

(3) アスパラギン酸ナトリウムは，アスパラギン酸が生体におけるエネルギー
の産生効率を高めるとされ，骨格筋に溜まったアセトアルデヒドの分解を
促す等の働きを期待して用いられる．

(4) コンドロイチン硫酸は，軟骨組織の主成分で，軟骨成分を形成および修復
する働きがあるとされる．

 解答と解説

(1) ✕：ヘスペリジンではなく，システイン．
(2) ○
(3) ✕：アセトアルデヒドではなく，乳酸．
(4) ○

滋養強壮保健薬に配合される生薬

生薬名	基原	作用など
ニンジン※	ウコギ科のオタネニンジンの細根を除いた根またはこれを軽く湯通ししたもの またオタネニンジンの根を蒸したものを基原とする生薬をコウジンということもある（別名：高麗人参，朝鮮人参）	神経系の興奮や副腎皮質の機能亢進などの作用により，外界からのストレス刺激に対する抵抗力や新陳代謝を高める
センキュウ※	セリ科のセンキュウの根茎を，通例，湯通ししたもの	血行を改善し血色不良や冷えの症状を緩和，強壮，鎮静，鎮痛
トウキ※	セリ科のトウキまたはホッカイトウキの根を，通例，湯通ししたもの	
ジオウ※	ゴマノハグサ科のアカヤジオウなどの根またはそれを蒸したもの	
ゴオウ	ウシ科のウシの胆嚢中に生じた結石	強心作用，末梢血管の拡張による血圧降下，緊張や興奮を静め血液の循環を促す
ロクジョウ	シカ科の *Cervus nippon* Temminck, *Cervus elaphus* Linné, *Cervus canadensis* Erxleben またはその他同属動物の雄鹿の角化していない幼角	強心作用のほか，強壮，血行促進
インヨウカク	メギ科のキバナイカリソウ，イカリソウ，*Epimedium brevicornu* Maximowicz, *Epimedium wushanense* T.S. Ying. ホザキイカリソウまたはトキワイカリソウの地上部	強壮，血行促進，強精（性機能の亢進）
ハンピ	ニホンマムシ等の皮および内臓を取り除いたもの	
ヨクイニン	イネ科のハトムギの種皮を除いた種子	肌荒れやいぼに用いられる．ビタミン B_2 や B_6 主薬製剤，瀉下薬などの補助成分として配合されている場合もある
タイソウ	クロウメモドキ科のナツメの果実	強壮
ゴミシ	マツブサ科のチョウセンゴミシの果実	
サンシュユ	ミズキ科のサンシュユの偽果の果肉	
サンヤク	ヤマノイモ科のヤマノイモまたはナガイモの周皮を除いた根茎	
オウギ	マメ科のキバナオウギまたは *Astragalus mongholicus* Bunge の根	
カシュウ	タデ科のツルドクダミの塊根	

※補足（p.298）を参照．

ニンジン，ジオウ，トウキ，センキュウが既定値以上配合されている生薬主薬保健薬については，虚弱体質，肉体疲労，病中病後のほか，胃腸虚弱，食欲不振，血色不良，冷え症における滋養強壮の効能が認められている．

滋養強壮に用いられる主な漢方処方製剤

- 十全大補湯 <small>じゅうぜんたいほとう</small>
- 補中益気湯 <small>ほちゅうえっきとう</small>

詳しくは，**漢方処方製剤一覧**（p.348）を参照．

 練習問題
下記問題の正誤を答えよ

（1）ハンピはニホンマムシ等の皮および内臓を取り除いたものを基原とする生薬で，強壮，血行促進，強精（性機能の亢進）作用を期待して用いられる．

（2）ジオウはウシ科のウシの胆嚢中に生じた結石を基原とする生薬で，強心作用，末梢血管の拡張による血圧降下，興奮を静める等の作用を期待して用いられる．

（3）ヨクイニンは，クロウメモドキ科のナツメの果実を基原とする生薬で，肌荒れやいぼに用いられる．

 解答と解説

（1）○
（2）×：ジオウではなく，ゴオウ．
（3）×：ヨクイニンは，イネ科のハトムギの種皮を取り除いた種子を基原とする．

滋養強壮保健薬の相互作用と受診勧奨

① 相互作用

　滋養強壮保健薬は多く摂取したからといって改善が早まるものでなく，また，滋養強壮の効果が高まるものでもありません．

Lv.
36

② 受診勧奨のタイミング

　滋養強壮保健薬はある程度継続して使用しますが，1ヵ月くらい服用しても改善しない場合には，栄養素の不足以外の要因が考えられるため，漫然と使用を継続することは避ける必要があります．

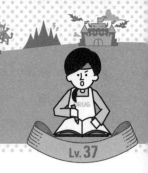

23 漢方処方製剤・生薬製剤

Lv.37

漢方の特徴と漢方薬使用の基本的な考え方

　漢方医学は古来に中国から伝わり，日本で発展してきた日本の伝統医学であり，現代中国で利用されている中医学や，韓国伝統医学の韓医学とは区別されています．

　漢方処方製剤の多くは，処方に基づく生薬混合物の浸出液を濃縮して調製された乾燥エキス製剤を散剤などに加工して市販されています．

　漢方薬を使用する場合，漢方独自の病態認識である「証（しょう）」に基づいて用いることが，有効性および安全性を確保するために重要です．漢方の病態認識には虚実，陰陽，気血水，五臓などがあり，「証」が合わないと，効果が得られないばかりでなく，副作用が生じやすくなります．一般用医薬品の場合，「証」という漢方の専門用語を使用することを避け，「しばり」（使用制限）として記載が行われています．

証に関する具体例

証		しばり（使用制限）
虚実		体力に関するもの．「体力中等度で」など
陰陽	陰	「疲れやすく冷えやすいものの」など
	陽	「のぼせぎみで顔色が赤く」など
五臓	脾胃虚弱（ひいきょじゃく）	「胃腸虚弱で」など
	肝陽上亢（かんひじょうこう）	「いらいらして落ち着きのないもの」など
気血水		「口渇があり，尿量が減少するもの」（水毒）
		「皮膚の色つやが悪く」（血虚）など

　漢方処方製剤は，体質改善を目的に比較的長期間（1ヵ月程度）服用されることがあります．「漢方薬は作用が穏やかで，副作用が少ない」といった誤った認識がなされていることがありますが，漢方処方製剤においても間質性肺炎や肝機能障害のような重篤な副作用が起きることがあります．なお，漢方処方製剤は用法・用量に適用年齢の下限が設けられていない場合であっても，生後3ヵ月未満の乳児には使用しないこととされています．

Lv.
37

 練習問題
下記問題の正誤を答えよ

(1) 漢方薬は，現代中国で利用されている中医学に基づく薬剤のことである．
(2) 漢方処方製剤を利用する場合，患者の「証」に合った漢方処方が選択されれば効果が期待できるが，合わないものが選択されたとしても，副作用は生じにくいとされている．
(3) 漢方処方製剤は，症状の原因となる体質の改善を主眼としているものが多く，比較的長期間（1ヵ月くらい）継続して服用されることがある．
(4) 用法・用量において適用年齢の下限が設けられていないので，生後1ヵ月未満の乳児にも使用してもよい．

 解答と解説

(1) ✕：漢方薬は中医学，韓医学と異なる．
(2) ✕：「証」が合わないものは副作用が生じやすくなる．
(3) ○
(4) ✕：適用年齢の下限がない場合でも，生後3ヵ月未満の乳児には使用しないこととされている．

 ## 代表的な漢方処方製剤

- 黄連解毒湯（おうれんげどくとう）
- 防已黄耆湯（ぼういおうぎとう）
- 防風通聖散（ぼうふうつうしょうさん）
- 大柴胡湯（だいさいことう）
- 清上防風湯（せいじょうぼうふうとう）

詳しくは，**漢方処方製剤一覧**（p.348）を参照．

漢方処方製剤の相互作用

漢方処方を構成する生薬には，複数の処方で共通しているものもあり，同じ生薬を含む漢方処方製剤が併用された場合，作用が強く現れたり，副作用が生じやすくなるおそれがあります．小柴胡湯^{しょうさいことう}とインターフェロン製剤*の相互作用のように，医療用医薬品との相互作用も知られています．

また，生薬成分は効果が標榜^{ひょうぼう}または暗示されなければ，食品（ハーブなど）として流通が可能なものもあるため注意が必要です．

> 小柴胡湯^{しょうさいことう}とインターフェロンの併用により，間質性肺炎が報告されています．

練習問題
下記問題の正誤を答えよ

（1）漢方処方を構成する生薬には，複数の処方で共通しているものもあり，同じ生薬を含む漢方処方製剤が併用された場合，作用が強く現れたり，副作用が生じやすくなるおそれがある．

（2）小柴胡湯^{しょうさいことう}とインターフェロン製剤との併用は，相互作用を起こすため，避ける必要がある．

（3）生薬成分は，医薬品的な効能・効果が標榜^{ひょうぼう}または暗示されていなければ，食品（ハーブなど）として流通することが可能なものもある．

解答
（1）○
（2）○
（3）○

---

* インターフェロン製剤：ウイルス性肝炎の治療などのため，医療機関で施用される注射薬（医療用医薬品）

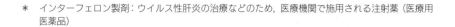

生薬製剤とは

生薬製剤は，生薬成分を組み合わせて配合された医薬品です．漢方処方製剤のように体質や症状に適した配合を選択するわけではなく，個々の生薬成分の薬理作用を主に考えて配合されるものであり，西洋医学的な基調の上に立つものです．

生薬は，湿気および虫害などを避けて保存します．

 生薬製剤の代表的成分

生薬名	基原	作用など
ブシ	キンポウゲ科のハナトリカブトまたはオクトリカブトの塊根を減毒加工して製したもの	心筋の収縮力を高めて血液循環を改善する作用を持つ．血液循環が高まることによる利尿作用を示すほか，鎮痛作用を示すが，アスピリンなどと異なり，プロスタグランジンを抑えないことから，胃腸障害などの副作用は示さない
カッコン	マメ科のクズの周皮を除いた根	解熱，鎮痙
サイコ	セリ科のミシマサイコの根	抗炎症，鎮痛，解熱
ボウフウ	セリ科の *Saposhnikovia divaricata* Schischkin の根および根茎	発汗，解熱，鎮痛，鎮痙
ショウマ	キンポウゲ科の *Cimicifuga dahurica* Maximowicz, *Cimicifuga heracleifolia* Komarov, *Cimicifuga foetida* Linné またはサラシナショウマの根茎	発汗，解熱，解毒，消炎
ブクリョウ	サルノコシカケ科のマツホドの菌核で，通例，外層をほとんど除いたもの	利尿，健胃，鎮静
レンギョウ	モクセイ科のレンギョウの果実	鎮痛，抗菌
サンザシ	バラ科のサンザシまたはオオミサンザシの偽果をそのまま，または縦切もしくは横切したもの	健胃，消化促進【備考】同属植物であるセイヨウサンザシの葉は，血行促進，強心などの作用を期待して用いられる

ブシは，生のままでは毒性が高いことから，その毒性を減らし有用な作用を保持する処理を施して使用されます．

練習問題

下記問題の正誤を答えよ

(1) ブシは，キンポウゲ科のハナトリカブトまたはオクトリカブトの塊根を減毒加工して製したものを基原とする生薬で，心筋の収縮力を高めて血液循環を改善する作用をもつ.

(2) サイコは，マメ科のクズの周皮を除いた根を基原とする生薬で，解熱，鎮痙^{けい}等の作用を期待して用いられる.

(3) ブクリョウは，サルノコシカケ科のマツホドの菌核で，通例，外層をほとんど除いたものを基原とする生薬であり，利尿，健胃，鎮静等の作用を期待して用いられる.

(4) サンザシは，モクセイ科のレンギョウの果実を基原とする生薬で，鎮痛，抗菌等の作用を期待して用いられる.

(5) 生薬製剤は，生薬成分を組み合せて配合された医薬品で，漢方処方製剤と同様に，使用する人の体質や症状その他の状態に適した配合を選択するという考え方に基づくものである.

解答と解説

(1) ○

(2) ×：サイコではなく，カッコン.

(3) ○

(4) ×：サンザシではなく，レンギョウ.

(5) ×：漢方処方製剤と異なり，生薬製剤は個々の薬理作用を主に考えて配合される.

生薬製剤の相互作用と受診勧奨

❶ 相互作用

　生薬成分には，複数の製品で共通するものも存在し，また食品として流通するものもあるため，同成分の使用により，作用の増強や副作用が発現する可能性があります.

② 服用期間と効果

　生薬製剤も，漢方処方製剤と同様，体質の改善を主眼として，比較的長期間継続して服用されることがあります．「生薬製剤はすべからく作用が緩やかで，副作用が少ない」などという誤った認識に注意が必要です．センソのように少量で強い作用を示す生薬もあります．

Lv.
37

今回は漢方と生薬についてでした．
それぞれ一覧があるので，コツコツ覚えましょう．

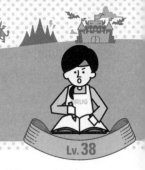

感染症の防止と消毒薬

　感染症は，病原性のある細菌，寄生虫やウイルスなどが体に侵入することで起こる反応です．日常生活で問題となるのは，飛沫感染や経口感染するものが多いです．

　経口感染による食中毒は一般に，夏は細菌，冬はウイルスにより発生することが多いといわれています．通常は，石けんでの手洗いや，器具などについては煮沸消毒などにより食中毒の防止が可能ですが，集団感染の防止には消毒薬を用いた処置を行うことが有効とされます．

> ● **殺菌・消毒**
>
> 　微生物の数を減らす処置．
>
> ● **滅菌**
>
> 　すべての微生物を殺滅・除去すること．

　消毒薬が微生物を死滅させる仕組みおよび効果は，殺菌消毒成分の種類，濃度，温度，時間，消毒対象物の汚染度，微生物の種類や状態によって異なり，生息条件が整えば消毒薬中で生存・増殖する微生物もいます．

練習問題
下記問題の正誤を答えよ

（1）殺菌・消毒は物質中のすべての微生物を殺滅または除去することである．

（2）消毒薬が微生物を死滅させる仕組みおよび効果は，殺菌消毒成分の種類，濃度，温度，時間，消毒対象物の汚染度，微生物の種類や状態によって異なる．

（3）消毒薬の溶液中で生存，増殖する微生物はいない．

Lv.
38

解答と解説

（1）×：殺菌・消毒ではなく，滅菌．
（2）○
（3）×：条件が整えば，生存・増殖する．

🔑 殺菌消毒成分と取扱い上の注意

❶ 手指・皮膚，器具などの殺菌・消毒に用いられる成分

手指・皮膚の殺菌・消毒を目的とする消毒薬のうち，一定の規格内の製品については医薬部外品として認められています．器具などの殺菌・消毒を併せて目的とする製品については，医薬品としてのみ製造販売されています．

- クレゾール石けん液
- エタノール
- イソプロパノール
- クロルヘキシジングルコン酸塩

クレゾール石けん液

結核菌を含む一般細菌類，真菌類に対して比較的広い殺菌消毒作用を示しますが，大部分のウイルスに対する殺菌消毒作用はありません．刺激性が強いため，原液が直接皮膚に付着しないようにする必要があります．

エタノール，イソプロパノール

　アルコール分が微生物のタンパク質を変性させ，結核菌を含む一般細菌類，真菌類，ウイルスに対する殺菌消毒作用を示します．ただし，イソプロパノールでは，ウイルスに対する不活性効果はエタノールよりも低いです．刺激性，揮発性があり，また脱脂により肌荒れを起こすため，皮膚へ繰り返して使用する場合は適しません．

クロルヘキシジングルコン酸塩

　一般細菌類，真菌類に対して広い殺菌消毒作用を示しますが，結核菌やウイルスに対する作用はありません．

② もっぱら器具，設備などの殺菌・消毒に用いられる成分

塩素系殺菌消毒成分
- 次亜塩素酸ナトリウム
- サラシ粉

有機塩素系殺菌消毒成分
- ジクロロイソシアヌル酸ナトリウム
- トリクロロイソシアヌル酸

1. 次亜塩素酸ナトリウム，サラシ粉

　強い酸化力により一般細菌類，真菌類，ウイルス全般に対する殺菌消毒作用を示す．

使用時の注意点
- 皮膚刺激性が強いため，人体には用いられない．
- 漂白作用があり，毛，絹，ナイロン，アセテート，ポリウレタン，色・柄物などへの使用は避ける．
- 金属腐食性とプラスチックやゴムを劣化させる作用がある．
- 酸性の洗剤・洗浄剤と反応して有毒な塩素ガスが発生する．

2. ジクロロイソシアヌル酸ナトリウム，トリクロロイソシアヌル酸

塩素臭や刺激性，金属腐食性が比較的抑えられており，プールなどの大型設備の殺菌・消毒に用いられます．

殺菌消毒成分一覧

適応部位	成分名	適用範囲				備考
		一般細菌	結核菌	真菌	ウイルス	
手指・皮膚，器具	クレゾール石けん液	○	○	○	×（一部○）	刺激性が強いため，原液が直接皮膚に付着しないようにする必要がある．
	エタノール	○	○	○	○	イソプロパノールは，ウイルスに対する不活性効果はエタノールよりも低い．刺激性，揮発性がある．
	イソプロパノール	○	○	○	○	
	クロルヘキシジングルコン酸塩	○	×	○	×	
器具，設備	次亜塩素酸ナトリウム	○	○	○	○	塩素系殺菌消毒成分．皮膚刺激性, 漂白作用, 金属腐食性あり．酸性の洗剤と反応して有毒な塩素ガスが発生する．
	サラシ粉	○	○	○	○	
	ジクロロイソシアヌル酸ナトリウム	○	○	○	○	有機塩素系殺菌消毒成分．プールなどの大型設備の殺菌・消毒に用いられる．
	トリクロロイソシアヌル酸	○	○	○	○	

クレゾール石けん液とクロルヘキシジングルコン酸塩の適応範囲を注意すれば，残りはすべてに効くと覚えられますね．

練習問題
下記問題の正誤を答えよ

(1) エタノールのウイルスに対する不活性効果は，イソプロパノールよりも低い．

(2) 次亜塩素酸ナトリウムは，強い酸化力により一般細菌類，真菌類，ウイルス全般に対する殺菌消毒作用を示す．

(3) クレゾール石けん液は，結核菌を含む一般細菌類，真菌類，ウイルスに対して比較的広い殺菌消毒作用を示す．

(4) サラシ粉は，漂白作用があり，毛，絹，ナイロン，アセテート，ポリウレタン，色・柄物等には使用を避ける必要がある．

(5) ジクロロイソシアヌル酸ナトリウムは，塩素臭や刺激性，金属腐食性が比較的抑えられており，プール等の大型設備の殺菌・消毒に用いられることが多い．

 解答と解説

(1) ✕：低いではなく，高い．
(2) ◯
(3) ✕：大部分のウイルスには作用を示さない．
(4) ◯
(5) ◯

 # 誤用・事故などによる中毒への対処

　基本的に応急処置の後は，速やかに医療機関に受診するなどの対応が必要です．

誤って飲み込んだ場合

　通常は多量の牛乳を飲ませますが，手元にないときはまず水を飲ませます．中毒物質の消化管からの吸収を遅らせ，粘膜保護のため誤飲してから数分以内に行う必要があります．

誤って目に入った場合

　流水で十分に（15分間以上）洗眼します．目に障害を起こすことがないよう流水は弱めにします．酸をアルカリで中和したり，アルカリを酸で中和するといった処置は，状態が悪化するおそれがあるため適切でありません．

誤って皮膚に付着した場合

　流水をかけながら着衣を取り，石けんを用いて流水で皮膚を十分に（15分間以上）水洗します．目に入った場合と同様，中和剤は使用しません．

誤って吸入した場合

　意識がない場合は新鮮な空気のところへ運び出し，人工呼吸などを行います．

 練習問題
下記問題の正誤を答えよ

(1) 消毒薬を誤って飲み込んだ場合，一般的な家庭における応急処置として，通常は多量の牛乳などを飲ませるが，手元に何もないときはまず水を飲ませる．
(2) 消毒薬が誤って目に入った場合の応急処置として，酸であればアルカリで，アルカリであれば酸で中和することが適切である．

 解答と解説

(1) ○
(2) ✗：中和する行為は逆に症状を悪化させるおそれがある．

殺虫剤・忌避剤とは

ハエ，ダニ，蚊などの衛生害虫の防除を目的とする**殺虫剤・忌避剤**には医薬品や医薬部外品が存在します.

忌避剤は人体に直接使用されますが，虫さされによる痒みや腫れを和らげるものではありません.

忌避剤は害虫などが近寄らなくするものです.

医薬部外品：人体に対する作用が緩和な製品
医薬品：人体に対する作用が緩和とはいえない製品

① 衛生害虫の種類と防除

ハエ

ハエは，O-157 大腸菌などの病原菌や赤痢アメーバなどのさまざまな病原体を媒介します．また，体内や皮膚に幼虫（ウジ）が潜り込み，直接的な健康被害を与えるハエ蛆症[*1]と呼ばれる症状もあります.

ハエの防除の基本は，**ウジの防除**です．通常，**有機リン系殺虫成分**の殺虫剤が用いられます.

蚊

蚊は，吸血によって発疹や痒みを引き起こすほか，日本脳炎[*2]，マラリア[*3]，黄熱[*4]，デング熱[*5] などの重篤な病気を媒介します．水のある場所に産卵し，幼虫（ボウフラ）となって繁殖します.

> ● ボウフラの防除
>
> 水系に殺虫剤を投入するため，生態系に与える影響を考慮する必要があります.

---

*1　ハエ蛆症：ハエの幼虫が体内に侵入したことで発症する感染症
*2　日本脳炎：日本脳炎ウイルスに感染することで発熱・頭痛・意識障害などが起こる感染症
*3　マラリア：マラリア原虫に感染することで発熱・頭痛・下痢などが起こり，死亡することもある感染症
*4　黄熱：黄熱ウイルスに感染することで発熱を伴い，重症患者に黄疸がみられる感染症
*5　デング熱：デングウイルスに感染することで発熱・頭痛・発疹などの症状を引き起こす感染症

- **成虫の防除**

医薬品の殺虫剤も用いられますが，一般家庭では調製を要さずそのまま使用できる医薬部外品の殺虫剤が用いられることが多いです．

ゴキブリ

ゴキブリは，食品にサルモネラ菌，ブドウ球菌，O-157 大腸菌などを媒介します．また，アメーバ赤痢などの中間宿主になっています．

ゴキブリは，暗所，風のない場所，水分のある場所，暖かい場所を好むため，該当箇所を中心に防除するのが効果的です．燻蒸処理を行う場合，ゴキブリの卵は浸透しない殻で覆われており，殺虫効果を示しません．そのため3週間くらい後に，もう一度燻蒸処理を行い孵化した幼虫を駆除する必要があります．

シラミ

シラミの種類ごとに寄生対象の動物が決まっており，動物に寄生するシラミがヒトに寄生して直接的な害を及ぼすことはありません．ヒトに寄生するシラミによる害としては，吸血箇所の痒みと日本紅斑熱[*1]や発疹チフス[*2]などの病原細菌であるリケッチアの媒介です．

シラミの防除は，医薬品による方法と物理的方法もあります．

- **物理的方法**

散髪や洗髪，入浴による除去，衣服の熱湯処理．
- **医薬品による方法**

殺虫成分としてフェノトリンが配合されたシャンプーやてんか粉が用いられる（フェノトリンは殺虫成分であり，痒みや腫れを和らげる作用はない）．

トコジラミ

シラミの一種でなくカメムシ目に属する昆虫です．トコジラミに刺されると

[*1] 日本紅斑熱：日本紅斑熱リケッチアに感染することで発熱・発疹・刺し口の3つを主症状とする感染症
[*2] 発疹チフス：リケッチアの一種に感染することで発熱・発疹などを引き起こす感染症

激しい痒痛が生じ，ときにペスト，再帰熱，発疹チフス*2 を媒介することもあります．トコジラミは床や壁の隙間，ベッドなどに潜伏します．

　防除にはハエ，蚊，ゴキブリと同様な殺虫剤が使用されますが，体長が比較的大きいので電気掃除機で吸引することによる駆除も可能です．

ノミ

　ノミの害としては吸血されたときの痒みですが，元来，ノミはペストなどの病原細菌を媒介する衛生害虫です．ノミはシラミと異なり，ペットなどに寄生しているノミからヒトへの被害がしばしば発生しています．

　ノミの防除には，ペット用のノミ取りシャンプーや忌避剤などが用いられます．また，電気掃除機や殺虫剤による駆除を行うことも重要です．

イエダニ，ツツガムシ

イエダニ

　ネズミを宿主として移動し生息場所を広げていきます．吸血による激しい痒みが生じ，また，発疹熱などのリケッチア，ペストなどを媒介します．

　イエダニの防除には，まず宿主動物であるネズミの駆除と併せて，殺虫剤による燻蒸処理が行われます．

ツツガムシ

　ツツガムシ病リケッチアを媒介するダニの一種です．

　野外に生息しており忌避剤のほか，肌の露出を避け，野外活動後は入浴や衣服の洗濯を行うなどの防御方法があります．

屋内塵性ダニ（ツメダニ類，ヒョウヒダニ類，ケナガコナダニ）

　屋内塵性ダニの防除には生活環境の掃除，換気を十分行うことが基本とされています．

　殺虫剤を散布する場合には，湿度がダニの増殖の要因になるため水で希釈する薬剤の使用は避け，エアゾール，粉剤が用いられます．医薬品の散布が困難な場合には，燻蒸処理などが行われます．

✦ ツメダニ類

通常はほかのダニや昆虫の体液を吸いますが，ヒトを刺すこともあり，刺された部位は赤く腫れて痒みが生じます．

✦ ヒョウヒダニ類，ケナガコナダニ

ヒトを刺すことはありませんが，ダニの糞や死骸がアレルゲンとなって気管支喘息やアトピー性皮膚炎の原因となります．

練習問題
下記問題の正誤を答えよ

(1) ゴキブリの卵は，医薬品の成分が浸透しやすい殻で覆われているため，燻蒸処理を行えば，殺虫効果を示す．

(2) シラミは，散髪や洗髪，入浴による物理的方法では防除できないため，医薬品による防除が必要である．

(3) ノミによる保健衛生上の害としては，主に吸血されたときの痒みであるが，元来，ノミはペスト等の病原細菌を媒介する衛生害虫である．

(4) ハエの防除の基本は，ウジの防除であり，その防除法としては，通常，有機リン系殺虫成分が配合された殺虫剤が用いられる．

(5) 蚊の幼虫（ボウフラ）の防除は，水系に殺虫剤を投入するため，生態系に与える影響を考慮して適切な使用が必要である．

解答と解説

(1) ✕：ゴキブリの卵は浸透しにくい殻で覆われている．
(2) ✕：物理的防除も有効．
(3) ○
(4) ○
(5) ○

② 殺虫剤・忌避剤の代表的な成分

殺虫作用に対する抵抗性を避けるため，いくつかの殺虫成分を順番に使用していくことが望ましいとされています．

有機リン系殺虫成分

アセチルコリンを分解する酵素（アセチルコリンエステラーゼ）と不可逆的に結合し阻害することで，殺虫作用を示します．

アセチルコリンが分解されにくくなる．また不可逆的とは元に戻らないということです．

- ジクロルボス
- ダイアジノン
- フェニトロチオン
- フェンチオン
- トリクロルホン
- クロルピリホスメチル
- プロペタンホス

ほ乳類や鳥類では速やかに分解・排泄（はいせつ）されるため毒性は比較的低いです．ただし，高濃度曝露（こうのうどばくろ）の際には，縮瞳（しゅくどう），呼吸困難，筋肉麻痺（きんにくまひ）などを起こします．

ピレスロイド系殺虫成分

殺虫作用は，神経細胞に直接作用して神経伝達を阻害することによるものです．速やかに自然分解するため，家庭用殺虫剤に広く用いられます．

- ペルメトリン
- フェノトリン
- フタルスリン

フェノトリンは，シラミの駆除で唯一人体に直接適用されるものです．

カーバメイト系殺虫成分，オキサジアゾール系殺虫成分

いずれもアセチルコリンエステラーゼを可逆的に結合し阻害することで，殺虫作用を示します．ピレスロイド系殺虫成分に抵抗性を示す害虫の駆除に用いられます．

カーバメイト系殺虫成分

● プロポクスル

オキサジアゾール系殺虫成分

● メトキサジアゾン

一般に有機リン系殺虫成分に比べて毒性は低いです．

有機塩素系殺虫成分

残留性や体内蓄積性の問題から，殺虫成分としてオルトジクロロベンゼンがウジ，ボウフラの防除の目的で使用されているのみです．

殺虫作用は，ピレスロイド系殺虫成分と同様，神経細胞への直接作用です．

ジクロロイソシアヌル酸ナトリウムなどは有機塩素系殺菌消毒成分です．殺虫と殺菌消毒は分けて覚えましょう．

昆虫成長阻害成分

直接的な殺虫作用ではなく，昆虫の成長を阻害する成分で，有機リン系殺虫成分やピレスロイド系殺虫成分に対して抵抗性を示す場合にも効果があります．

● メトプレン
● ピリプロキシフェン
● ジフルベンズロン

1．メトプレン，ピリプロキシフェン

幼虫が十分成長して 蛹（さなぎ）になるのを抑えているホルモン（幼若ホルモン）に類似した作用を有し，幼虫が 蛹（さなぎ）になるのを妨げます．

2．ジフルベンズロン

脱皮時の新しい外殻の形成を阻害し，幼虫の正常な脱皮をできなくします．

その他の成分

✦殺虫補助成分

　殺虫効果を高める成分として，ピペニルブトキシドやチオシアノ酢酸イソボルニルなどがあります.

✦忌避成分

　ディートは，医薬品または医薬部外品の忌避剤の有効成分として用いられ，最も効果的で，効果の持続性も高いとされています. またイカリジンは，年齢による使用制限がなく，蚊やマダニに対して効果を発揮します.

 練習問題
下記問題の正誤を答えよ

（1）フェノトリンは，アセチルコリンエステラーゼと不可逆的に結合してその働きを阻害することにより殺虫作用を示す.

（2）プロポクスルは，アセチルコリンエステラーゼと可逆的に結合してその働きを阻害することにより殺虫作用を示す.

（3）フェニトロチオンは，神経細胞に直接作用して神経伝達を阻害することにより殺虫作用を示す.

（4）メトプレンは，幼虫が十分成長して蛹（さなぎ）になるのを抑えているホルモン（幼若ホルモン）に類似した作用を有し，幼虫が蛹（さなぎ）になるのを妨げる.

 解答と解説

（1）✕：フェノトリンは神経細胞に直接作用して神経伝達を阻害.

（2）○

（3）✕：フェニトロチオンはアセチルコリンエステラーゼと不可逆的に結合して阻害.

（4）○

③ 殺虫剤・忌避剤の剤形・用法，誤用・事故への対処

主な剤形，用法

✦スプレー剤

　次のタイプに分けられ医薬品を空間中に噴霧するもので，原液を水で希釈し

て噴霧に用いる製品もあります.

- 衛生害虫に直接噴射
- 害虫の住処に噴霧（残留噴射）
- 空間への噴射（空間噴射）

✦ 燻蒸剤

空間噴射の殺虫剤のうち，容器中の医薬品を煙状または霧状にして一度に全量放出させるものです．霧状は煙上に比べ粒子が微小で短時間で部屋の隅々まで行き渡るというメリットがあります．使用時は窓を閉め切り退出し，使用後は喚気を行います．死骸を取り除くために掃除機をかけることも重要です．

✦ 毒餌剤（誘因殺虫剤）

殺虫成分とともに，対象とする衛生害虫（主にゴキブリ）を誘引する成分を配合したものです．

✦ 蒸散剤

殺虫成分を基剤に混ぜて整形し，加熱したときまたは常温で徐々に揮散するようにしたものです．

✦ 粉剤・粒剤

1. 粉剤

殺虫成分を粉体に吸着させたもので，主にダニやシラミ，ノミの防除に散布されます．

2. 粒剤

殺虫成分を粒状にしたもので，ボウフラが生息する水系に投入して使用されるものがあります．

✦ 乳剤・水和剤

原液を水で希釈して使用するもので，地域ぐるみの害虫駆除で使用されることが多いです．

✦ 油剤

湿気を避ける必要がある場所でも使用できます．噴射器具を必要とし，一般の生活者が使用することはほとんどありません．

殺虫剤を使用する際の一般的な留意事項

　殺虫剤を噴霧・散布する際は，なるべく肌の露出が少ない衣服を着用します．皮膚に付着した場合には，直ちに石けん水で洗い流し目や口に入らないようにします．

忌避剤を使用する際の一般的な留意事項

　粘膜刺激性があるため，粘膜などに薬剤が触れないようにします．スプレー剤となっている忌避剤を顔面に使用する場合は，手のひらに噴霧してから塗布するなど，直接顔面に噴霧しないようにします．

　ディートは，外国において動物実験で神経毒性が示唆されているため，ディートを含有する忌避剤（医薬品および医薬部外品）は，下記の1日使用限度を守る必要があります．

- ●生後6ヵ月未満：使用を避ける
- ●生後6ヵ月以上2歳未満：1日1回
- ●2歳以上12歳未満：1日1〜3回

　なお，生後6ヵ月から12歳未満までは，顔面への使用を避ける必要があります．

練習問題
下記問題の正誤を答えよ

(1) 燻蒸剤使用に当たっては，燻蒸処理が完了するまでの間，部屋を締め切って退出する必要がある．

(2) 蒸散剤は，殺虫成分を基剤に混ぜて整形し，加熱したときまたは常温で徐々に揮散するようにしたものである．

(3) 忌避剤は，粘膜刺激性があるため，創傷面，目の周囲，粘膜等に薬剤が触れないようにする必要がある．

(4) ディートを含有する忌避剤（医薬品および医薬部外品）を6歳未満の幼児に使用してはならない．

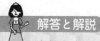

解答と解説

(1) ○ (2) ○ (3) ○

(4) ✕：6歳未満の幼児ではなく，6ヵ月未満の乳児.

Lv.
38

◆◆◆

殺虫剤と忌避剤の問題は，成分名の説明が主に出題されます.
まずはそこを押さえましょう.

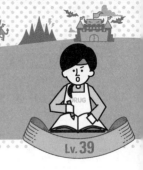

25 一般用検査薬

Lv.39

一般用検査薬とは

　もっぱら疾病の診断に使用される医薬品のうち，人体に直接使用されることのないものを体外診断用医薬品といいます．

　体外診断用医薬品の多くは医療用検査薬ですが，一般用検査薬については薬局または医薬品の販売業において取り扱うことが認められています．一般用検査薬は疾病を早期発見するためのものであり，検査に用いる検体は，尿など採取に際して侵襲のないものです．悪性腫瘍，遺伝性疾患など重大な疾患の診断に関係するものは一般用検査薬の対象外です．

販売時の留意点

　販売を行う際には，各検査薬の使用方法，検査結果などについて製品や添付文書などを用い，購入者などが購入後も確認できるように説明します．また専門的診断に置き換わるものでないことについて，わかりやすく説明することも大切です．

検出感度・偽陰性・偽陽性

● 検出感度

　検体中の対象物質の濃度が極めて低い場合には陰性の結果が出る．検出反応が起こるための最低限の濃度を検出感度という．検査薬を高温や冷所に保管すると，設計どおりの検出感度を発揮できない場合がある．

- **偽陰性**

　検体中に対象物質が存在しているにもかかわらず，濃度が検出感度以下であったり検出反応を妨害するほかの物質の影響によって，検査結果が陰性となった場合を偽陰性という．

- **偽陽性**

　検体中に対象物質が存在していないのに，検査対象外の物質と非特異的な反応が起こって検査結果が陽性となった場合を偽陽性という．
※偽陰性・偽陽性を完全に排除することは困難．

練習問題

　　下記問題の正誤を答えよ

（1）検体中に対象物質が存在しているにもかかわらず，その濃度が検出感度以下であったり，検出反応を妨害するほかの物質の影響等によって，検査結果が陰性となった場合を偽陰性という．

（2）一般用検査薬については，薬局においてのみ取り扱うことが認められている．

（3）生体から採取された検体には予期しない妨害物質や化学構造がよく似た物質が混在することがあり，いかなる検査薬においても偽陰性・偽陽性を完全に排除することは困難である．

（4）一般用検査薬の販売時には，専門的診断に置き換わるものであることについてわかりやすく説明する．

解答と解説

（1）〇
（2）✕：薬局または医薬品の販売業（いわゆる薬店）でも販売可．
（3）〇
（4）✕：専門的診断とは置き換わるものではない．

尿糖・尿タンパク検査薬

① 尿中の糖・タンパク値に異常が生じる要因

泌尿器系，血糖値が正常であれば，糖分やタンパク質は腎臓の尿細管におい

てほとんどが再吸収され，尿中にはほぼ排泄されません．

> - **尿糖値に異常が生じる要因**
>   高血糖，腎臓疾患（腎性尿糖）
> - **尿中タンパク値に異常が生じる要因**
>   腎臓疾患（腎炎 , ネフローゼ），尿路疾患（尿路感染症，尿路結石，膀胱炎など）

② 検査結果に影響を与える要因

尿糖・尿タンパクの検査結果に影響を与える要因

> - **採尿に用いた容器の汚れ**
>   糖分やタンパク質が付着している容器の場合，正確な結果が出ないため清潔な容器を使用する必要がある．
> - **採尿のタイミング**
>   尿糖検査の場合：食後 1～2 時間
>   尿タンパクの場合：原則として早朝尿（激しい運動の直後は避ける）
>   同時検査の場合：早朝尿を検体とするが，尿糖が検出された場合には食後尿で再検査し判断する．
> - **採尿の仕方**
>   出始めの尿では尿道や外陰部に付着した細菌や分泌物が混入することがあるため，中間尿を採取して検査する．
> - **検体の取り扱い**
>   雑菌の繁殖を考慮し，採尿後，なるべく速やかに検査することが望ましい．
> - **検査薬の取り扱い**
>   検出する部分を手で触れないようにする．また長い間尿に浸すと検出成分が溶け出し，正確な検査結果が得られなくなるため避ける．
> - **食事などの影響**
>   尿は弱酸性であるが，食事その他の影響で中性～弱アルカリ性に傾くと結果に影響を与える場合がある．また，医薬品が影響を与える場合もある．

検査結果の判断，受診勧奨

　尿糖・尿タンパク検査薬は，その結果をもって直ちに疾患の有無や種類を判断することはできません．尿糖または尿タンパクが陽性の場合には，早期に医師の診断を受ける必要があります．陰性でも何らかの症状がある場合は，再検査か，医療機関の受診が必要です．

Lv.
39

練習問題
下記問題の正誤を答えよ

(1) 通常，尿は弱酸性であるが，食事その他の影響で中性〜弱アルカリ性に傾くと，正確な検査結果が得られなくなることがある．
(2) 採尿の仕方として，出始めの尿を採取することが望ましい．
(3) 医薬品の中には，検査結果に影響を与える成分を含むものがある．
(4) 尿糖・尿タンパク検査薬は，検出する部分を長い間，尿に浸すほど，正確な検査結果が得られる．
(5) 尿糖・尿タンパク同時検査の場合，早朝尿（起床直後の尿）を検体とするが，尿糖が検出された場合には，食後の尿について改めて検査して判断する必要がある．

解答と解説

(1) 〇
(2) ✕：出始めの尿は細菌などの混入の可能性があるため中間尿を採取．
(3) 〇
(4) ✕：検出成分が溶け出し，正確な検査ができない場合がある．
(5) 〇

 # 妊娠検査薬

① 妊娠の早期発見の意義

　妊娠の初期（妊娠12週まで）は，胎児の器官形成に重要な時期であり，母体が摂取した物質の影響を受けやすいです．そのため，妊娠しているかどうかを早い段階で知り，体調管理や食事・医薬品の使用に適切な配慮をすることが大切です．

② 検査結果に影響を与える要因，結果の判断，受診勧奨

検査の仕組み

　妊娠が成立すると胎児を取り巻く絨毛細胞からヒト絨毛性性腺刺激ホルモン（hCG）が分泌され始め，やがて尿中にhCGが検出されるようになります．

　妊娠検査薬は尿中のhCGの有無を調べるものであり，実際に妊娠成立4週目前後の尿中hCG濃度を検出感度としています．

検査結果に影響を与える主な要因

● 検査の時期

　月経予定日後1週目以降の検査が推奨されている．

　早い時期の検査では妊娠していても尿中hCGが検出感度に達していないことによる偽陰性となる場合がある．

● 採尿のタイミング

　尿中hCGが検出されやすい早朝尿が向いているが，尿が濃すぎると正確な結果が得られないこともある．

● 検査薬の取り扱い，検出環境

　尿中hCGの検出反応は温度の影響を受ける．

　検査環境の温度が極端に高いまたは低い場合，正確な検査結果が得られないことがある．

● 検体の取り扱い，検体中の混在物質

　雑菌繁殖によって尿中成分の分解が進むため，採尿後，なるべく速やかに検査することが望ましい．またタンパク尿や糖尿の場合，非特異的な反応が生じて偽陽性を示すことがある．

● ホルモン分泌の変動

　腫瘍化している場合には，妊娠していなくてもhCGが分泌され検査結果が陽性となることがある．また，経口避妊薬や更年期障害治療薬などのホルモン剤を使用している人では，妊娠していなくても尿中hCGが検出されることがある．

検査結果の判断，受診勧奨

　妊娠検査薬の結果をもって直ちに妊娠しているか否かを断定することはできません．妊娠の確定診断は，専門医により総合的に妊娠の成立を見極める必要があります．また正常な妊娠か否かは，妊娠検査薬では判別できません．

　検査結果が陰性であって月経の遅れが著しい場合には，偽陰性である（実際は妊娠している）可能性のほか，続発性無月経などの病気であるおそれもあります．

練習問題
下記問題の正誤を答えよ

（1）尿中のヒト絨毛性性腺刺激ホルモン（hCG）の検出反応は，温度の影響を受けない．

（2）妊娠検査薬は，高濃度のタンパク尿や糖尿の場合，偽陽性を示すことがある．

（3）経口避妊薬や更年期障害治療薬などのホルモン剤を使用している人では，妊娠していなくても尿中 hCG が検出されることがある．

（4）一般的な妊娠検査薬は，月経予定日のおおむね 1 週間前の検査が推奨されている．

（5）検体としては，尿中の hCG が検出されやすい早朝尿（起床直後の尿）が向いているが，尿が濃すぎると，かえって正確な結果が得られないこともある．

解答と解説

（1）✕：温度の影響を受ける．
（2）○
（3）○
（4）✕：1 週目以降．
（5）○

毎年ほぼ 1 問は出題されています．
採尿のタイミングは特に覚えましょう．

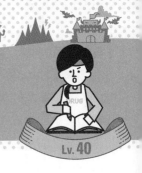

漢方処方製剤について項目ごとに一覧にしています.

カンゾウ（甘草），マオウ（麻黄），ダイオウ（大黄）を含む場合は，それぞれの漢方処方製剤名の下に 甘 麻 大 と記載しています.

キーワード（緑字）とカンゾウ，マオウ，ダイオウの有無に注目して覚えましょう.

ポイント 試験に出てくる漢方処方製剤で，マオウを含有するものは，すべて発汗傾向の著しい人には不向きです.

かぜ薬

半夏厚朴湯を除くいずれも，構成生薬としてカンゾウを含みます.
また，麻黄湯，葛根湯，小青竜湯には，構成生薬としてマオウを含みます.
なお，半夏厚朴湯，麦門冬湯は「咳・痰の改善」にて解説しています.

葛根湯 甘 麻	⭕ 体力中等度以上のものの感冒の初期（汗をかいていないもの），鼻かぜ，鼻炎，頭痛，肩こり，筋肉痛，手や肩の痛み
	❌ 体の虚弱な人，胃腸の弱い人，発汗傾向の著しい人では，悪心，胃部不快感等の副作用が現れやすい
	⊗ 肝機能障害，偽アルドステロン症

⭕：適している，❌：不向き，⊗：重篤な副作用， ❗：ワンポイント
甘：カンゾウ， 麻：マオウ， 大：ダイオウ

Lv.
40

麻黄湯（まおうとう） 甘 麻	○ 体力充実して，かぜのひきはじめで，寒気がして発熱，頭痛があり，咳が出て身体のふしぶしが痛く汗が出ていないものの感冒，鼻かぜ，気管支炎，鼻づまり ✕ 胃腸の弱い人，発汗傾向の著しい人では，悪心，胃部不快感，発汗過多，全身脱力感等の副作用が現れやすい．麻黄湯は，マオウの含有量が多く，体の虚弱な人は使用を避ける必要がある．
小柴胡湯（しょうさいことう） 甘	○ 体力中等度で，ときに脇腹（腹）からみぞおちあたりにかけて苦しく，食欲不振や口の苦味があり，舌に白苔がつくものの食欲不振，吐きけ，胃炎，胃痛，胃腸虚弱，疲労感，かぜの後期の諸症状 ✕ 胃腸虚弱，胃炎のような消化器症状にも用いられるが，体の虚弱な人 ⊗ 肝機能障害，間質性肺炎 **その他**：インターフェロン製剤との併用により，副作用として間質性肺炎が現れるおそれが高まるため，使用を避ける必要がある．また，肝臓病自体が，間質性肺炎を起こす要因の一つとされており，肝臓病の診断を受けた人では，使用前に医師または薬剤師へ相談するなどの対応が必要である． ❗ 小柴胡湯，大柴胡湯（p.349）ともに，「脇腹（腹）からみぞおちあたりにかけて苦しく」の文言が入ります．
柴胡桂枝湯（さいこけいしとう） 甘	○ 体力中等度またはやや虚弱で，多くは腹痛を伴い，ときに微熱・寒気・頭痛・吐きけなどのあるものの胃腸炎，かぜの中期から後期の症状 ⊗ 肝機能障害，間質性肺炎 ❗ 漢方処方名に「柴」が入るものには，重篤な副作用に肝機能障害，間質性肺炎があります．ただし，外用の紫雲膏には2つの副作用はないので注意してください．
小青竜湯（しょうせいりゅうとう） 甘 麻	○ 体力中等度またはやや虚弱で，うすい水様の痰を伴う咳や鼻水が出るものの気管支炎，気管支喘息，鼻炎，アレルギー性鼻炎，むくみ，感冒，花粉症 ✕ 体の虚弱な人，胃腸の弱い人，発汗傾向の著しい人では，悪心，胃部不快感等の副作用が現れやすい ⊗ 肝機能障害，間質性肺炎，偽アルドステロン症

○：適している，✕：不向き，⊗：重篤な副作用，❗：ワンポイント
甘：カンゾウ，麻：マオウ，大：ダイオウ

桂枝湯 けいしとう 甘	○体力虚弱で，汗が出るもののかぜの初期
香蘇散 こうそさん 甘	○体力虚弱で，神経過敏で気分がすぐれず胃腸の弱いもののかぜの初期，血の道症 ❗香蘇散はチンピを含有しており，チンピには香りによる健胃作用があります．香蘇散の「胃腸が弱いもの」と結び付けて覚えましょう．

○：適している，✖：不向き，⊗：重篤な副作用，❗：ワンポイント
甘：カンゾウ，麻：マオウ，大：ダイオウ

練習問題

下記問題の正誤を答えよ

(1) 葛根湯は，体力中等度以上のものの感冒の初期（汗をかいていないもの），鼻かぜ，鼻炎，頭痛，肩こり，筋肉痛，手や肩の痛みに適すとされ，重篤な副作用はない．

(2) 麻黄湯は，体力中等度で，ときに脇腹（腹）からみぞおちあたりにかけて苦しく，食欲不振や口の苦味があり，舌に白苔がつくものの食欲不振，吐きけ，胃炎，胃痛，胃腸虚弱，疲労感，かぜの後期の諸症状に適すとされる．

(3) 柴胡桂枝湯は，体力虚弱で，神経過敏で気分がすぐれず胃腸の弱いもののかぜの初期，血の道症に適すとされる．

(4) 小青竜湯は，体力中等度またはやや虚弱で，うすい水様の痰を伴う咳や鼻水が出るものの気管支炎，気管支喘息，鼻炎，アレルギー性鼻炎，むくみ，感冒，花粉症に適すとされる．

解答と解説

(1) ✖：重篤な副作用として肝機能障害，偽アルドステロンがある．
(2) ✖：麻黄湯ではなく，小柴胡湯．
(3) ✖：柴胡桂枝湯ではなく，香蘇散．
(4) ○

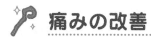

痛みの改善

呉茱萸湯以外はいずれも構成生薬としてカンゾウを含んでいます．

芍薬甘草湯以外は，比較的長期間（1ヵ月くらい）服用されることがあります．

Lv.
40

しゃくやくかんぞうとう **芍薬甘草湯** 甘	◯ 体力にかかわらず使用でき，筋肉の急激な痙攣を伴う痛みのあるもののこむらがえり，筋肉の痙攣，腹痛，腰痛
	⊗ 肝機能障害，間質性肺炎，うっ血性心不全や心室頻拍
	その他：症状があるときのみの服用にとどめ，連用は避ける．また心臓病の診断を受けた人では使用を避ける必要がある．
	❕ こむらがえりとは，俗に言う「（足が）つる」状態のこと
けいしかじゅつぶとう **桂枝加朮附湯** 甘	◯ 体力虚弱で，汗が出，手足が冷えてこわばり，ときに尿量が少ないものの関節痛，神経痛
	✖ 動悸，のぼせ，ほてり等の副作用が現れやすい等の理由で，のぼせが強く赤ら顔で体力が充実している人
けいしかりょうじゅつぶとう **桂枝加苓朮附湯** 甘	◯ 体力虚弱で，手足が冷えてこわばり，尿量が少なく，ときに動悸，めまい，筋肉のぴくつきがあるものの関節痛，神経痛
	✖ 動悸，のぼせ，ほてり等の副作用が現れやすい等の理由で，のぼせが強く赤ら顔で体力が充実している人
よくいにんとう **薏苡仁湯** 甘 麻	◯ 体力中等度で，関節や筋肉の腫れや痛みがあるものの関節痛，筋肉痛，神経痛
	✖ 悪心・嘔吐，胃部不快感等の副作用が現れやすい等の理由で，体の虚弱な人，胃腸の弱い人，発汗傾向の著しい人
まきょうよくかんとう **麻杏薏甘湯** 甘 麻	◯ 体力中等度なものの関節痛，神経痛，筋肉痛，いぼ，手足のあれ（手足の湿疹・皮膚炎）
	✖ 悪心・嘔吐，胃部不快感等の副作用が現れやすい等の理由で，体の虚弱な人，胃腸の弱い人，発汗傾向の著しい人
そけいかっけつとう **疎経活血湯** 甘	◯ 体力中等度で，痛みがあり，ときにしびれがあるものの関節痛，神経痛，腰痛，筋肉痛
	✖ 消化器系の副作用が現れやすい等の理由で，胃腸が弱く下痢しやすい人

◯：適している，✖：不向き，⊗：重篤な副作用，❕：ワンポイント
甘：カンゾウ，麻：マオウ，大：ダイオウ

当帰四逆加呉茱萸生姜湯 [甘]	○ 体力中等度以下で，手足の冷えを感じ，下肢の冷えが強く，下肢または下腹部が痛くなりやすいものの冷え症，しもやけ，頭痛，下腹部痛，腰痛，下痢，月経痛
	✕ 胃腸の弱い人
呉茱萸湯	○ 体力中等度以下で，手足が冷えて肩がこり，ときにみぞおちが膨満するものの頭痛，頭痛に伴う吐きけ・嘔吐，しゃっくり
釣藤散 [甘]	○ 体力中等度で，慢性に経過する頭痛，めまい，肩こりなどがあるものの慢性頭痛，神経症，高血圧の傾向
	✕ 消化器系の副作用が現れやすい等の理由で，胃腸虚弱で冷え症の人

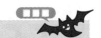

○：適している，✕：不向き，⊗：重篤な副作用，❗：ワンポイント
甘：カンゾウ，麻：マオウ，大：ダイオウ

練習問題
下記問題の正誤を答えよ

(1) 芍薬甘草湯は，体力にかかわらず使用でき，筋肉の急激な痙攣を伴う痛みのあるもののこむらがえり，筋肉の痙攣，腹痛，腰痛に適すとされ，構成生薬としてカンゾウを含む．

(2) 呉茱萸湯は，体力虚弱で，汗が出，手足が冷えてこわばり，ときに尿量が少ないものの関節痛，神経痛に適すとされ，構成生薬としてカンゾウを含む．

(3) 疎経活血湯は，体力中等度以下で，手足の冷えを感じ，下肢の冷えが強く，下肢または下腹部が痛くなりやすいものの冷え症，しもやけ，頭痛，下腹部痛，腰痛，下痢，月経痛に適すとされ，構成生薬としてカンゾウを含む．

(4) 薏苡仁湯は，体力中等度で，関節や筋肉のはれや痛みがあるものの関節痛，筋肉痛，神経痛に適すとされ，構成生薬としてカンゾウとマオウを含む．

(5) 釣藤散は，体力中等度で，慢性に経過する頭痛，めまい，肩こりなどがあるものの慢性頭痛，神経症，高血圧の傾向のあるものに適する．

解答と解説

(1) ○

(2) ✕：呉茱萸湯ではなく，桂枝加朮附湯．

(3) ✕：疎経活血湯ではなく，当帰四逆加呉茱萸生姜湯．

(4) ○

(5) ○

神経質，精神不安，不眠などの症状と小児の疳の改善

酸棗仁湯 さんそうにんとう 甘 【鎮静】	○体力中等度以下で，心身が疲れ，精神不安，不眠などがあるものの不眠症，神経症 ✗胃腸が弱い人，下痢または下痢傾向のある人では，消化器系の副作用が現れやすい **その他**：1週間くらい服用して症状の改善がみられない場合には，漫然と服用を継続せず，医療機関を受診するなどの対応が必要である．
加味帰脾湯 かみきひとう 甘 【鎮静】	○体力中等度以下で，心身が疲れ，血色が悪く，ときに熱感を伴うものの貧血，不眠症，精神不安，神経症
抑肝散 よくかんさん 甘 【鎮静】 【小児の疳】	○体力中等度をめやすとして，神経がたかぶり，怒りやすい，イライラなどがあるものの神経症，不眠症，小児夜泣き，小児疳症（神経過敏），歯ぎしり，更年期障害，血の道症 **その他**：心不全を引き起こす可能性があるため，動くと息が苦しい，疲れやすい，足がむくむ，急に体重が増えた場合は直ちに医師の診療を受けるべきである．
抑肝散加陳皮半夏 よくかんさんかちんぴはんげ 甘 【鎮静】 【小児の疳】	○体力中等度をめやすとして，やや消化器が弱く神経がたかぶり，怒りやすい，イライラなどがあるものの神経症，不眠症，小児夜泣き，小児疳症（神経過敏），更年期障害，血の道症，歯ぎしり ！抑肝散にチンピとハンゲが加わっています．チンピは香りにより健胃作用を示すため，「消化器が弱いもの」と結び付けて覚えましょう．
柴胡加竜骨牡蛎湯 さいこかりゅうこつぼれいとう 大 【鎮静】 【小児の疳】	○体力中等度以上で，精神不安があって，動悸，不眠，便秘などを伴う高血圧の随伴症状（動悸，不安，不眠），神経症，更年期神経症，小児夜泣き，便秘 ✗体の虚弱な人，胃腸が弱く下痢しやすい人，瀉下薬を服用している人では，腹痛，激しい腹痛を伴う下痢の副作用が現れやすい ⊗肝機能障害，間質性肺炎

○：適している，✗：不向き，⊗：重篤な副作用，！：ワンポイント
甘：カンゾウ，麻：マオウ，大：ダイオウ

<ruby>桂枝加竜骨牡蛎<rt>けいしかりゅうこつぼれい</rt></ruby> <ruby>湯<rt>とう</rt></ruby> **甘** 【鎮静】 【小児の疳】	○ 体力中等度以下で，疲れやすく，神経過敏で，興奮しやすいものの神経質，不眠症，小児夜泣き，夜尿症，眼精疲労，神経症
<ruby>小 建 中 湯<rt>しょうけんちゅうとう</rt></ruby> **甘** 【小児の疳】	○ 体力虚弱で，疲労しやすく腹痛があり，血色がすぐれず，ときに動悸，手足のほてり，冷え，ねあせ，鼻血，頻尿および多尿などを伴うものの小児虚弱体質，疲労倦怠，慢性胃腸炎，腹痛，神経質，小児夜尿症，夜泣き **その他**：乳幼児に使用される場合は，体格の個人差から体重あたりのグリチルリチン酸の摂取量が多くなることがあることに加え，小建中湯は比較的長期間（1ヵ月くらい）服用することがあるので，特に留意される必要がある．

○：適している，✗：不向き，⊗：重篤な副作用，❗：ワンポイント
甘：カンゾウ，**麻**：マオウ，**大**：ダイオウ

練習問題
下記問題の正誤を答えよ

(1) <ruby>酸棗仁湯<rt>さんそうにんとう</rt></ruby>は，体力中等度以下で，心身が疲れ，精神不安，不眠などがあるものの不眠症，神経症に適すとされるが，胃腸が弱い人，下痢または下痢傾向のある人では，消化器系の副作用が現れやすい等，不向きとされる．

(2) <ruby>柴胡加竜骨牡蛎湯<rt>さいこかりゅうこつぼれいとう</rt></ruby>は，体力中等度以下で，心身が疲れ，血色が悪く，ときに熱感を伴うものの貧血，不眠症，精神不安，神経症に適すとされる．

(3) <ruby>桂枝加竜骨牡蛎湯<rt>けいしかりゅうこつぼれいとう</rt></ruby>は体力中等度以上で精神不安があって，動悸，不眠，便秘などを伴う高血圧の随伴症状（動悸，不安，不眠），神経症，更年期神経症，小児夜なき，便秘に適するとされる．

(4) <ruby>抑肝散<rt>よくかんさん</rt></ruby>は体力中等度をめやすとして，神経がたかぶり，怒りやすい，イライラなどがあるものの神経症，不眠症，小児夜なき，小児疳症（神経過敏），歯ぎしり，更年期障害，血の道症に適すとされる．

(5) <ruby>小 建 中 湯<rt>しょうけんちゅうとう</rt></ruby>は，体力虚弱で疲労しやすく腹痛があり，血色がすぐれず，ときに動悸，手足のほてり，冷え，ねあせ，鼻血，頻尿および多尿などを伴うものの小児虚弱体質，疲労倦怠，慢性胃腸炎，腹痛，神経質，小児夜尿症，夜なきに適すとされる．

解答と解説

(1) ○

(2) ×：柴胡加竜骨牡蛎湯（さいこかりゅうこつぼれいとう）ではなく，加味帰脾湯（かみきひとう）．

(3) ×：桂枝加竜骨牡蛎湯（けいしかりゅうこつぼれいとう）ではなく，柴胡加竜骨牡蛎湯（さいこかりゅうこつぼれいとう）．

(4) ○

(5) ○

Lv.
40

咳・痰の改善

半夏厚朴湯（はんげこうぼくとう）を除くいずれも，構成生薬としてカンゾウを含みます．また五虎湯（ごことう），麻杏甘石湯（まきょうかんせきとう），神秘湯（しんぴとう）はマオウを含みます．

また，甘草湯（かんぞうとう）を除くいずれも，比較的長期間（1ヵ月くらい）服用されることがあります．

甘草湯（かんぞうとう） 甘	❶体力にかかわらず使用でき，激しい咳，咽喉痛，口内炎，しわがれ声に，外用では痔・脱肛の痛みに用いられる．
	その他：カンゾウのみからなる漢方処方製剤で，短期間の服用にとどめ，連用しない．エキス製剤は乳幼児にも使用されることがあるが，その場合，体格の個人差から体重あたりのグリチルリチン酸の摂取量が多くなることがあり，特に留意される必要がある．
柴朴湯（さいぼくとう） 甘	❶体力中等度で，気分がふさいで，咽喉，食道部に異物感があり，かぜをひきやすく，ときに動悸，めまい，嘔気などを伴うものの小児喘息，気管支喘息，気管支炎，咳，不安神経症，虚弱体質 ✖むくみの症状のある人 ⊗肝機能障害，間質性肺炎
五虎湯（ごことう） 甘　麻	❶体力中等度以上で，咳が強くでるものの咳，気管支喘息，気管支炎，小児喘息，感冒，痔の痛み ✖胃腸の弱い人，発汗傾向の著しい人
麻杏甘石湯（まきょうかんせきとう） 甘　麻	❶体力中等度以上で，咳が出て，ときにのどが渇くものの咳，小児喘息，気管支喘息，気管支炎，感冒，痔の痛み ✖胃腸の弱い人，発汗傾向の著しい人

神秘湯 しん ぴ とう 甘 麻	⭕ 体力中等度で，咳，喘鳴，息苦しさがあり，痰が少ないものの小児喘息，気管支喘息，気管支炎 ❌ 胃腸の弱い人，発汗傾向の著しい人
半夏厚朴湯 はん げ こうぼくとう	⭕ 体力中等度をめやすとして使用でき，気分がふさいで，咽喉・食道部に異物感があり，ときに動悸，めまい，嘔気などを伴う不安神経症，神経性胃炎，つわり，咳，しわがれ声，のどのつかえ感
麦門冬湯 ばくもんどうとう 甘	⭕ 体力中等度以下で，痰が切れにくく，ときに強く咳こみ，または咽頭の乾燥感があるもののから咳，気管支炎，気管支喘息，咽頭炎，しわがれ声 ❌ 水様痰の多い人 ⊗ 肝機能障害，間質性肺炎

⭕：適している，❌：不向き，⊗：重篤な副作用，❗：ワンポイント
甘：カンゾウ，麻：マオウ，大：ダイオウ

練習問題

　　　　下記問題の正誤を答えよ

(1) 五虎湯は，体力中等度以上で，咳が強く出るものの咳，気管支喘息，気管支炎，小児喘息，感冒，痔の痛みに用いられ，構成生薬としてカンゾウとマオウを含む．

(2) 柴朴湯は，体力中等度で，気分がふさいで，咽喉，食道部に異物感があり，かぜをひきやすく，ときに動悸，めまい，嘔気などを伴うものの小児喘息，気管支喘息，気管支炎，咳，不安神経症に適すとされ，構成生薬としてカンゾウを含む．

(3) 半夏厚朴湯は，体力中等度以上で，咳が出て，ときにのどが渇くものの咳，小児喘息，気管支喘息，気管支炎，感冒，痔の痛みに適すとされ，構成生薬としてカンゾウを含む．

(4) 神秘湯は，体力中等度で，咳，喘鳴，息苦しさがあり，痰が少ないものの小児喘息，気管支喘息，気管支炎に用いられ，構成生薬としてカンゾウとマオウを含む．

解答と解説

(1) ○
(2) ○
(3) ✕：半夏厚朴湯_{はんげこうぼくとう}ではなく，麻杏甘石湯_{まきょうかんせきとう}．
(4) ○

Lv.
40

喉の痛みの改善（痰・咳に対する効果を標榜しないもの）

いずれも構成生薬としてカンゾウを含みます．

白虎加人参湯_{びゃっこかにんじんとう}以外「体力にかかわらず」のため，
白虎加人参湯_{びゃっこかにんじんとう}がよく出題されることが多いです．

桔梗湯_{ききょうとう} 甘	◯ 体力にかかわらず使用でき，喉が腫れて痛み，ときに咳が出るものの扁桃炎，扁桃周囲炎 ✕ 胃腸が弱く下痢しやすい人では，食欲不振，胃部不快感等の副作用が現れやすい
駆風解毒散_{くふうげどくさん} 駆風解毒湯_{くふうげどくとう} 甘	◯ 体力にかかわらず使用でき，喉が腫れて痛む扁桃炎，扁桃周囲炎 ✕ 体の虚弱な人，胃腸が弱く下痢しやすい人では，食欲不振，胃部不快感等の副作用が現れやすい その他：水またはぬるま湯に溶かしてうがいしながら少しずつゆっくり服用するのを特徴とし，駆風解毒湯のトローチ剤もある．
白虎加人参湯_{びゃっこかにんじんとう} 甘	◯ 体力中等度以上で，熱感と口渇が強いものの喉の渇き，ほてり，湿疹・皮膚炎，皮膚のかゆみ ✕ 体の虚弱な人，胃腸虚弱で冷え症の人では，食欲不振，胃部不快感等の副作用が現れやすい
響声破笛丸_{きょうせいはてきがん} 甘 大	◯ 体力にかかわらず使用でき，しわがれ声，咽喉不快 ✕ 胃腸が弱く下痢しやすい人では，食欲不振，胃部不快感等の副作用が現れやすい

◯：適している，✕：不向き，⊗：重篤な副作用，❗：ワンポイント
甘：カンゾウ，麻：マオウ，大：ダイオウ

練習問題

下記記述について，正しいものを一つ選べ（解答は下）

体力中等度以上で，熱感と口渇が強いものの喉の渇き，ほてり，湿疹・皮膚炎，皮膚のかゆみに適すとされるが，体の虚弱な人（体力の衰えている人，体の弱い人），胃腸虚弱で冷え症の人では，食欲不振，胃部不快感等の副作用が現れやすい等，不向きとされる．また，比較的長期間（1ヵ月くらい）服用されることがある.

(1) 響声破笛丸
きょうせいはてきがん

(2) 白虎加人参湯
びゃっこかにんじんとう

(3) 桔梗湯
ききょうとう

(4) 駆風解毒湯
く ふう げ どくとう

(5) 麻子仁丸
ま し にんがん

解答と解説

正解は（2）
キーワードは「体力中等度以上」で，「熱感と口渇が強いものの喉の渇き」です．

胃の薬

いずれも構成生薬としてカンゾウを含みます.

安中散 あんちゅうさん 甘	❍ 体力中等度以下で，腹部は力がなくて，胃痛または腹痛があって，ときに胸やけや，げっぷ，胃もたれ，食欲不振，吐きけ，嘔吐などを伴うものの神経性胃炎，慢性胃炎，胃腸虚弱
人参湯 にんじんとう 甘	❍ 体力虚弱で，疲れやすくて手足などが冷えやすいものの胃腸虚弱，下痢，嘔吐，胃痛，腹痛，急・慢性胃炎 **その他**：下痢または嘔吐に用いる場合には，漫然と長期の使用は避ける

❍：適している，✖：不向き，⊗：重篤な副作用，❗：ワンポイント
甘：カンゾウ，麻：マオウ，大：ダイオウ

Lv.
40

平胃散 べい い さん 甘	⭕ 体力中等度以上で，胃がもたれて消化が悪く，ときに吐きけ，食後に腹が鳴って下痢の傾向のあるものの食べすぎによる胃のもたれ，急・慢性胃炎，消化不良，食欲不振 その他：急性胃炎に用いる場合には，漫然と長期の使用は避ける．
六君子湯 りっくん し とう 甘	⭕ 体力中等度以下で，胃腸が弱く，食欲がなく，みぞおちがつかえて疲れやすく，貧血性で手足が冷えやすいものの胃炎，胃腸虚弱，胃下垂，消化不良，食欲不振，胃痛，嘔吐 ⊗ 肝機能障害

 # 腸の薬

桂枝加芍薬湯 けいしかしゃくやくとう 甘	⭕ 体力中等度以下で，腹部膨満感のある人のしぶり腹，腹痛，下痢，便秘 その他：短期間の使用に限られるものでないが，1週間くらい服用して症状の改善がみられない場合には，いったん使用を中止して専門家に相談がなされるなどの対応が必要である．しぶり腹とは残便感があり，繰り返し腹痛を伴い便意を催すもの
大黄甘草湯 だいおうかんぞうとう 甘 大	⭕ 体力にかかわらず使用できる．便秘，便秘に伴う頭重，のぼせ，湿疹・皮膚炎，ふきでもの（にきび），食欲不振，腹部膨満，腸内異常発酵，痔などの症状の緩和 ❌ 体の虚弱な人，胃腸が弱く下痢しやすい人では，激しい腹痛を伴う下痢等の副作用が現れやすい その他：本剤を使用している間は，ほかの瀉下薬の使用を避ける必要がある．5〜6日間服用しても症状の改善がみられない場合には，いったん使用を中止して専門家に相談がなされるべきである．
大黄牡丹皮湯 だいおう ぼ たん ぴ とう 大	⭕ 体力中等度以上で，下腹部痛があって，便秘しがちなものの月経不順，月経困難，月経痛，便秘，痔疾 ❌ 体の虚弱な人，胃腸が弱く下痢しやすい人では，激しい腹痛を伴う下痢等の副作用が現れやすい その他：本剤を使用している間は，ほかの瀉下薬の使用を避ける必要がある．

⭕：適している，❌：不向き，⊗：重篤な副作用，❗：ワンポイント
甘：カンゾウ，麻：マオウ，大：ダイオウ

麻子仁丸 ましにんがん 大	○ 体力中等度以下で，ときに便が硬く塊状なものの便秘，便秘に伴う頭重，のぼせ，湿疹・皮膚炎，ふきでもの（にきび），食欲不振，腹部膨満，腸内異常醗酵，痔などの症状の緩和
	✕ 胃腸が弱く下痢しやすい人では，激しい腹痛を伴う下痢等の副作用が現れやすい
	その他：本剤を使用している間は，ほかの瀉下薬の使用を避ける必要がある．

 ## 動悸と高血圧の随伴症状の改善

苓桂朮甘湯 りょうけいじゅつかんとう 甘	○ 体力中等度以下で，めまい，ふらつきがあり，ときにのぼせや動悸があるものの立ちくらみ，めまい，頭痛，耳鳴り，動悸，息切れ，神経症，神経過敏
	その他：強心作用が期待される生薬は含まれず，主に利尿作用により，水毒（漢方の考え方で，体の水分が停滞したり偏在して，その循環が悪いことを意味する）の排出を促すことを主眼とする．高血圧，心臓病，腎臓病の診断を受けた人では，偽アルドステロン症が生じやすいため，注意が必要である．
三黄瀉心湯 さんおうしゃしんとう 大	○ 体力中等度以上で，のぼせ気味で顔面紅潮し，精神不安，みぞおちのつかえ，便秘傾向などのあるものの高血圧の随伴症状（のぼせ，肩こり，耳なり，頭重，不眠，不安），鼻血，痔出血，便秘，更年期障害，血の道症
	✕ 体の虚弱な人，胃腸が弱く下痢しやすい人，だらだら出血が長引いている人では，激しい腹痛を伴う下痢等の副作用が現れやすい
七物降下湯 しちもつこうかとう	○ 体力中等度以下で，顔色が悪くて疲れやすく，胃腸障害のないものの高血圧に伴う随伴症状
	✕ 胃腸が弱く下痢しやすい人では，胃部不快感等の副作用が現れやすい
	その他：15歳未満の小児への使用は避ける．

○：適している，✕：不向き，⊗：重篤な副作用，❗：ワンポイント
甘：カンゾウ，麻：マオウ，大：ダイオウ

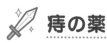

痔の薬

いずれも構成生薬として<u>カンゾウ</u>を含みます.

乙字湯 甘 大	○ 体力中等度以上で，大便がかたく，便秘傾向のあるものの痔核（いぼ痔），切れ痔，便秘，軽度の脱肛 ✗ 体の虚弱な人，胃腸が弱く下痢しやすい人では，悪心・嘔吐，激しい腹痛を伴う下痢等の副作用が現れやすい ⊗ 肝機能障害，間質性肺炎
芎帰膠艾湯 甘	○ 体力中等度以下で，冷え症で，出血傾向があり胃腸障害のないものの痔出血，貧血，月経異常・月経過多・不正出血，皮下出血 ✗ 胃腸が弱く下痢しやすい人では，胃部不快感，腹痛，下痢等の副作用が現れやすい

Lv.
40

泌尿器の漢方処方製剤は，尿量減少と
多尿の記載の有無に注目しましょう

 # 泌尿器用薬

牛車腎気丸 ごしゃじんきがん	○ 体力中等度以下で，疲れやすくて，四肢が冷えやすく尿量減少し，むくみがあり，ときに口渇があるものの下肢痛，腰痛，しびれ，高齢者のかすみ目，痒み，排尿困難，頻尿，むくみ，高血圧に伴う随伴症状の改善（肩こり，頭重，耳鳴り） ✗ 胃腸が弱く下痢しやすい人，のぼせが強く赤ら顔で体力の充実している人では，胃部不快感，腹痛，のぼせ，動悸等の副作用が現れやすい ⊗ 肝機能障害，間質性肺炎
八味地黄丸 はちみじおうがん	○ 体力中等度以下で，疲れやすくて，四肢が冷えやすく，尿量減少または多尿でときに口渇があるものの下肢痛，腰痛，しびれ，高齢者のかすみ目，痒み，排尿困難，残尿感，夜間尿，頻尿，むくみ，高血圧に伴う随伴症状の改善，軽い尿漏れ ✗ 胃腸の弱い人，下痢しやすい人では，食欲不振，胃部不快感，腹痛，下痢の副作用が現れるおそれがあるため使用を避ける必要があり，また，のぼせが強く赤ら顔で体力の充実している人では，のぼせ，動悸等の副作用が現れやすい

○：適している，✗：不向き，⊗：重篤な副作用，❗：ワンポイント
甘：カンゾウ，麻：マオウ，大：ダイオウ

六味丸 (ろくみがん)	○体力中等度以下で，疲れやすくて尿量減少または多尿で，ときに手足のほてり，口渇があるものの排尿困難，残尿感，頻尿，むくみ，痒み，夜尿症，しびれ
	✕胃腸が弱く下痢しやすい人では，胃部不快感，腹痛，下痢等の副作用が現れやすい
猪苓湯 (ちょれいとう)	○体力にかかわらず使用でき，排尿異常があり，ときに口が渇くものの排尿困難，排尿痛，残尿感，頻尿，むくみ
竜胆瀉肝湯 (りゅうたんしゃかんとう) 甘	○体力中等度以上で，下腹部に熱感や痛みがあるものの排尿痛，残尿感，尿の濁り，こしけ（おりもの），頻尿
	✕胃腸が弱く下痢しやすい人では，胃部不快感，下痢等の副作用が現れやすい

○：適している，✕：不向き，⊗：重篤な副作用，❗：ワンポイント
甘：カンゾウ，麻：マオウ，大：ダイオウ

練習問題

次の記述に該当する漢方処方製剤はどれか

（a）は，体力にかかわらず使用でき，排尿異常があり，ときに口が渇くものの排尿困難，排尿痛，残尿感，頻尿，むくみに適すとされる．

（b）は，体力中等度以上で，下腹部に熱感や痛みがあるものの排尿痛，残尿感，尿の濁り，こしけ（おりもの），頻尿に適すとされるが，胃腸が弱く下痢しやすい人では，胃部不快感，下痢等の副作用が現れやすい等，不向きとされる．

（c）は，体力中等度以下で，疲れやすくて尿量減少または多尿で，ときに手足のほてり，口渇があるものの排尿困難，残尿感，頻尿，むくみ，痒み，夜尿症，しびれに適すとされるが，胃腸が弱く下痢しやすい人では，胃部不快感，腹痛，下痢等の副作用が現れやすい等，不向きとされる．

1. 牛車腎気丸
(ごしゃじんきがん)
2. 八味地黄丸
(はちみじおうがん)
3. 六味丸
(ろくみがん)
4. 猪苓湯
(ちょれいとう)
5. 竜胆瀉肝湯
(りゅうたんしゃかんとう)

解答と解説

(a) 4. 猪苓湯
　　　　ちょれいとう
(b) 5. 竜胆瀉肝湯
　　　　りゅうたんしゃかんとう
(c) 3. 六味丸
　　　　ろくみがん

Lv.
40

 # 月経や更年期障害に伴う諸症状の改善

温経湯 うんけいとう 甘	○ 体力中等度以下で，手足がほてり，唇が乾くものの月経不順，月経困難，こしけ（おりもの），更年期障害，不眠，神経症，湿疹・皮膚炎，足腰の冷え，しもやけ，手あれ（手の湿疹・皮膚炎） ✗ 胃腸の弱い人
温清飲 うんせいいん	○ 体力中等度で，皮膚はかさかさして色つやが悪く，のぼせるものの月経不順，月経困難，血の道症，更年期障害，神経症，湿疹・皮膚炎 ✗ 胃腸が弱く下痢しやすい人では胃部不快感，下痢等の副作用が現れやすい ⊗ 肝機能障害
加味逍遙散 かみしょうようさん 甘	○ 体力中等度以下で，のぼせ感があり，肩がこり，疲れやすく，精神不安やいらだちなどの精神神経症状，ときに便秘の傾向のあるものの冷え症，虚弱体質，月経不順，月経困難，更年期障害，血の道症，不眠症 ✗ 胃腸の弱い人では悪心（吐きけ），嘔吐，胃部不快感，下痢等の副作用が現れやすい ⊗ 肝機能障害，腸間膜静脈硬化症*
桂枝茯苓丸 けいしぶくりょうがん	○ 比較的体力があり，ときに下腹部痛，肩こり，頭重，めまい，のぼせて足冷えなどを訴えるものの月経不順，月経異常，月経痛，更年期障害，血の道症，肩こり，めまい，頭重，打ち身（打撲症），しもやけ，しみ，湿疹・皮膚炎，にきび ✗ 体の虚弱な人 ⊗ 肝機能障害

○：適している，✗：不向き，⊗：重篤な副作用，！：ワンポイント
甘：カンゾウ，麻：マオウ，大：ダイオウ

*　腸間膜静脈硬化症：腸間膜静脈の線維化や石灰化により起こる消化器疾患

五積散 ごしゃくさん 甘 麻	○ 体力中等度またはやや虚弱で冷えがあるものの胃腸炎，腰痛，神経痛，関節痛，月経痛，頭痛，更年期障害，感冒
	✕ 体の虚弱な人，胃腸の弱い人，発汗傾向の著しい人
柴胡桂枝乾姜湯 さいこけいしかんきょうとう 甘	○ 体力中等度以下で，冷え症，貧血気味，神経過敏で，動悸，息切れ，ときにねあせ，頭部の発汗，口の渇きがあるものの更年期障害，血の道症，不眠症，神経症，動悸，息切れ，かぜの後期の症状，気管支炎
	⊗ 肝機能障害，間質性肺炎
四物湯 しもつとう	○ 体力虚弱で，冷え症で皮膚が乾燥，色つやの悪い体質で胃腸障害のないものの月経不順，月経異常，更年期障害，血の道症，冷え症，しもやけ，しみ，貧血，産後あるいは流産後の疲労回復
	✕ 体の虚弱な人，胃腸の弱い人，下痢しやすい人では，胃部不快感，腹痛，下痢等の副作用が現れやすい
桃核承気湯 とうかくじょうきとう 甘 大	○ 体力中等度以上で，のぼせて便秘しがちなものの月経不順，月経困難症，月経痛，月経時や産後の精神不安，腰痛，便秘，高血圧の随伴症状（頭痛，めまい，肩こり），痔疾，打撲症
	✕ 体の虚弱な人，胃腸が弱く下痢しやすい人では，激しい腹痛を伴う下痢等の副作用が現れやすい
当帰芍薬散 とうきしゃくやくさん	○ 体力虚弱で，冷え症で貧血の傾向があり疲労しやすく，ときに下腹部痛，頭重，めまい，肩こり，耳鳴り，動悸などを訴えるものの月経不順，月経異常，月経痛，更年期障害，産前産後あるいは流産による障害（貧血，疲労倦怠，めまい，むくみ），めまい・立ちくらみ，頭重，肩こり，腰痛，足腰の冷え症，しもやけ，むくみ，しみ，耳鳴り
	✕ 胃腸の弱い人では，胃部不快感等の副作用が現れやすい

○：適している，✕：不向き，⊗：重篤な副作用，❗：ワンポイント
甘：カンゾウ，麻：マオウ，大：ダイオウ

練習問題

次の記述に該当する漢方処方製剤はどれか

体力中等度で，皮膚はかさかさして色つやが悪く，のぼせるものの月経不順，月経困難，血の道症，更年期障害，神経症，湿疹・皮膚炎に適すとされるが，胃腸が弱く下痢しやすい人では胃部不快感，下痢等の副作用が現れやすい等，不向きとされる．まれに重篤な副作用として，肝機能障害を生じることが知られている．

(1) 温経湯
   <ruby>温経湯<rt>うんけいとう</rt></ruby>
(2) 加味逍遙散
   <ruby>加味逍遙散<rt>かみしょうようさん</rt></ruby>
(3) 温清飲
   <ruby>温清飲<rt>うんせいいん</rt></ruby>
(4) 四物湯
   <ruby>四物湯<rt>しもつとう</rt></ruby>
(5) 桂枝茯苓丸
   <ruby>桂枝茯苓丸<rt>けいしぶくりょうがん</rt></ruby>

解答と解説

正解は（3）
キーワードは「皮膚はかさかさして色つやが悪い」，「月経不順」

アレルギー症状の緩和（皮膚の症状）

茵蔯蒿湯（いんちんこうとう） 大 【口内炎にも使用】	⭕ 体力中等度以上で，口渇があり，尿量少なく，便秘するものの蕁麻疹，口内炎，湿疹，皮膚炎，皮膚の痒み ❌ 体の虚弱な人，胃腸が弱く下痢しやすい人では，激しい腹痛を伴う下痢等の副作用が現れやすい ⊗ 肝機能障害 ❗ カンゾウを含有しないことがよく出題されます．
十味敗毒湯（じゅうみはいどくとう） 甘	⭕ 体力中等度なものの皮膚疾患で，発赤があり，ときに化膿するものの化膿性皮膚疾患・急性皮膚疾患の初期，蕁麻疹，湿疹・皮膚炎，水虫 ❌ 体の虚弱な人，胃腸が弱い人
消風散（しょうふうさん） 甘	⭕ 体力中等度以上の人の皮膚疾患で，痒みが強くて分泌物が多く，ときに局所の熱感があるものの湿疹・皮膚炎，蕁麻疹，水虫，あせも ❌ 体の虚弱な人，胃腸が弱く下痢をしやすい人では，胃部不快感，腹痛等の副作用が現れやすい
当帰飲子（とうきいんし） 甘	⭕ 体力中等度以下で，冷え症で，皮膚が乾燥するものの湿疹・皮膚炎，痒み ❌ 胃腸が弱く下痢をしやすい人では，胃部不快感，腹痛等の副作用が現れやすい

アレルギー症状の緩和（鼻の症状）

葛根湯加川芎辛夷（かっこんとうかせんきゅうしんい） 甘 麻	⭕ 比較的体力があるものの鼻づまり，蓄膿症（副鼻腔炎），慢性鼻炎 ❌ 体の虚弱な人，胃腸が弱い人，発汗傾向の著しい人では，悪心，胃部不快感等の副作用が現れやすい

⭕：適している，❌：不向き，⊗：重篤な副作用，❗：ワンポイント
甘：カンゾウ，麻：マオウ，大：ダイオウ

荊芥連翹湯 （けいがいれんぎょうとう） 甘	◯ 体力中等度以上で，皮膚の色が浅黒く，ときに手足の裏に脂汗をかきやすく腹壁が緊張しているものの蓄膿症（副鼻腔炎），慢性鼻炎，慢性扁桃炎，にきび ✖ 胃腸の弱い人では，胃部不快感等の副作用が現れやすい ⊗ 肝機能障害，間質性肺炎
辛夷清肺湯 （しんいせいはいとう）	◯ 体力中等度以上で，濃い鼻汁が出て，ときに熱感を伴うものの鼻づまり，慢性鼻炎，蓄膿症（副鼻腔炎） ✖ 体の虚弱な人，胃腸虚弱で冷え症の人では，胃部不快感等の副作用が現れやすい ⊗ 肝機能障害，間質性肺炎，腸間膜静脈硬化症
小青竜湯 （しょうせいりゅうとう） 甘 麻	かぜ薬の漢方処方製剤一覧（p.329）を参照

Lv. 40

◯：適している，✖：不向き，⊗：重篤な副作用， ！：ワンポイント
甘：カンゾウ，麻：マオウ，大：ダイオウ

 練習問題

（　）の中に入れるべき字句の正しい組合せはどれか（解答は下）

内服アレルギー用薬の漢方処方製剤のうち，（ a ）および（ b ）は，皮膚の症状を主とする人に適するとされ，いずれも構成生薬として（ c ）を含む．

	（ a ）	（ b ）	（ c ）
(1)	茵蔯蒿湯 （いんちんこうとう）	葛根湯加川芎辛夷 （かっこんとうかせんきゅうしんい）	マオウ
(2)	十味敗毒湯 （じゅうみはいどくとう）	葛根湯加川芎辛夷 （かっこんとうかせんきゅうしんい）	マオウ
(3)	茵蔯蒿湯 （いんちんこうとう）	当帰飲子 （とうきいんし）	カンゾウ
(4)	消風散 （しょうふうさん）	当帰飲子 （とうきいんし）	カンゾウ
(5)	消風散 （しょうふうさん）	辛夷清肺湯 （しんいせいはいとう）	カンゾウ

 解答と解説

正解は（4）
皮膚に用いる漢方は，茵蔯蒿湯（いんちんこうとう），消風散（しょうふうさん），十味敗毒湯（じゅうみはいどくとう），当帰飲子（とうきいんし）であり，茵蔯蒿湯（いんちんこうとう）はカンゾウを含まないため，（4）となります．

皮膚に用いる薬

紫雲膏 しうんこう	○ ひび，あかぎれ，しもやけ，うおのめ，あせも，ただれ，外傷，火傷，痔核による疼痛，肛門裂傷，湿疹・皮膚炎
	✗ 湿潤，ただれ，火傷または外傷のひどい場合，傷口が化膿している場合，患部が広範囲の場合
中黄膏 ちゅうおうこう	○ 急性化膿性皮膚疾患（腫れ物）の初期，打ち身，捻挫
	✗ 湿潤，ただれ，火傷または外傷のひどい場合，傷口が化膿している場合，患部が広範囲の場合
	その他：捻挫，打撲，関節痛，腰痛，筋肉痛，肩こりに用いる貼り薬とした製品もある．

 ## 滋養強壮保健薬

十全大補湯 じゅうぜんたいほとう 甘	○ 体力虚弱なものの病後・術後の体力低下，疲労倦怠，食欲不振，ねあせ，手足の冷え，貧血
	✗ 胃腸の弱い人では，胃部不快感の副作用が現れやすい
	⊗ 肝機能障害
補中益気湯 ほちゅうえっきとう 甘	○ 体力虚弱で元気がなく，胃腸の働きが衰えて，疲れやすいものの虚弱体質，疲労倦怠，病後・術後の衰弱，食欲不振，ねあせ，感冒
	⊗ 肝機能障害，間質性肺炎

 ## 肥満，二日酔い，にきび，赤鼻の改善

防已黄耆湯 ぼういおうぎとう 甘	○ 体力中等度以下で，疲れやすく，汗のかきやすい傾向があるものの肥満に伴う関節の腫れや痛み，むくみ，多汗症，肥満症（筋肉にしまりのない，いわゆる水ぶとり）
	⊗ 肝機能障害，間質性肺炎，偽アルドステロン症

○：適している，✗：不向き，⊗：重篤な副作用，！：ワンポイント
甘：カンゾウ，麻：マオウ，大：ダイオウ

防風通聖散 ぼうふうつうしょうさん 甘 麻 大	○ 体力充実して，腹部に皮下脂肪が多く，便秘がちなものの高血圧や肥満に伴う動悸・肩こり・のぼせ・むくみ・便秘，蓄膿症（副鼻腔炎），湿疹・皮膚炎，ふきでもの，肥満症 ✕ 体の虚弱な人，胃腸が弱く下痢しやすい人，発汗傾向の著しい人では，激しい腹痛を伴う下痢等の副作用が現れやすい ⊗ 肝機能障害，間質性肺炎，偽アルドステロン症，腸間膜静脈硬化症 その他：小児への適用はない．ほかの瀉下薬との併用は避ける． ❗ 手引き掲載の漢方処方製剤の中で唯一カンゾウ，マオウ，ダイオウを含みます．
大柴胡湯 だいさいことう 大	○ 体力が充実して，脇腹からみぞおちあたりにかけて苦しく，便秘の傾向があるものの胃炎，常習便秘，高血圧や肥満に伴う肩こり・頭痛・便秘，神経症，肥満症 ✕ 体の虚弱な人，胃腸が弱く下痢しやすい人では，激しい腹痛を伴う下痢等の副作用が現れやすい ⊗ 肝機能障害，間質性肺炎 ❗ 小柴胡湯（p.329），大柴胡湯ともに，「脇腹（腹）からみぞおちあたりにかけて苦しく」の文言が入ります．
黄連解毒湯 おうれんげどくとう	○ 体力中等度以上で，のぼせぎみで顔色赤く，いらいらして落ち着かない傾向のあるものの鼻出血，不眠症，神経症，胃炎，二日酔い，血の道症，めまい，動悸，更年期障害，湿疹・皮膚炎，皮膚のかゆみ，口内炎 ✕ 体の虚弱な人 ⊗ 肝機能障害，間質性肺炎，腸間膜静脈硬化症
清上防風湯 せいじょうぼうふうとう 甘	○ 体力中等度以上で，赤ら顔でときにのぼせがあるもののにきび，顔面・頭部の湿疹・皮膚炎，赤鼻（酒さ） ✕ 胃腸の弱い人では食欲不振，胃部不快感の副作用が現れやすい ⊗ 肝機能障害，偽アルドステロン症，腸間膜静脈硬化症

Lv. 40

○：適している，✕：不向き，⊗：重篤な副作用，❗：ワンポイント
甘：カンゾウ，麻：マオウ，大：ダイオウ

練習問題

下記問題の正誤を答えよ

（1）防已黄耆湯（ぼういおうぎとう）は，体力充実して，腹部に皮下脂肪が多く，便秘がちなものの高血圧や肥満に伴う動悸・肩こり・のぼせ・むくみ・便秘，蓄膿症，湿疹・皮膚炎，ふきでもの，肥満症に適すとされる．

（2）黄連解毒湯（おうれんげどくとう）は，体力中等度以下で，疲れやすく，汗のかきやすい傾向があるものの肥満に伴う関節の腫れや痛み，むくみ，多汗症，肥満症（筋肉にしまりのない，いわゆる水ぶとり）に適すとされる．

（3）大柴胡湯（だいさいことう）は，体力が充実して，脇腹からみぞおちあたりにかけて苦しく，便秘の傾向があるものの胃炎，常習便秘，高血圧や肥満に伴う肩こり・頭痛・便秘，神経症，肥満症に適すとされる．

（4）清上防風湯（せいじょうぼうふうとう）は，体力中等度以上で，赤ら顔でときにのぼせがあるもののにきび，顔面・頭部の湿疹・皮膚炎，赤鼻（酒さ）に適すとされる．

解答と解説

（1）×：防已黄耆湯（ぼういおうぎとう）ではなく，防風通聖散（ぼうふうつうしょうさん）．
（2）×：黄連解毒湯（おうれんげどくとう）ではなく，防已黄耆湯（ぼういおうぎとう）．
（3）○
（4）○

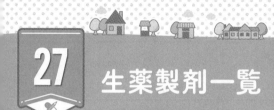

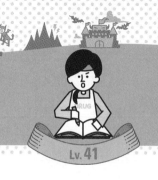

27 生薬製剤一覧

Lv. 41

　生薬の基原と作用および出題箇所を，名前順に一覧にしています．補足情報や注意点，練習問題等については，各章の生薬を参照してください．

　また出題頻度を考慮し，よく出題される生薬40種には，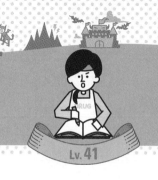を記載していますので，覚えるようにしましょう．

	生薬名	基　原	作用等
			出題箇所
	アカメガシワ	トウダイグサ科のアカメガシワの樹皮	胃粘膜保護
			胃の薬
	アセンヤク	アカネ科の *Uncaria gambir* Roxburgh の葉および若枝から得た水製乾燥エキス	整腸
			腸の薬
	アルニカ	キク科のアルニカ	抗炎症，血行促進
			皮膚に用いる薬
	アロエ	ユリ科の *Aloe ferox* Miller またはこれと *Aloe africana* Miller または *Aloe spicata* Baker との種間雑種の葉から得た液汁を乾燥したもの	大腸刺激性瀉下
			腸の薬
★	インヨウカク	メギ科のキバナイカリソウ，イカリソウ，*Epimedium brevicornu* Maximowicz, *Epimedium wushanense* T.S. Ying. ホザキイカリソウまたはトキワイカリソウの地上部	強壮，血行促進，強精（性機能の亢進）
			滋養強壮保健薬，強心薬
	ウイキョウ	セリ科のウイキョウの果実	香りによる健胃 （ウイキョウ油：芳香による清涼感）
			口腔咽頭薬，胃の薬
★	ウワウルシ	ツツジ科のクマコケモモの葉	利尿作用のほか，経口摂取後，尿中に排出される分解代謝物の抗菌作用による尿路の殺菌消毒
			泌尿器用薬

生薬名	基　原	作用等
		出題箇所
エンゴサク	ケ シ 科 の *Corydalis turtschaninovii* Besser forma *yanhusuo* Y.H. Chou et C.C. Hsu の塊茎を通例湯通ししたもの	鎮痛鎮痙
		胃腸鎮痛鎮痙薬
オウギ	マメ科のキバナオウギまたは *Astragalus mongholicus* Bunge の根	強壮
		滋養強壮保健薬
オウゴン	シソ科のコガネバナの周皮を除いた根	香りによる健胃，抗炎症
		内用痔疾用薬，胃の薬
オウバク	ミカン科のキハダまたは *Phellodendron chinense* Schneider の周皮を除いた樹皮	苦味による健胃，止瀉，収斂，抗菌，抗炎症，血行促進 ベルベリン含有
		胃の薬，腸の薬，皮膚に用いる薬
オウヒ	バラ科のヤマザクラまたはカスミザクラの樹皮	去痰
		鎮咳去痰薬，かぜ薬
オウレン	キンポウゲ科のオウレン，*Coptis chinensis* Franchet, *Coptis deltoidea* C.Y. Cheng et Hsiao または *Coptis teeta* Wallich の根をほとんど除いた根茎	苦味による健胃，止瀉，収斂，抗菌，抗炎症 ベルベリン含有
		胃の薬，腸の薬，婦人薬
オンジ	ヒメハギ科のイトヒメハギの根および根皮	去痰
		鎮咳去痰薬
カイカ	マメ科のエンジュの蕾	止血
		内用痔疾用薬
カイカク	マメ科のエンジュの成熟果実	止血
		内用痔疾用薬
カオリン		腸管内の異常発酵等によって生じた有害な物質を吸着することによる止瀉
		腸の薬
カゴソウ	シソ科のウツボグサの花穂	利尿作用
		泌尿器用薬

Lv.
41

生薬名	基　原	作用等
		出題箇所
カシュウ	タデ科のツルドクダミの塊根	頭皮における脂質代謝を高めて，余分な皮脂を取り除く作用，強壮
		皮膚に用いる薬，滋養強壮保健薬
カッコン	マメ科のクズの周皮を除いた根	解熱，鎮痙
		漢方と生薬，かぜ薬
カノコソウ 別名キッソウコン	オミナエシ科のカノコソウの根および根茎	神経の興奮・緊張緩和
		眠気を促す薬，解熱鎮痛薬，婦人薬
カミツレ	キク科のカミツレの頭花	抗炎症，抗菌，発汗 アズレン含有
		歯や口中に用いる薬，かぜ薬
カンゾウ	マメ科の *Glycyrrhiza uralensis* Fischer または *Glycyrrhiza glabra* Linné の根およびストロンで，ときには周皮を除いたもの	グリチルリチン酸による抗炎症，気道粘膜からの粘液分泌促進，健胃（小児の疳に使用される場合）
		鎮咳去痰薬，かぜ薬，解熱鎮痛薬，小児鎮静薬，胃の薬，内用痔疾用薬，婦人薬，内服アレルギー用薬
キキョウ	キキョウ科のキキョウの根	去痰，痰または痰を伴う咳
		鎮咳去痰薬，かぜ薬
キササゲ	ノウゼンカズラ科のキササゲ等の果実	利尿作用
		泌尿器用薬
キョウニン	バラ科のホンアンズ，アンズ等の種子	体内で分解されて生じた代謝物の一部が，延髄の呼吸中枢，咳嗽中枢を鎮静
		鎮咳去痰薬
ケイガイ	シソ科のケイガイの花穂	発汗，解熱，鎮痛，鼻閉への効果
		内服アレルギー用薬
ケイヒ	クスノキ科の *Cinnamomum cassia* J. Presl の樹皮または周皮の一部を除いた樹皮	香りによる健胃，発汗，解熱
		胃の薬，かぜ薬，解熱鎮痛薬
ケツメイシ	マメ科のエビスグサまたは *Cassia tora* Linné の種子	整腸
		腸の薬

生薬名	基　原	作用等
		出題箇所
ケンゴシ	ヒルガオ科のアサガオの種子	大腸刺激性瀉下
		腸の薬
ゲンチアナ	リンドウ科の *Gentiana lutea* Linné の根および根茎	苦味による健胃
		胃の薬
ゲンノショウコ	フウロソウ科のゲンノショウコの地上部	整腸
		腸の薬
コウカ	キク科のベニバナの管状花をそのまままたは黄色色素の大部分を除いたもので，ときに圧搾して板状としたもの	末梢の血行を促してうっ血を除く
		循環器用薬
コウブシ	カヤツリグサ科のハマスゲの根茎	鎮静，鎮痛のほか，女性の滞っている月経を促す
		婦人薬，かぜ薬
コウボク	モクレン科のホオノキ，*Magnolia officinalis* Rehder et Wilson または *Magnolia officinalis* Rehder et Wilson var. *biloba* Rehder et Wilson の樹皮	香りによる健胃
		胃の薬
ゴオウ	ウシ科のウシの胆嚢中に生じた結石	強心，末梢血管の拡張による血圧降下，緊張や興奮を鎮め血液の循環を促す，解熱
		強心薬，かぜ薬，小児鎮静薬，滋養強壮保健薬
ゴバイシ	ウルシ科のヌルデの若芽や葉上にアブラムシ科のヌルデシロアブラムシが寄生し，その刺激によって葉上に生成したのう状虫こぶ	収斂による止瀉 タンニン酸やその類似の物質を含有
		腸の薬
ゴミシ	マツブサ科のチョウセンゴミシの果実	鎮咳，強壮
		鎮咳去痰薬，滋養強壮保健薬
サイコ	セリ科のミシマサイコの根	抗炎症，鎮痛，解熱
		漢方と生薬，かぜ薬，内用痔疾用薬
サイシン	ウマノスズクサ科のケイリンサイシンまたはウスバサイシンの根および根茎	鎮痛，鎮咳，利尿，鼻閉への効果
		内服アレルギー用薬

生薬名	基　原	作用等
		出題箇所
サフラン	アヤメ科のサフランの柱頭	鎮静，鎮痛のほか，女性の滞っている月経を促す
		婦人薬，小児鎮静薬，強心薬
サンキライ	ユリ科の *Smilax glabra* Roxburgh の塊茎	利尿作用
		泌尿器用薬
サンザシ	バラ科のサンザシまたはオオミサンザシの偽果をそのまま，または縦切もしくは横切したもの	健胃，消化促進
		漢方と生薬
サンシシ	アカネ科のクチナシの果実で，ときに湯通しまたは蒸したもの	抗炎症，血行促進
		皮膚に用いる薬，歯や口中に用いる薬
サンシュユ	ミズキ科のサンシュユの偽果の果肉	強壮
		滋養強壮保健薬
サンソウニン	クロウメモドキ科のサネブトナツメの種子	神経の興奮・緊張緩和，鎮静
		眠気を促す薬，婦人薬
サンヤク	ヤマノイモ科のヤマノイモまたはナガイモの周皮を除いた根茎	強壮
		滋養強壮保健薬
ジオウ	ゴマノハグサ科のアカヤジオウ等の根またはそれを蒸したもの	血行を改善し血色不良や冷えの症状を緩和，強壮，鎮静，鎮痛
		婦人薬，滋養強壮保健薬
シコン	ムラサキ科のムラサキの根	新陳代謝促進，組織修復促進，抗炎症，殺菌，抗菌
		外用痔疾用薬，歯や口中に用いる薬
シャクヤク	ボタン科のシャクヤクの根	鎮痛鎮痙，鎮静，内臓の痛み
		解熱鎮痛薬，胃腸鎮痛鎮痙薬，婦人薬
ジャコウ	シカ科のジャコウジカの雄の麝香腺分泌物	強心，呼吸中枢を刺激して呼吸機能を高めたり，意識をはっきりさせる等の作用，緊張や興奮を鎮め血液の循環を促す
		強心薬，小児鎮静薬

Lv.
41

生薬名	基　原	作用等
		出題箇所
シャゼンソウ	オオバコ科のオオバコの花期の全草を基原とする生薬で，種子のみを用いたものはシャゼンシと呼ばれる	去痰
		鎮咳去痰薬，かぜ薬
ジュウヤク	ドクダミ科のドクダミの花期の地上部	大腸刺激性瀉下
		腸の薬
ショウキョウ	ショウガ科のショウガの根茎	香りによる健胃，発汗，解熱
		胃の薬，かぜ薬，解熱鎮痛薬
ショウマ	キンポウゲ科の *Cimicifuga dahurica* Maximowicz，*Cimicifuga heracleifolia* Komarov，*Cimicifuga foetida* Linné またはサラシナショウマの根茎	発汗，解熱，解毒，消炎
		漢方と生薬，かぜ薬
ジリュウ	フトミミズ科の *Pheretima aspergillum* Perrier またはその近縁動物の内部を除いたもの	解熱，古くから「熱さまし」として使用
		解熱鎮痛薬，かぜ薬
シンイ	モクレン科の *Magnolia biondii* Pampanini，ハモクレン，*Magnolia sperengeri* Pampaniniタムシバ，コブシの蕾	鎮静，鎮痛
		内服アレルギー用薬
ジンコウ	ジンチョウゲ科のジンコウ，その他同属植物の材，特にその辺材の材質中に黒色の樹脂が沈着した部分を採取したもの	鎮静，健胃，強壮
		小児鎮静薬，強心薬
シンジュ	ウグイスガイ科のアコヤガイ，シンジュガイまたはクロチョウガイ等の外套膜組成中に，病的に形成された顆粒状物質	鎮静
		強心薬
セイヨウトチノミ	トチノキ科のセイヨウトチノキ（マロニエ）の種子	抗炎症，血行促進
		内用・外用痔疾用薬，皮膚に用いる薬
セキサン	ヒガンバナ科のヒガンバナの鱗茎	去痰
		鎮咳去痰薬，かぜ薬
セネガ	ヒメハギ科のセネガまたはヒロハセネガの根	去痰
		鎮咳去痰薬，かぜ薬

生薬名	基 原	作用等
		出題箇所
センキュウ	セリ科のセンキュウの根茎を，通例，湯通ししたもの	血行を改善し，血色不良や冷えの症状を緩和，強壮，鎮静，鎮痛
		婦人薬，かぜ薬，滋養強壮保健薬
センソ	ヒキガエル科のアジアヒキガエル等の耳腺の分泌物を集めたもの	微量で強い強心
		強心薬
センナ	マメ科の *Cassia angustifolia* Vahl または *Cassia acutifolia* Delile の小葉	大腸刺激性瀉下 センノシド含有
		腸の薬，内用痔疾用薬
センブリ	リンドウ科のセンブリの開花期の全草	苦みによる健胃
		胃の薬
ソウジュツ	キク科のホソバオケラ，シナオケラまたはそれらの種間雑種の根茎	香りによる健胃
		胃の薬，婦人薬
ソウハクヒ	クワ科のマグワの根皮	利尿作用
		泌尿器用薬
ダイオウ	タデ科の *Rheum palmatum* Linné, *Rheum tanguticum* Maximowicz, *Rheum officinale* Baillon, *Rheum coreanum* Nakai またはそれらの種間雑種の通例，根茎	大腸刺激性瀉下 センノシド含有
		腸の薬，内用痔疾用薬，婦人薬
タイソウ	クロウメモドキ科のナツメの果実	強壮
		滋養強壮保健薬
チクセツニンジン	ウコギ科のトチバニンジンの根茎を，通例，湯通ししたもの	血行促進，抗炎症，強壮
		皮膚に用いる薬
チャボトケイソウ	南米原産のトケイソウ科の植物で，開花期における茎および葉	神経の興奮・緊張緩和
		眠気を促す薬
チョウジ	フトモモ科のチョウジの蕾	香りによる健胃（チョウジ油：芳香による清涼感，殺菌消毒，抗炎症）
		胃の薬，口腔咽頭薬，小児鎮静薬，歯や口中に用いる薬
チョウトウコウ	アカネ科のカギカズラ, *Uncaria sinensis* Haviland または, *Uncaria macrophylla* Wallich の通例とげ	神経の興奮・緊張緩和
		眠気を促す薬

Lv. 41

生薬名	基 原	作用等
		出題箇所
チンピ	ミカン科のウンシュウミカンの成熟した果皮	香りによる健胃
		胃の薬
トウガラシ	ナス科のトウガラシの果実	皮膚に温感刺激を与え，末梢血管を拡張させて患部の血行を促す．カプサイシン含有
		皮膚に用いる薬
トウキ	セリ科のトウキまたはホッカイトウキの根を，通例，湯通ししたもの	血行を改善し血色不良や冷えの症状を緩和，強壮，鎮静，鎮痛
		婦人薬，内用痔疾用薬，滋養強壮保健薬
動物胆	ウシ等に由来する胆汁を乾燥したもの	苦味による健胃，消化補助，利胆
		胃の薬，強心薬，小児鎮静薬
ナンテンジツ	メギ科のシロミナンテン（シロナンテン）またはナンテンの果実	知覚神経・末梢運動神経に作用する咳止め
		鎮咳去痰薬，かぜ薬
ニンジン	ウコギ科のオタネニンジンの細根を除いた根またはこれを軽く湯通ししたものオタネニンジンの根を蒸したものを基原とする生薬をコウジンということもある（別名：高麗人参，朝鮮人参）	神経系の興奮や副腎皮質の機能亢進等の作用により，外界からのストレス刺激に対する抵抗力や新陳代謝を高める
		滋養強壮保健薬，婦人薬，小児鎮静薬，強心薬
バクモンドウ	ユリ科のジャノヒゲの根の膨大部	鎮咳，去痰，滋養強壮
		鎮咳去痰薬
ハッカ	シソ科ハッカの地上部	ハッカ油：芳香による清涼感，冷感刺激による血行促進，鎮痛・鎮痒
		口腔咽頭薬，外用痔疾用薬，皮膚に用いる薬，歯や口中に用いる薬
ハンゲ	サトイモ科のカラスビシャクのコルク層を除いた塊茎	中枢性の鎮咳
		鎮咳去痰薬
ハンピ	ニホンマムシ等の皮および内臓を取り除いたもの	強壮，血行促進，強精（性機能の亢進）
		滋養強壮保健薬

Lv.
41

生薬名	基 原	作用等
		出題箇所
ヒノキチオール	ヒノキ科のタイワンヒノキ，ヒバ等から得られた精油成分	抗菌，抗炎症
		皮膚に用いる薬，歯や口中に用いる薬
ヒマシ油	トウダイグサ科のトウゴマの種子を圧搾して得られた脂肪油	小腸でリパーゼの働きによって生じる分解物による，小腸刺激性瀉下（しょうちょうしげきせいしゃげ）
		腸の薬
ビャクジュツ	キク科のオケラの根茎（和ビャクジュツ）またはオオバナオケラの根茎（唐ビャクジュツ）	香りによる健胃
		胃の薬，婦人薬
ブクリョウ	サルノコシカケ科のマツホドの菌核で，通例，外層をほとんど除いたもの	利尿，健胃，鎮静
		漢方と生薬，泌尿器用薬，婦人薬
ブシ	キンポウゲ科のハナトリカブトまたはオクトリカブトの塊根を減毒加工して製したもの	心筋の収縮力を高めて血液循環を改善，血液循環が高まることによる利尿作用を示すほか，鎮痛作用を示すが，アスピリン等と異なり，プロスタグランジンを抑えないことから，胃腸障害等の副作用は示さない
		漢方と生薬
プランタゴ・オバタ	オオバコ科のプランタゴ・オバタの種子または種皮	膨潤性瀉下（ぼうじゅんせいしゃげ）
		腸の薬
ベラドンナ	ナス科の草本で，その葉や根	くしゃみ，鼻汁を抑える 副交感神経系の働きを抑える作用を示すアルカロイド含有
		内服アレルギー用薬
ボウイ	ツヅラフジ科のオオツヅラフジの蔓性（つるせい）の茎および根茎を，通例，横切したもの	鎮痛，尿量増加（利尿）
		解熱鎮痛薬
ボウフウ	セリ科の Saposhnikovia divaricata Schischkin の根および根茎	発汗，解熱，鎮痛，鎮痙（ちんけい）
		漢方と生薬，かぜ薬
ボタンピ	ボタン科のボタンの根皮	鎮痛鎮痙（ちんつうちんけい），鎮静，内臓の痛み
		解熱鎮痛薬，内用痔疾用薬（ないようじしつようやく），婦人薬
ホップ	ヨーロッパ南部から西アジアを原産とするアサ科のホップ Humulus lupulus L. の成熟した球果状の果穂	神経の興奮・緊張緩和
		眠気を促す薬

生薬名	基原	作用等
		出題箇所
ボレイ	イボタガキ科のカキの貝殻	制酸 炭酸カルシウム含有
		胃の薬
マオウ	マオウ科の *Ephedra sinica* Stapf, *Ephedra intermedia* Schrenk et C.A. Meyer または *Ephedra equisetina* Bunge の地上茎	気管支拡張, 発汗促進, 利尿作用, 鼻粘膜の充血を緩和, エフェドリン含有
		鎮咳去痰薬, かぜ薬
マクリ	フジマツモ科のマクリの全藻	回虫に痙攣を起こさせる作用を示し, 虫体を排便とともに排出させる. カイニン酸含有
		駆虫薬
ミルラ	カンラン科のミルラノキ等の植物の皮部の傷口から流出して凝固した樹脂	咽頭粘膜をひきしめる（収斂）, 抗菌
		口腔咽頭薬, 歯や口中に用いる薬
モクキンピ	アオイ科のムクゲの幹皮	皮膚糸状菌の増殖を抑える
		皮膚に用いる薬
木クレオソート		止瀉作用, 局所麻酔作用（歯に使用の場合）
		腸の薬
モクツウ	アケビ科のアケビまたはミツバアケビの蔓性の茎を, 通例, 横切りしたもの	利尿作用
		泌尿器用薬, 婦人薬
薬用炭		腸管内の異常発酵等によって生じた有害な物質を吸着することによる止瀉
		腸の薬
ユーカリ	フトモモ科のユーカリノキまたはその近縁植物の葉	ユーカリ油：芳香による清涼感, 冷感刺激による血行促進, 鎮痛・鎮痒
		口腔咽頭薬, 皮膚に用いる薬, 歯や口中に用いる薬
ユウタン	クマ科の *Ursus arctos* Linné またはその他近縁動物の胆汁を乾燥したもの	苦味による健胃, 消化補助, 利胆
		胃の薬, 小児鎮静薬, 強心薬

生薬名	基　原	作用等
		出題箇所
ヨクイニン	イネ科のハトムギの種皮を除いた種子	肌荒れやいぼに用いられる．ビタミンB₂主薬製剤やビタミンB₆主薬製剤，瀉下薬等の補助成分として配合されている場合もある
		滋養強壮保健薬
ラタニア	クラメリア科のクラメリア・トリアンドラおよびその同属植物の根	咽頭粘膜をひきしめる（収斂）作用により炎症の寛解を促す
		口腔咽頭薬，歯や口中に用いる薬
リュウタン	リンドウ科のトウリンドウ等の根および根茎	苦味による健胃
		胃の薬
リュウノウ		中枢神経系の刺激作用による気つけの効果．ボルネオールが配合されている場合もある
		強心薬，小児鎮静薬
レイヨウカク	ウシ科のサイカレイヨウ（高鼻レイヨウ）等の角	緊張や興奮を鎮める
		小児鎮静薬，強心薬
レンギョウ	モクセイ科のレンギョウの果実	鎮痛，抗菌
		漢方と生薬
ロートコン	ナス科のハシリドコロ *Scopolia carniolica* Jacquin または *Scopolia parviflora* Nakai の根茎および根	ロートコンの抽出物（ロートエキス）は，抗コリン作用による鎮暈，鎮痛鎮痙，胃酸抑制を示す
		鎮暈薬，胃腸鎮痛鎮痙薬
ロクジョウ	シカ科の *Cervus nippon* Temminck, *Cervus elaphus* Linné, *Cervus canadensis* Erxleben またはその他同属動物の雄鹿の角化していない幼角	強心のほか，強壮，血行促進
		強心薬，滋養強壮保健薬

Lv.
41

薬事関係法規・制度

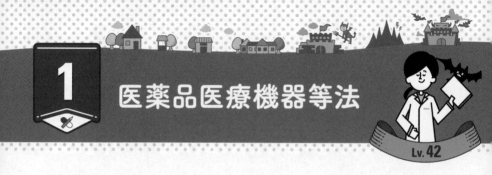

一般用医薬品の販売において，最も重要な法令は**「医薬品，医療機器等の品質，有効性及び安全性の確保等に関する法律」**（以下，法と略す）です．**医薬品医療機器等法**と略されることもあります．

 ## 医薬品医療機器等法の目的

> **法第1条**
> この法律は，**医薬品，医薬部外品，化粧品，医療機器及び再生医療等製品**の品質，有効性及び安全性の確保並びにこれらの使用による**保健衛生上の危害の発生及び拡大の防止**のために必要な**規制**を行うとともに，**指定薬物の規制**に関する措置を講ずるほか，医療上特にその必要性が高い医薬品，医療機器及び再生医療等製品の**研究開発の促進**のために必要な措置を講ずることにより，**保健衛生の向上**を図ることを目的とする．

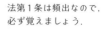
法第1条は頻出なので，必ず覚えましょう．

 ポイント 法第1条は，次の2点により保健衛生の向上を図ることを目的としています．
① 規制による品質，有効性，安全性の確保と保健衛生上の危害の発生及び拡大の防止
② 指定薬物の規制と，研究開発の促進のための措置

また，本章では「法〇条」や「規則〇条」などと記載されていますが，試験問題で正誤の対象となることはありません．

法第 1 条に示される責務と役割

- **医薬品等関連事業者等（製造や製造販売業者，薬局，病院等）の責務**
  相互に情報交換を行うことその他の必要な措置を講ずることにより，医薬品等の品質，有効性及び安全性の確保並びに保健衛生上の危害の発生及び拡大の防止に努めなければならない．（法第 1 条の 4）
- **医薬関係者（登録販売者含む）の責務**
  医薬品等の有効性，安全性その他適正な使用に関する知識と理解を深め，対象者に正確かつ適切な情報の提供に努めなければならない．（法第 1 条の 5 第 1 項）
- **国民の役割**
  医薬品等を適正に使用するとともに，これらの有効性及び安全性に関する知識と理解を深めるよう努めなければならない．（法第 1 条の 6）

Lv.
42

医薬関係者の責務には，登録販売者も含まれます．そのため，「医薬品，医療機器等の品質，有効性及び安全性の確保等に関する法律施行規則」（以下「規則」）に基づき，薬局開設者，店舗販売業者又は配置販売業者は，その薬局，店舗又は区域において業務に従事する**登録販売者**に対し，厚生労働大臣に届出を行った者（研修実施機関）が行う研修を**毎年度受講**させなければならないこととされています．（規則第 15 条の 11 の 3，第 147 条の 11 の 3 及び第 149 条の 16）

練習問題

次の記述は,医薬品医療機器等法第1条の条文である.
( )の中に入れるべき字句の正しい組み合せはどれか

この法律は,医薬品,医薬部外品,化粧品,医療機器及び再生医療等製品(以下「医薬品等」という)の品質,有効性及び安全性の確保並びにこれらの使用による保健衛生上の危害の発生及び拡大の防止のために必要な規制を行うとともに,(a)の規制に関する措置を講ずるほか,医療上特にその必要性が高い医薬品,医療機器及び再生医療等製品の(b)の促進のために必要な措置を講ずることにより,(c)を図ることを目的とする.

	a	b	c
(1)	指定薬物	研究開発	保健衛生の向上
(2)	向精神薬	製造販売	適正使用の促進
(3)	指定薬物	製造販売	適正使用の促進
(4)	指定薬物	研究開発	適正使用の促進
(5)	向精神薬	研究開発	保健衛生の向上

 解答

正解は(1) 医薬品医療機器等法第1条は頻出!

 練習問題

下記問題の正誤を答えよ

(1) 医薬品製造販売業者,薬局開設者,病院の開設者等の医薬品等関連事業者は,その相互間の情報交換を行うことその他の必要な措置を講ずることにより,医薬品等の品質,有効性及び安全性の確保並びにこれらの使用による保健衛生上の危害の発生及び拡大の防止に努めなければならない.

(2) 医師,歯科医師,薬剤師,獣医師その他の医薬関係者は,医薬品等の使用の対象者及びこれらを購入し,又は譲り受けようとする者に対し,これらの適正な使用に関する事項に関する正確かつ適切な情報の提供に努めなければならない.

(3) 国民は,医薬品等を適正に使用するとともに,これらの有効性及び安全性に関する知識と理解を深める努力義務は法律上特に明記されていない.

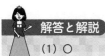

解答と解説
(1) ○
(2) ○
(3) ✗：国民の役割についても，法律上明記されている．

登録販売者の登録

Lv. 42

　都道府県知事が行う試験に合格した者であって，医薬品の販売または授与に従事しようとする者は**都道府県知事**の登録を受けなければなりません．（法第36条の8第2項）登録販売者とは，この販売従事登録を受けた者を指します．（法第4条，第5項第1号）

　都道府県知事が行う試験の受験にあたっては，2015年度以降，学歴や実務経験の要件が撤廃され，管理者または管理代行者となる登録販売者に一定の実務・業務経験が必要となっています．

❶ 申請書類

　販売従事登録の申請については，「規則第159の7」に規定されており，**販売従事登録**の際は，従事する薬局または医薬品の販売業の店舗所在地の都道府県知事に申請書を提出しなければなりません（配置販売業はその区域の都道府県知事）．

　また，申請書には次の書類を添えなければなりません．

1. 登録販売者試験の**合格証**
2. 本人**確認書類**（戸籍謄本等）
3. 申請者が精神の機能の障害により業務を適正に行うに当たつて必要な認知，判断及び意思疎通を適切に行うことができないおそれがある者である場合は，当該申請者に係る精神の機能の障害に関する**医師の診断書**
4. 申請者が薬局開設者又は医薬品の販売業者でないときは，**雇用契約書の写し**その他薬局開設者又は医薬品の販売業者の申請者に対する使用関係を証する書類

　二つ以上の都道府県において販売従事登録を受けようと申請した者は，**いずれか一つの都道府県知事の登録のみを受けることができます**．

❷ 登録販売者名簿の登録事項

　各都道府県は販売従事登録を行うため**登録販売者名簿**を備え，次に掲げる事項を登録します．（規則第159条の8第1項）

1. 登録**番号**及び登録**年月日**
2. **本籍地**都道府県名（日本国籍を有していない者については，その国籍），**氏名，生年月日**及び**性別**
3. 登録販売者試験**合格の年月**及び**試験施行地都道府県名**
4. 前各号に掲げるもののほか，適正に医薬品を販売するに足るものであることを確認するために**都道府県知事**が必要と認める事項

　都道府県知事は販売従事登録を行ったとき当該販売従事登録を受けた者に対して，**登録証**を交付しなければなりません．（規則第159条の8第2項）

　なお都道府県知事は，登録販売者が偽りその他不正な手段により販売従事登録を受けたことが判明したときは，登録を消除しなければなりません．（規則第159条の10第5項）

❸ 登録事項の変更

　登録販売者は**登録販売者名簿**の内容に変更が生じた場合，**30日以内**に届出が必要です．（規則第159条の9）

　また一般用医薬品の販売または授与に**従事しようとしなくなったとき**や，**死亡，または失踪の宣告を受けたとき**は，**30日以内**に登録販売者名簿の登録の消除を申請しなければなりません．さらに，登録販売者が精神の機能の障害を有する状態となり登録販売者の業務の継続が著しく困難になったときは，遅滞なく，登録を受けた都道府県知事にその旨を届け出ることとされています．（規則第159条の10）

練習問題

販売従事登録に関する下記問題を正誤で答えよ

(1) 販売従事登録申請の際，申請者が薬局開設者又は医薬品の販売業者でないときは，雇用契約書の写しその他薬局開設者又は医薬品の販売業者の申請者に対する使用関係を証する書類を申請書に添付しなければならない．

(2) 二以上の都道府県において販売従事登録を受けようと申請した者は，当該申請を行ったそれぞれの都道府県知事の登録を受けることができる．

(3) 登録販売者の住所に変更を生じたときは，30日以内に，その旨を登録を受けた都道府県知事に届け出なければならない．

(4) 都道府県知事は，登録販売者が偽りその他不正の手段により販売従事登録を受けたことが判明したときは，登録を消除しなければならない．

Lv.
42

解答と解説

(1) ○
(2) ✕：いずれか一つの都道府県知事の登録を受けることができる．
(3) ✕：住所ではなく，本籍地都道府県名．
(4) ○

― ◆◆ ―

法律は理解するのに時間がかかりますが，
ポイントを絞って進みましょう．

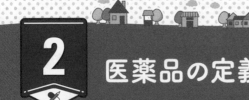

2 医薬品の定義と範囲

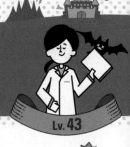

Lv. 43

 医薬品の定義

「医薬品の定義」はよく出題されるので，必ず覚えましょう．

医薬品の定義は，法第2条第1項にて次のように規定されています．

1. **日本薬局方**に収められている物
2. **人又は動物**の疾病の**診断，治療又は予防**に使用されることが目的とされている物であつて，機械器具等（機械器具，歯科材料，医療用品，衛生用品並びにプログラム（電子計算機に対する指令であつて，一の結果を得ることができるように組み合わされたものをいう．以下同じ）及びこれを記録した記録媒体をいう．以下同じ）でないもの（**医薬部外品**及び**再生医療等製品**を除く）
3. 人又は動物の**身体の構造又は機能に影響**を及ぼすことが目的とされている物であつて機械器具等でないもの（**医薬部外品，化粧品及び再生医療等製品**を除く）

定義の補足

日本薬局方（日局）に収載されている医薬品の中には，**一般用医薬品**の中に配合されているものも少なくありません．

疾病の診断，治療または予防に使用されることを目的とする物には，検査薬や殺虫剤のように**身体に直接使用されない医薬品**も含まれます．

人の身体の構造または機能に影響を及ぼすことが目的とされている物には，必要な承認や許可を受けていない「やせ薬」等を 標 榜した「**無承認無許可医薬品**」が含まれます．

無承認無許可医薬品は法律上，医薬品に該当し，取締りの対象になります．

日本薬局方（日局）とは

厚生労働大臣が医薬品の性状および品質の適正を図るため**薬事・食品衛生審議会**の意見を聴いて，保健医療上重要な医薬品について，必要な規格・基準および標準的試験法等を定めたものです．

練習問題

次の記述は，医薬品医療機器等法第2条第1項の条文の一部である．（ ）の中に入れるべき字句の正しい組み合せはどれか

この法律で「医薬品」とは，次に掲げる物をいう．

一　（ a ）に収められている物

二　人又は動物の疾病の診断，治療又は予防に使用されることが目的とされている物であつて，機械器具等（機械器具，歯科材料，（ b ），衛生用品並びにプログラム（電子計算機に対する指令であつて，一の結果を得ることができるように組み合わされたものをいう．以下同じ．）及びこれを記録した記録媒体をいう．以下同じ．）でないもの〔（ c ）及び再生医療等製品を除く．〕

	a	b	c
(1)	日本薬局方	家庭用品	医薬部外品，化粧品
(2)	日本薬局方	医療用品	医薬部外品，化粧品
(3)	日本薬局方	医療用品	医薬部外品
(4)	医薬品の範囲に関する基準	医療用品	医薬部外品，化粧品
(5)	医薬品の範囲に関する基準	家庭用品	医薬部外品

解答

正解は（3）

製造，製造販売，医薬品の承認

- 医薬品は，**厚生労働大臣**により「**製造業**」の許可を受けた者でなければ製造をしてはならない．（法第13条第1項）

- 医薬品は，**厚生労働大臣**により「**製造販売業**」の**許可**を受けた者でなければ製造販売をしてはならない．（法第12条第1項）
- 医薬品は，**品目ごとに**，品質，有効性および安全性について審査等を受け，その製造販売について**厚生労働大臣の承認**を受けた者でなければならない．（法第14条，法第19条の2）

製造と製造販売の違い（医薬品の例）

製造　　：工場などで医薬品を作ること．

製造販売：製造（他に委託して製造する場合も含む），または輸入した医薬品を市場（薬局や医薬品販売業者）に販売すること．

市場に流通した医薬品について責任を負うのは，製造販売業者になります．

不正表示医薬品および不良医薬品の禁止

　製造販売業者，製造業者，薬局および医薬品の**販売業**は**不正表示医薬品**，**模造に係る医薬品***および**不良医薬品**を，販売，授与または販売・授与の目的で製造，輸入，貯蔵，陳列してはならないとされています．（法第55条，法第56条）

┃不正表示医薬品，不良医薬品とは

タール色素の項は
注意しましょう．

- 日本薬局方に収められている医薬品であつて，その性状又は品質が日本薬局方で定める**基準に適合しないもの**．
- 規定により基準が定められた**体外診断用医薬品**であつて，その性状，品質又は性能がその**基準に適合しないもの**．
- 承認を受けた医薬品又は認証を受けた体外診断用医薬品であつて，その成分若しくは分量又は性状，品質若しくは性能がその**承認又は認証の内容と異なるもの**．
- 厚生労働大臣が基準を定めて指定した医薬品であつて，その成分若しくは分量又は性状，品質若しくは性能がその**基準に適合しないもの**．
- 個別に基準が定められた医薬品であつて，その**基準に適合しないもの**．

---

*　模造に係る医薬品：容器又は被包の形状，色彩，図案等が他の医薬品に似せて作られているもの

- その全部又は一部が**不潔な物質**又は**変質**若しくは**変敗した物質**から成つ
  ている医薬品.
- **異物**が**混入**し,又は**付着**している医薬品.
- 病原微生物その他疾病の原因となるものにより**汚染**され,又は汚染され
  ているおそれがある医薬品.
- **着色のみを目的**として,厚生労働省令で定めるタール色素以外の**タール
  色素**が使用されている医薬品.

そのほかに,以下に該当する医薬品も販売,製造,陳列等してはならないと
されています.（法第57条）

- 全部若しくは一部が**有毒**若しくは**有害な物質**からなつているためにその
  医薬品を保健衛生上危険なものにするおそれがある物とともに収められ
  ている.
- 全部若しくは一部が**有毒**若しくは**有害な物質**からなつているためにその
  医薬品を保健衛生上危険なものにするおそれがある容器若しくは被包
  （内包を含む.）に収められている.
- 医薬品の容器又は被包が,その医薬品の**使用方法を誤らせやすい**.

練習問題
下記問題の正誤を答えよ

(1) 医薬品の製造業は都道府県知事の許可が必要である.

(2) 着色のみを目的として,厚生労働省令で定めるタール色素以外のタール色
  素が使用されている医薬品は,販売してはならない.

(3) 日本薬局方に収められている医薬品であって,その性状,品質が日本薬局
  方で定める基準に適合しないものは販売してはならない.

解答と解説

(1) ✕：都道府県知事ではなく,厚生労働大臣の許可.

(2) ○

(3) ○

一般用医薬品，要指導医薬品と医療用医薬品

　一般用医薬品，要指導医薬品と医療用医薬品は，それぞれ次のように定義されています．

- **一般用医薬品**

　医薬品のうち，その効能及び効果において人体に対する**作用が著しくない**ものであつて，薬剤師その他の医薬関係者から提供された情報に基づく需要者の選択により使用されることが目的とされているもの（要指導医薬品を除く）．（法第4条第5項第4号）

- **要指導医薬品**

　（スイッチ直後品目※，劇薬，毒薬等で，専ら動物のために使用されるもの以外のうち）その効能及び効果において人体に対する**作用が著しくない**ものであって，薬剤師その他の医薬関係者から提供された情報に基づく需要者の選択により使用されることが目的とされているものであり，かつ，その適正な使用のために**薬剤師の対面による情報の提供及び薬学的知見に基づく指導**が行われることが必要なものとして，**厚生労働大臣が薬事・食品衛生審議会の意見を聴いて指定するもの**．（法第4条第5項第3号）

　※スイッチ直後品目とは，医療用から一般用に移行して間もなく，一般用としてリスクが確定していない薬のことである．

- **医療用医薬品**

　医師若しくは歯科医師によって使用され，またはこれらの者の処方箋若しくは指示によって使用されることを目的として供給される医薬品．

定義の補足

　一般用医薬品または要指導医薬品では，注射等の侵襲性の高い使用方法は用いられておらず，検査薬においても検体の採取に身体へ直接のリスクを伴うものは認められていません．

　要指導医薬品は，定められた期間を経過し，薬事・食品衛生審議会において一般用医薬品として取り扱うことが適切であると認められたものについては，**一般用医薬品**に分類されます．

医師等の診療によらなければ一般に治癒が期待できない疾患（がん，心臓病等）に対する効能・効果は，一般用医薬品および要指導医薬品において**認められません**．

⯗医薬品の用量

医療用医薬品は医師等が**患者の容態に合わせて処方量を調節**します．

一般用医薬品および要指導医薬品は，あらかじめ用量が定められています．

⯗効能・効果の表現

医療用医薬品では**診断疾患名**で示されています．

一般用医薬品および要指導医薬品では，**一般の生活者が判断できる症状**（たとえば，胃痛，胸やけ，むかつき，もたれ等）で示されています．

😈 練習問題
下記問題の正誤を答えよ

(1) 一般用医薬品又は要指導医薬品には，注射等の侵襲性の高い使用方法のものがある．

(2) 一般用医薬品および要指導医薬品は，あらかじめ定められた用量に基づき，適正使用することによって効果を期待するものである．

(3) 要指導医薬品は，定められた期間を経過し，薬事・食品衛生審議会において，一般用医薬品として取り扱うことが適切であると認められたものについては，一般用医薬品に分類される．

(4) 効能・効果の表現に関して，一般用医薬品および要指導医薬品では，診断疾患名（たとえば，胃炎，胃・十二指腸潰瘍等）で示されている．

解答と解説

(1) ✕：侵襲性の高い使用方法のものはない．
(2) ○
(3) ○
(4) ✕：一般生活者が判断できる症状で示されている．

毒薬・劇薬

　毒薬・劇薬は，次のものとして厚生労働大臣が**薬事・食品衛生審議会**の意見を聴いて指定した医薬品です．

> **毒薬**：**毒性**が強いもの（法第 44 条第 1 項）
> **劇薬**：**劇性**が強いもの（法第 44 条第 2 項）
> また単に毒性，劇性が強いものだけでなく，薬効が期待される摂取量（薬用量）と中毒のおそれがある摂取量（中毒量）が近く安全域が狭いため，その取り扱いに注意を要するもの等が指定されている．

　毒薬または劇薬の中で，**要指導医薬品**に該当するものはありますが，現在のところ，**一般用医薬品**に該当するものはありません．

販売，貯蔵・陳列，取り扱い

　毒薬・劇薬の販売，貯蔵，取り扱いは，他の物と**区別が必要**です．（法第 48 条第 1 項）

　特に**毒薬**を貯蔵，陳列する場所については**鍵を施す必要**があります．（法第 48 条第 2 項）

表示（法定表示事項）

- ✛ **毒薬**：容器または被包に，黒地に白枠，白字をもって，当該医薬品の品名および「毒」の文字の記載が必要です．（法第 44 条第 1 項）
- ✛ **劇薬**：容器等に**白地に赤枠，赤字**をもって，当該医薬品の品名および「劇」の文字の記載が必要です．（法第 44 条第 2 項）

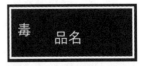

販売・譲渡

　毒薬・劇薬を **14 歳未満の者**，その他安全な取り扱いに不安のある者に交付することは**禁止**されています．（法第 47 条）

　毒薬・劇薬を一般の生活者に対して販売または譲渡する際には，当該医薬品を譲り受ける者から，**品名**，**数量**，**使用目的**，**譲渡年月日**，**譲受人の氏名**，**住所**および**職業**が記入され，**署名**または**記名押印**された**文書**を受けなければなりません（一定の条件を満たす電子的ファイルに記録したものも可）．（法第46条第1項等）

　また，毒薬・劇薬については店舗管理者が薬剤師である**店舗販売業者**および医薬品営業所管理者が**薬剤師**である**卸売販売業者**以外の医薬品の販売業者は，開封して販売等をしてはなりません．（法第45条）

練習問題
下記問題の正誤を答えよ

(1) 業務上毒薬を取り扱う者は，毒薬を貯蔵，陳列する場所については，鍵を施さなければならない．

(2) 毒薬及び劇薬は，単に毒性，劇性が強いものだけでなく，薬効が期待される摂取量（薬用量）と中毒のおそれがある摂取量（中毒量）が接近しており安全域が狭いため，その取り扱いに注意を要するもの等が指定されている．

(3) 要指導医薬品には，劇薬に指定されているものはない．

(4) 毒薬または劇薬を，18歳未満の者その他安全な取り扱いに不安のある者に交付することは禁止されている．

(5) 毒薬については，それを収める直接の容器または直接の被包に，白地に黒枠，黒字をもって，当該医薬品の品名および「毒」の文字が記載されていなければならない．

(6) 店舗管理者が薬剤師である店舗販売業者は，劇薬を開封して販売することができる．

解答と解説

(1) ○　　(2) ○

(3) ✕：劇薬，毒薬に指定されているものもある．

(4) ✕：18歳未満ではなく，14歳未満．

(5) ✕：毒薬は黒地に白枠，白字をもって，医薬品名および「毒」の文字の記載が必要．

(6) ○

生物由来製品

生物由来製品は次のように定義されています．（法第2条第10項）

> 人その他の生物（植物を除く）に由来するものを原料又は材料として製造（小分けを含む）をされる医薬品，医薬部外品，化粧品又は医療機器のうち，保健衛生上特別の注意を要するものとして，厚生労働大臣が薬事・食品衛生審議会の意見を聴いて指定するもの．

▌定義の補足

　生物由来製品は，製品の使用による感染症の発生リスクに着目して指定されます．現在のところ，生物由来製品として指定された一般用医薬品または要指導医薬品はありません．

「医薬品の比較」まとめ

	一般用医薬品	要指導医薬品	医療用医薬品
侵襲性の高い使用方法や身体へ直接のリスクを伴うもの	認められていない		認められている
医師等の診療が必要な疾患（がん，心臓病等）に対する効能・効果	認められていない		認められている
用量	あらかじめ定められている		医師等が患者の容態に合わせて調節
効能・効果の表現	一般の生活者が判断できる症状		診断疾患名
毒薬・劇薬に該当するもの	なし	一部あり	あり
生物由来製品に該当するもの	なし	なし	あり

一般用医薬品のリスク区分

一般用医薬品は, 保健衛生上のリスクに応じて, 次のように区分されます.
(法第 36 条の 7 第 1 項)

Lv.43

- **第一類医薬品**

  副作用等により**日常生活に支障を来す**程度の健康被害が生ずるおそれが
  ある医薬品のうちその使用に関し**特に注意が必要なもの**として厚生労働
  大臣が指定するもの.

  また既存の一般用医薬品と有効成分, 分量, 用法・用量, 効能・効果等
  が明らかに異なる医薬品であって当該申請に係る承認を受けてから厚生
  労働省令で定める**期間を経過しないもの** (スイッチ OTC 医薬品[※1], ダイ
  レクト OTC 医薬品[※2]).

  ※1 スイッチ OTC 医薬品　：医療用医薬品の有効成分を一般医薬品に初めて
  　　　　　　　　　　　　　　配合したもの

  ※2 ダイレクト OTC 医薬品：既存の医薬品と明らかに異なる有効成分が配合
  　　　　　　　　　　　　　　された一般用医薬品

- **第二類医薬品**

  副作用等により**日常生活に支障を来す**程度の健康被害が生ずるおそれが
  ある医薬品 (第一類医薬品を除く) であって厚生労働大臣が指定するも
  の

  (第二類医薬品のうち,「**特別の注意を要するもの**として厚生労働大臣が
  指定するもの」を「**指定第二類医薬品**」としている).

- **第三類医薬品**

  第一類医薬品および第二類医薬品以外の一般用医薬品.

ポイント
一般用医薬品の区分は, それぞれ次のように解釈できます.
第一類医薬品＝リスクが特に高いもの, もしくは新たに一般用医薬品となった
医薬品
第二類医薬品＝リスクが比較的高いもの
第三類医薬品＝リスクが比較的低いもの (第一類, 二類以外)

▐区分の補足

　新たに一般用医薬品となった医薬品は承認後の一定期間，第一類医薬品に分類されますが，副作用の発生や適正使用の状況等に関する情報を収集し，評価した結果に基づいて，各リスク区分に分類されます．

　購入者がリスクの程度を判別しやすいよう，各製品の外箱等にリスク区分ごとに定められた事項を記載することが義務づけられています．

　厚生労働大臣は，第一類医薬品または第二類医薬品の指定に資するよう医薬品に関する情報の収集に努めるとともに，必要に応じてこれらの指定を**変更し**なければなりません．（法第36条の7第2項）

　各リスク区分の分類は，安全性に関する**新たな知見**や**副作用の発生状況**等を踏まえ，**適宜見直し**が図られています．

練習問題
下記問題の正誤を答えよ

（1）第三類医薬品は，保健衛生上のリスクが比較的低い一般用医薬品であるが，副作用等により身体の変調・不調が起こるおそれはある．

（2）一般用医薬品の中には，同時に第一類医薬品，第二類医薬品，第三類医薬品のすべてに指定されたものがある．

（3）第二類医薬品は，その成分や使用目的等から，「その副作用等により日常生活に支障を来す程度の健康被害が生ずるおそれがある」保健衛生上のリスクが比較的高い一般用医薬品である．

（4）第三類医薬品に分類されている医薬品は，今後，第一類医薬品に分類が変更されることはない．

解答と解説

（1）○
（2）✕：同時に，第一，第二，第三類医薬品に指定されることはない．
（3）○
（4）✕：適宜分類が見直される．

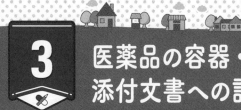
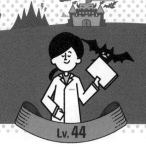

3 医薬品の容器・外箱等，添付文書への記載事項

Lv. 44

 ## 容器・外箱等への法定表示事項

　医薬品は，法第50条に基づき，その**直接の容器**または**被包**に次の事項の記載が必要です．毒薬・劇薬の表示事項と次の事項を総称して**法定表示事項**といいます．

1. 製造販売業者等の**氏名**又は**名称及び住所**.
2. **名称**（日局に収載されている医薬品では日局において定められた名称，また，その他の医薬品で一般的名称があるものではその一般的名称）.
3. **製造番号**又は**製造記号**.
4. **重量，容量**又は**個数**等の内容量.
5. 日局に収載されている医薬品については「**日本薬局方**」の文字等.
6. 「**要指導医薬品**」の文字.
7. 一般用医薬品の**リスク区分**を示す字句.
8. 日局に収載されている医薬品以外の医薬品における有効成分の名称及びその分量.
9. 誤って人体に散布，噴霧等された場合に健康被害を生じるおそれがあるものとして厚生労働大臣が指定する医薬品（殺虫剤等）における「**注意―人体に使用しないこと**」の文字.
10. 適切な保存条件の下で**3年**を超えて性状及び品質が安定でない医薬品等，厚生労働大臣の指定する医薬品における**使用の期限**.
11. 配置販売品目以外の一般用医薬品にあっては，「**店舗専用**」の文字.
12. **指定第二類医薬品**にあっては，枠の中に「**2**」の数字.

　直接の容器または被包への記載が，外部の容器または被包（以下「外箱等」という）を透かして容易に見ることができないときには，**外箱**等にも同様の事項の記載が必要です．（法第 51 条）

 第 50 条および法第 51 条に基づく容器・外箱等の法定表示事項には，**用法・用量，効能・効果**の記載義務はありません．

 ## 添付文書等への記載事項

　要指導医薬品，一般用医薬品は，法定表示事項のほか，法第 52 条第 2 項に基づき，**添付する文書**または**容器**等もしくは**外箱**等に，当該医薬品に関する最新の論文その他により得られた知見に基づき，**用法・用量，その他使用および取り扱い上必要な注意等**の記載が必要です．

　具体的な記載内容については第 5 章**添付文書の読み方**（p.435）で解説します．

 「用法・用量，その他使用および取り扱い上必要な注意等」は添付文書か容器等または外箱の**いずれか**に記載が必要です．

 ## 記載禁止事項

　医薬品に添付する文書，容器等または外箱等に記載されていてはならない事項が次のように定められています．（法第 54 条）

> 1. 当該医薬品に関し**虚偽又は誤解を招くおそれのある事項**．
> 2. **承認を受けていない効能，効果又は性能**（厚生労働大臣がその基準を定めて指定した医薬品にあつては，その基準において定められた効能，効果又は性能を除く）．
> 3. **保健衛生上危険がある用法，用量又は使用期間**．

法定表示事項，添付文書等への記載は，見やすい場所に，**邦文**で読みやすく

理解しやすい用語による正確なものでなければなりません．（法第 53 条等）

練習問題

下記問題の正誤を答えよ

法第 50 条に基づき，医薬品の直接の容器または被包に記載されていなければ
ならないものを選びなさい．

(1) 製造業者の氏名または名称および住所

(2) 製造番号または製造記号

(3) 用法・用量

(4) 日本薬局方に収載されている医薬品については「日本薬局方」の文字

(5) 一般用医薬品にあっては，リスク区分を示す字句

解答と解説

(1) ×：製造業者ではなく製造販売業者の記載が必要．

(2) ○

(3) ×：用法・用量は添付文書又は容器等もしくは外箱等に記載（法
　　　第 52 条第 2 項）．

(4) ○

(5) ○

法第 50 条と第 52 条第 2 項は混同しやすいため，2 つの数字を覚え
ておくと，問題で何を問われているのかが理解しやすいです．

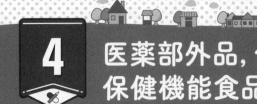

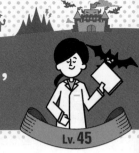

医薬部外品

医薬部外品は次のように定義されています．（法第 2 条第 2 項）

---

1. 次のイからハまでに掲げる目的のために使用される物（これらの使用目的のほかに，併せて前項第 2 号又は第 3 号に規定する目的のために使用される物を除く）であつて**機械器具等**でないもの．

    イ　**吐きけ**その他の不快感又は**口臭**若しくは**体臭の防止**

    ロ　**あせも，ただれ**等の防止

    ハ　**脱毛の防止，育毛又は除毛**

2. 人又は動物の保健のためにする**ねずみ，はえ，蚊，のみ**その他これらに類する**生物の防除**の目的のために使用される物（この使用目的のほかに，併せて前項第 2 号又は第 3 号に規定する目的のために使用される物を除く）であつて機械器具等でないもの．

3. 前項第 2 号又は第 3 号に規定する目的のために使用される物（前 2 号に掲げる物を除く）のうち，**厚生労働大臣**が指定するもの．

※「前項第 2 号又は第 3 号に規定する目的」とは，人の疾病の診断，治療若しくは予防に使用されること，又は人の身体の構造若しくは機能に影響を及ぼすことを目的とすることを指す．

上記の範囲内で成分や用法等に照らして人体に対する作用が**緩和**であることを要件として，**医薬品的**な効能・効果を**表示・標榜**することが認められています．

表示

医薬部外品の直接の容器または直接の被包には，「**医薬部外品**」の文字の表示，その他定められた事項の表示が**義務**づけられています．（法第 59 条）

その他定められた事項の表示

- 衛生害虫類（ねずみ，はえ，蚊等）の防除のため使用される製品群：「**防除用医薬部外品**」の文字
- 医薬品から医薬部外品へ移行された製品群：「**指定医薬部外品**」の文字

Lv.
45

販売

医薬品のように販売業の許可は必要なく，一般小売店において販売等することができますが，医薬品と同様に，**不良医薬部外品および不正表示医薬部外品**の販売は禁止されています．（法第60条）

製造販売

製造販売業の**許可**が必要で，厚生労働大臣が基準を定めて指定するものを除き，**品目ごとに承認**を得る必要があります．（法第12条第1項，法第14条）

 化粧品

化粧品は次のように定義されています．（法第2条第3項）

人の身体を清潔にし，美化し，魅力を増し，容貌を変え，又は皮膚若しくは毛髪を健やかに保つために，身体に塗擦，散布その他これらに類似する方法で使用されることが目的とされている物で，人体に対する**作用が緩和なもの**．

化粧品は，あくまで「人の身体を清潔にし，美化し，魅力を増し，容貌を変え，又は皮膚若しくは毛髪を健やかに保つ」ことを目的においてのみ効能・効果を表示・標榜することが認められるものであり，医薬品的な効能・効果を表示・標榜することは一切認められていません．

また，化粧品の成分本質には，原則として医薬品の成分を配合してはならないこととされており，配合される場合であっても，添加物としての使用など**薬理作用が期待できない量以下**に制限されます．

▶効能効果の例

- フケ，カユミがとれる
- 毛髪につやを与える
- 肌荒れを防ぐ

▶販売

医薬品のように販売業の許可は必要なく，一般小売店において販売等することができます．

▶製造販売

製造販売業の許可が必要で，あらかじめ品目ごとの届出を行う必要があります．ただし厚生労働大臣が指定する成分を含有する化粧品である場合は品目ごとの承認を得る必要があります．（法第 12 条第 1 項，法第 14 条）

 練習問題

下記問題の正誤を答えよ

（1）化粧品の効能・効果の一つに，「毛髪につやを与える」がある．
（2）医薬部外品には，衛生害虫類（ねずみ，はえ，蚊，のみその他これらに類する生物）の防除を目的とするものがある．
（3）医薬部外品を一般の生活者に販売等する場合，医薬部外品販売業の許可が必要である．
（4）化粧品を業として販売する場合には，医薬品医療機器等法に基づく許可は必要なく，一般小売店において販売することができる．
（5）化粧品に医薬品的な効能・効果の表示・標榜がなされた場合には，医薬品医療機器等法第 66 条第 1 項により禁止される虚偽又は誇大な広告に該当する．

 解答と解説

（1）〇 　（2）〇 　（3）✕：販売には許可は不要．
（4）〇 　（5）〇

🍄 保健機能食品などの食品

❶ 食品とは

食品とは，**医薬品**，**医薬部外品**および**再生医療等製品**以外のすべての飲食物をいいます．

医薬品には，その**品質，有効性**および**安全性**の確保を目的として必要な規制が行われていますが，食品には，**安全性**の確保を目的として必要な規制が行われています．

外形上，食品として販売等がされている製品であっても，その成分本質，効能・効果の標榜内容等に照らして医薬品とみなされ，承認・許可等を受けていない場合は**無承認無許可医薬品**として取締りの対象となります．

●医薬品の範囲に関する基準

1. 成分本質が，専ら医薬品として使用される成分本質を含むこと（食品添加物と認められる場合を除く）
2. 医薬品的な効能・効果が標榜または暗示されていること（チラシなどの広告宣伝物等による場合も含む）
3. アンプル剤や舌下錠，口腔用スプレー剤等，医薬品的な形状であること
   ※錠剤，丸剤，カプセル剤，顆粒剤，散剤等の形状については，食品である旨が明示されている場合に限り医薬品に該当しない
4. 服用時期，服用間隔，服用量等の医薬品的な用法・用量の記載があること（調理のために使用方法，使用量等を定めている場合を除く）

---

❷ 特別用途食品

乳児，幼児，妊産婦または病者の発育または健康の保持もしくは回復の用に供することが適当な旨を医学的・栄養学的表現で記載し，かつ，用途を限定したもので，健康増進法に基づく**許可または承認**を受け，「特別の用途に適する旨の表示」をする食品であり，**消費者庁の許可等のマーク**が付されています．

❸ 保健機能食品とは

　特定保健用食品，**栄養機能食品**，**機能性表示食品**を総称して「**保健機能食品**」といい，食生活を通じた健康の保持増進を目的として摂取されるものです．

　特別用途食品，保健機能食品に関しては，一定の表記が認められています．

		消費者庁の審査	許可等のマーク	用途・機能の表示	表示例
特別用途食品		必要	あり	特別の用途	嚥下困難者 乳児用
保健機能食品	特定保健用食品（トクホ）	必要	あり	科学的根拠に基づいた機能	血圧が高めの人に適する
	栄養機能食品	不要	なし	ビタミン・ミネラルなどの栄養成分の機能	鉄は，赤血球を作るのに必要な栄養素である
	機能性表示食品	不要（届出制）	なし	科学的根拠に基づいた機能	脂肪の吸収を抑える

特定保健用食品

　特定保健用食品は，**特別用途食品制度**と**保健機能食品制度**の両制度に位置づけられています．

　特定の保健の目的で摂取をする者に対し，摂取により当該保健の目的が期待できる旨の表示をする食品です．

　特定の保健の用途を表示するには，個別に生理的機能や特定の保健機能を示す有効性や安全性等に関する審査を受け，健康増進法に基づく**許可または承認**を取得することが必要です．

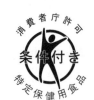

　現行の特定保健用食品の許可の際に必要とされる有効性の科学的根拠のレベルに達しないものの，一定の有効性が確認されるものについては，限定的な科学的根拠である旨の表示をすることを条件として許可されています．この条件で許可された特定保健用食品を「**条件付き特定保健用食品**」と区分しています．

⬆ 栄養機能食品

　1日当たりの摂取目安量に含まれる栄養成分の量が基準に適合しており，**栄養表示**しようとする場合には食品表示法に基づく食品表示基準の規定に基づき，その栄養成分の機能の表示を行わなければなりません．

　栄養成分の機能表示に関しては消費者庁長官の許可を要しません．

　当該栄養成分を摂取する上での注意事項を適正に表示することが求められているほか，消費者庁長官の**個別の審査**を受けたものではない旨の表示も義務づけられています．

⬆ 機能性表示食品

　食品表示基準に規定されている食品です．事業者の責任において科学的根拠に基づいた機能性を表示し，**販売前に安全性および機能性の根拠に関する情報などが消費者庁長官へ届け出られたものです**．

　特定の保健の目的が期待できる（健康の維持および増進に役立つ）という食品の機能性を表示することはできますが，特定保健用食品とは異なり消費者庁長官の**個別の許可**を受けたものではありません．

❹ その他「いわゆる健康食品」

　健康食品という単語は法令で定義された用語ではなく，一般に用いられている単語です．栄養補助食品，サプリメント，ダイエット食品等と呼ばれることもあります．法や食品衛生法等における取り扱いは**保健機能食品以外の一般食品と変わりません**．

　いわゆる健康食品の中には，特定の保健の用途に適する旨の効果等が表示・
標^{ひょうぼう} 榜されている場合があり，医薬品の効能・効果を暗示するものとみなされ，**無承認無許可医薬品**として，法に基づく取締りの対象となります．

　なお，特別用途食品，保健機能食品のいずれも，健康の保持増進効果等につき虚偽または誇大な表示をすることは禁止されています．

練習問題

下記問題の正誤を答えよ

(1) 食品とは，医薬品，医薬部外品および再生医療等製品以外のすべての飲食物をいう．

(2) 特定保健用食品は，個別に審査を受け，消費者庁の許可等のマークが付されている．

(3) 栄養機能食品における栄養成分の機能表示に関しては，消費者庁長官の許可を要さない．

(4) 特別用途食品，栄養機能食品，機能性表示食品を総称して「保健機能食品」という．

(5) 医薬品には，その有効性および安全性の確保のみを目的として必要な規制が行われているが，食品には，安全性の確保のために必要な規制が行われている．

解答と解説

(1) ○

(2) ○

(3) ○

(4) ✕：特別用途食品ではなく，特定保健用食品．

(5) ✕：医薬品は品質，有効性，安全性の確保を目的に規制がされている．

許可，承認，届出等は，試験では入れ替えて出題されやすい文言です．意識して読みましょう．

5 医薬品の販売業の許可

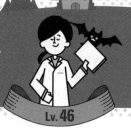

Lv. 46

⚔️ 許可の種類と許可行為の範囲

❶ 医薬品販売の許可

> **薬局開設者**又は**医薬品の販売業**の**許可**を受けた者でなければ，業として，医薬品を**販売**し，**授与**し，又は販売若しくは授与の目的で**貯蔵**し，若しくは**陳列**（配置することを含む）してはならない．（法第24条第1項）

医薬品を販売するにあたっては，次のどちらかの許可が必要です．

- 薬局開設の許可　　● 医薬品販売業の許可

これらの許可は，**6年ごと**に更新を受けなければ効力を失います．（法第24条第2項）

医薬品の販売業の許可は，次の3種類に分けられます．（法第25条）

- **店舗販売業の許可**　　● **配置販売業の許可**　　● **卸売販売業の許可**

卸売販売業は，業として一般の生活者に対する直接医薬品の販売等は認められていません．（法第25条第3号，規則第138条）

また，**薬局，店舗販売業および卸売販売業**では，特定の購入者の求めに応じて医薬品の包装を開封して**分割販売**（いわゆる「量り売り」，「零売」と呼ばれることもある）することができます．

❷ 薬局

┠薬局の定義

> 薬剤師が販売または授与の目的で調剤の業務並びに薬剤及び医薬品の適正
> な使用に必要な情報の提供及び薬学的知見に基づく指導の業務を行う場所
> （開設者が併せ行う医薬品の販売業に必要な場所を含む）（法第2条第12項）

　薬局では医薬品の**調剤**と併せて，店舗で医薬品の**販売**を行うことが認められており，調剤を実施する薬局は，**医療提供施設**として位置づけられています．

┠薬局の許可

> その所在地の**都道府県知事**（その所在地が保健所を設置する**市又は特別区**
> の区域にある場合においては，**市長又は区長**）の**許可**を受けなければ，開
> 設してはならない．（法第4条第1項）

　都道府県知事は次のような場合，許可を与えないことができます．（法第5条）

- 調剤や医薬品の販売などに必要な**構造設備を備えていない**
- 医薬品の調剤および販売などの業務を行う**体制が整っていない**
- 申請者が**薬事に関する法令**などに**違反**し一定期間を経過していない

　医薬品を取り扱う場所であって薬局として開設の許可を受けていない場合，**病院**または**診療所の調剤所を除き**薬局の名称を付してはなりません．（法第6条，規則第10条）

┠医薬品販売

　一般用医薬品のうち第二類医薬品または第三類医薬品の販売等に関しては，薬剤師のほかに**登録販売者**も購入者等への情報提供や相談対応を行うことができます．

薬局の管理者

薬局開設者は，自らが薬剤師であるときはその薬局を実地に管理しなければならず，自ら管理しない場合には，その薬局で薬事に関する実務に従事する薬剤師のうちから管理者を指定して実地に管理させなければなりません．（法第7条第1項）

管理者は，保健衛生上支障を生ずるおそれがないよう，薬局に勤務するその他の従業者を監督するほか，薬局開設者に対して必要な意見を書面により述べなければなりません．（法第8条）

Lv.
46

地域連携薬局

他の医療提供施設と連携し，地域における薬剤および医薬品の適正な使用の推進および効率的な提供に必要な情報提供および薬学的知見に基づく指導を実施するために必要な一定の機能を有する薬局は，その所在地の都道府県知事の認定を受けて地域連携薬局と称することができます．（法第6条の2第1項）

専門医療機関連携薬局

他の医療提供施設と連携し，薬剤の適正な使用の確保のために専門的な薬学的知見に基づく指導を実施するために必要な機能を有する薬局は，傷病の区分ごとに，その所在地の都道府県知事の認定を受けて専門医療機関連携薬局と称することができます．（法第6条の3第1項）

健康サポート薬局

患者が継続して利用するために必要な機能および個人の主体的な健康の保持増進への取組を積極的に支援する機能を有する薬局を健康サポート薬局といいます．（規則第1条第2項第6号）薬局開設者は，健康サポート薬局である旨を表示するときは，その薬局を，厚生労働大臣が定める基準に適合するものとしなければなりません．（規則第15条の11）

薬剤師不在時間

業務を行うため，やむを得ず，かつ，一時的に当該薬局において薬剤師が不

在となる時間を**薬剤師不在時間**といいます．（規則第 1 条第 2 項第 2 号）

> あらかじめ予定されている定期的な業務によって，
> 恒常的に薬剤師が不在となる時間は認められていません．

　薬局開設者は，薬剤師不在時間内は**調剤室**の**閉鎖**や**要指導医薬品陳列区画**または**第一類医薬品陳列区画**を**閉鎖**するとともに，調剤に従事する薬剤師が不在のため調剤に応じることができない旨等を薬局の内側および外側の見やすい場所に掲示しなければなりません（**鍵**をかけた陳列設備に要指導医薬品または第一類医薬品を陳列する場合は，要指導または第一類医薬品陳列区画の閉鎖は必要ありません）．（規則第 14 条の 3，規則第 15 条の 16 等）

　薬局の管理を行う薬剤師は，薬剤師不在時間内に当該薬局において勤務している従事者と**連絡ができる体制**を備えていなければなりません．なお，薬剤師不在時間内であっても，登録販売者は**第二類医薬品**または**第三類医薬品**を販売できます．

練習問題

下記問題の正誤を答えよ

(1) 医薬品の販売業の許可は，店舗販売業の許可，配置販売業の許可または卸売販売業の許可の3種類に分けられている．

(2) 薬局の開設および医薬品の販売業の許可は，5年ごとに，その更新を受けなければ，その期間の経過によって，その効力を失う．

Lv.
46

(3) 病院または診療所の調剤所は，医薬品医療機器等法に基づく薬局ではないが，「薬局」の名称を付すことができる．

(4) 薬局は，厚生労働大臣の許可を受けなければ開設してはならない．

(5) 調剤を実施する薬局は，医療法において医療提供施設と位置づけられている．

(6) 薬局において薬剤師を管理者とすることができない場合には，その薬局において医薬品の販売または授与に関する業務に従事する登録販売者を管理者にすることができる．

解答と解説

(1) ○
(2) ✕：更新は6年ごと．
(3) ○
(4) ✕：所在地の都道府県知事の許可．
(5) ○
(6) ✕：薬局の管理者は，薬剤師のみ．

❸ 店舗販売業

店舗販売業の許可

要指導医薬品又は一般用医薬品を，店舗において販売し，又は授与する業務について，**店舗ごとに**，その店舗の所在地の**都道府県知事**（その店舗の所在地が保健所を設置する市又は特別区の区域にある場合においては，**市長又は区長**）が与える．（法第25条第1号，法第26条第1項）

都道府県知事は，次のような場合，許可を与えないことができます．（法第26条第4項）

- 必要な構造設備を備えていない
- 適切に医薬品を販売し，または授与するために必要な体制が整っていない
- 申請者が薬事に関する法令等に違反し一定期間を経過していない

　薬局と異なり，薬剤師が従事していても調剤を行うことはできず要指導医薬品または一般用医薬品以外の医薬品の販売等は認められていません．（法第27条）

　要指導医薬品，第一類医薬品については，薬剤師により販売または授与させなければなりません．また第二類医薬品または第三類医薬品については，薬剤師または登録販売者に販売または授与させなければなりません．（法第36条の5第1項，同条の9）

┃店舗管理者

　店舗販売業者は，その店舗を，自ら実地に管理するか，指定する者に実地に管理させなければならず，その実地に管理する店舗管理者は次のように定められています．（法第28条，規則第140条第1項）

| 要指導医薬品または第一類医薬品を販売し，授与する店舗 | 薬剤師 |
| 第二類医薬品または第三類医薬品を販売し，授与する店舗 | 薬剤師または登録販売者 |

　第一類医薬品を販売し授与する店舗において薬剤師を店舗管理者とすることができない場合には，要指導医薬品，第一類医薬品を販売等する薬局，薬剤師が店舗管理者である要指導医薬品，第一類医薬品を販売等する店舗販売業または薬剤師が区域管理者である第一類医薬品を配置販売する配置販売業において，登録販売者として3年以上（従事期間が月単位で計算して，1ヵ月に80時間以上従事した月が36月以上，または，従事期間が通算して3年以上あり，かつ，過去5年間において合計2,880時間以上）業務に従事した者であって，その店舗において医薬品の販売または授与に関する業務に従事するものを店舗管理者にすることができます．（規則第140条第2項）その際，店舗管理者を補佐する薬剤師を配置しなければなりません．（規則第141条）

　また，第二類医薬品または第三類医薬品を販売し，授与する店舗において，登録販売者が管理者となる際は，薬局，店舗販売業または配置販売業において，下記期間が**過去5年間**のうち，**通算して2年以上**（従事期間が月単位で計算して，1ヵ月に80時間以上従事した月が24月以上，または，従事期間が通算して2年以上あり，かつ，過去5年間において合計1,920時間以上）あることが必要です．（規則第140条第1項）

Lv.
46

- 一般従事者として薬剤師または登録販売者の管理および指導の下に実務に従事した期間
- 登録販売者として業務に従事した期間

　店舗管理者は，前項の薬局の管理者と同様にその店舗を管理しなければなりません．なお，店舗管理者は，その店舗の所在地の都道府県知事の許可を受けた場合を除き，その店舗以外の場所で業として店舗の管理その他薬事に関する実務に従事する者であってはなりません．（法第28条第4項）

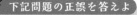 練習問題
下記問題の正誤を答えよ

(1) 店舗販売業の許可を受けた店舗では，薬剤師が従事していれば，調剤を行うことができる．
(2) 店舗管理者は，保健衛生上支障を生ずるおそれがないよう，その店舗の業務につき，店舗販売業者に対して必要な意見を書面により述べなければならない．
(3) 店舗管理者は，その店舗の所在地の都道府県知事の許可を受けたときを除き，その店舗以外の場所で業として店舗の管理その他薬事に関する実務に従事する者であってはならない．
(4) 登録販売者は，過去5年間のうち，登録販売者として業務に従事した期間が通算して2年あれば，要指導医薬品を販売する店舗の店舗管理者になることができる．

解答と解説

(1) **✕**：調剤はできない.
(2) **○**：店舗管理者は，店舗の管理をしなければならない.
(3) **○**
(4) **✕**：要指導医薬品ではなく，第二類医薬品または第三類医薬品を
　　　販売する店舗.

❹ 配置販売業

配置販売業の許可

> **一般用医薬品**を，配置により販売または授与する業務について，配置しよ
> うとする区域をその区域に含む都道府県ごとに，その**都道府県知事**が与え
> る.（法第 25 条第 2 号，法第 30 条第 1 項）

　都道府県知事は，次のような場合，許可を与えないことができます.（法第 30
条第 3 項）

> ● 適切に医薬品を配置販売するために必要な基準が整っていない
> ● 申請者が薬事に関する法令等に違反し一定期間を経過していない

　配置販売業は購入者の居宅等に医薬品をあらかじめ預けておき，**使用した後
で代金を請求する**といった販売形態であるため，「一般用医薬品のうち**経年変
化**が起こりにくいこと等の基準」に適合するもの以外の医薬品を販売等しては
なりません.（法第 31 条）

　第一類医薬品については，**薬剤師**により販売または授与させなければなりま
せん.また，第二類医薬品または第三類医薬品については，**薬剤師**または**登録
販売者**に販売または授与させなければなりません.（法第 36 条の 9）

区域管理者

　配置販売業者は，その業務に係る都道府県の区域を，自ら管理し，または当
該都道府県の区域において配置販売に従事する配置員のうちから指定したもの

に管理させなければならず，その区域を管理する**区域管理者**は次のように定められています．（法第 31 条の 2，規則第 149 条の 2）

第一類医薬品を販売等する区域の区域管理者	薬剤師
第二類医薬品又は第三類医薬品を販売等する区域の区域管理者	薬剤師または登録販売者

Lv. 46

　第二類医薬品または第三類医薬品を販売等する区域の区域管理者において登録販売者が管理者となる際は，薬局，店舗販売業または配置販売業において，下記期間が**過去 5 年間**のうち，**通算して 2 年以上**あることが必要です．（規則第 149 条の 2）

- 一般従事者として薬剤師または登録販売者の管理および指導の下に実務に従事した期間
- 登録販売者として業務に従事した期間

　区域管理者は前項の薬局の管理者と同様にその区域を管理しなければなりません．

届出

　配置販売業者またはその配置員は，配置販売業者の氏名および住所，配置販売に従事する者の**氏名**および**住所**ならびに**区域**およびその**期間**を，あらかじめ，配置販売に従事しようとする区域の**都道府県知事**に届け出なければなりません．（法第 32 条）

身分証明書

　配置販売業者またはその配置員は，その住所地の都道府県知事が発行する**身分証明書**の交付を受け，かつ，これを**携帯**しなければ，医薬品の配置販売に従事してはなりません．（法第 33 条第 1 項）

ポイント　その住所地とは：
　配置販売業者またはその配置員の住所地を指します．配置区域ではありません．

販売方法

　薬局開設者または店舗販売業者は，**店舗による販売**または**授与**以外の方法により医薬品を販売等してはならず，同様に，配置販売業者は，**配置以外**の方法により医薬品を販売等してはなりません．（法第37条第1項）また，配置販売業者が医薬品を**開封**して**分割販売**することは**禁止**されています．（法第37条第2項）

練習問題
下記問題の正誤を答えよ

(1) 配置販売業の許可は，一般用医薬品を配置しようとする区域をその区域に含む都道府県ごとに，その都道府県知事が与える．
(2) 配置販売業者は，一般用医薬品のうち経年変化が起こりにくいこと等の基準に適合するもの以外の医薬品を販売等してはならない．
(3) 配置販売業者は，店舗による販売または授与の方法で医薬品を販売等することができる．
(4) 配置販売業では，医薬品を開封して分割販売することができる．
(5) 配置販売業者またはその配置員は，その住所地の都道府県知事が発行する身分証明書の交付を受け，かつ，これを携帯しなければ，医薬品の配置販売に従事してはならない．

解答と解説

(1) ○
(2) ○
(3) ✕ : 配置販売しかできない．
(4) ✕ : 分割販売はできない．
(5) ○

リスク区分に応じた販売事業者

　薬局開設者，店舗販売業者等が要指導医薬品や一般用医薬品を販売し，授与する場合は，リスク区分に応じて薬剤師や登録販売者に販売し，授与させなければなりません．

　登録販売者は次のとおり，**第二類**，**第三類**医薬品の販売が可能です．

リスク区分	要指導医薬品	一般用医薬品		
		第一類医薬品	第二類医薬品	第三類医薬品
対面販売	**必要**	不要	不要	不要
登録販売者による販売等	×	×	○	○
薬剤師による販売等	○	○	○	○

❶ リスク区分に応じた医薬品の販売方法

要指導医薬品 (法第 36 条の 5, 規則第 158 条の 11)

1. 購入者等（譲受者を含む．以下同様）が，**使用しようとする者**であることを確認し，販売（異なる場合は薬剤師等※である場合を除き，正当な理由なく販売してはならない）

 ※薬剤師等＝薬剤師，薬局開設者，医薬品の製造販売業者，製造業者，販売業者，医師，歯科医師，獣医師または病院，診療所，飼育動物診療施設の開設者

2. 購入者および使用者の他の店舗販売業者等からの当該要指導医薬品の**購入状況**を確認し，適正使用のために必要な量に限り販売

3. 情報提供および指導後，内容を理解し**質問がないこと**の確認

4. **相談**があった場合には，情報の提供または指導

5. 販売した薬剤師の**氏名**，当該薬局または店舗の**名称**および当該薬局または店舗の**電話番号**その他連絡先を購入者に説明

————— ◆◆◆ —————

要指導医薬品を一般生活者に販売する場合，正当な理由がない限り，原則使用者にしか販売できません．

第一類医薬品 (規則第 159 条の 14 第 1 項)

1. 情報提供の内容を理解し，**質問がないこと**を確認

2. **相談**があった場合には，情報の提供

3. 販売した薬剤師の**氏名**，当該薬局または店舗の**名称**および当該薬局，店舗または配置販売業者の**電話番号**その他連絡先を，購入者に説明

▶**第二類医薬品，第三類医薬品**（規則第159条の14第2項）

> 1. **相談があった場合**には，**情報の提供**
> 2. 販売した**薬剤師**または**登録販売者**の**氏名**，当該薬局または店舗の**名称**および当該薬局，店舗または配置販売業者の**電話番号**その他連絡先を，購入者に説明

❷ 販売等の際の記録の保管

　薬局開設者や店舗販売業者等は**要指導医薬品**または**第一類医薬品**等の販売等を行った際は，次に掲げる事項を**書面**に記載し，**2年間**保存しなければなりません．（法第9条第1項，規則第14条第3項等）

> ● **書面への記載事項**
>   1. **品名**
>   2. **数量**
>   3. **販売，授与，配置した日時**
>   4. 販売，授与，配置した**薬剤師の氏名**，情報提供を行った薬剤師の氏名
>   5. 医薬品の購入者等が情報提供の内容を**理解したことの確認の結果**
> ● **記載のタイミング**
>   **薬局開設者**：**薬局医薬品**※，**要指導医薬品**または**第一類医薬品**の販売時
>   **店舗販売業者**：**要指導**医薬品または**第一類**医薬品の販売時
>   **配置販売業者**：**第一類**医薬品を**配置時**
>   ※薬局医薬品とは：要指導医薬品および一般用医薬品以外の医薬品で，医療用医薬品や薬局製造販売医薬品を指す

▶**第二類医薬品または第三類医薬品の販売等の際の記録と保管**

上記1～5の事項を書面に記載し，保存するよう努めなければならない．（法第9条第1項，規則第14条第5項等）

※4について：販売等したものが登録販売者の際は，その氏名を記載
※5について：第二類医薬品についてのみ

各医薬品共通事項

要指導医薬品，第一類医薬品，第二類医薬品，第三類医薬品，**いずれの場合も**医薬品を購入等した者の**連絡先**を書面に記録し保存するように**努めなければなりません**．（法第9条第1項，規則第14条第6項等）

記載事項については，住所，年齢，性別が引っ掛けで，出題されやすいです．

Lv. 46

下記問題の正誤を答えよ

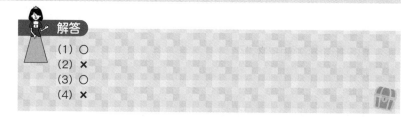

医薬品医療機器等法の規定に基づき，店舗販売業者が，第二類医薬品または第三類医薬品を販売または授与したときに，書面に記載し，保存するよう努めなければならない事項はどれか．
(1) 数量
(2) 症状
(3) 販売，授与した日時
(4) 医薬品購入者の年齢

解答
(1) ○
(2) ×
(3) ○
(4) ×

リスク区分に応じた医薬品の情報提供

　次のとおり，リスク区分に応じた**情報提供**および**薬学的知見に基づく指導**を行います．

リスク区分	要指導医薬品	一般用医薬品		
		第一類医薬品	第二類医薬品	第三類医薬品
対応する専門家	薬剤師	薬剤師	**薬剤師**または**登録販売者**	
購入者側から質問等がなくても行う積極的な情報提供	**対面**により，**書面を用いた情報提供**および**薬学的知見に基づく指導**を義務づけ	**書面**を用いた**情報提供**を義務づけ	**努力義務**	法上の規定なし
情報提供を行う場所	薬局または店舗内の情報提供を行う場所（配置販売の場合は医薬品を配置する場所）			
購入者側から相談があった場合の応答	**義務**			

情報提供前の確認事項

　情報提供（および指導）をする際には，あらかじめ次の事項の確認が必要です．（法第 36 条の 6 第 2 項，規則第 158 条の 12 第 4 項等）

---

1. **年齢**
2. **他の医薬品の使用の状況**
3. **性別**
4. **症状**
5. 4. の症状に関する**受診の有無**，診断内容
6. **現にかかっている他の疾病**，その病名
7. **妊娠の有無**と妊娠週数
8. **授乳の有無**
9. 当該医薬品に係る購入または**使用の経験の有無**
10. **副作用歴**
11. その他情報の提供を行うために確認することが必要な事項

「住所」が引っ掛け問題として，よく出題されます．

情報提供事項

　情報提供には，次の事項が必要です．（規則第 158 条の 12 第 2 項等）

1. 医薬品の名称
2. 有効成分の名称およびその**分量**
3. 用法・用量
4. 効能・効果
5. 使用上の注意のうち，保健衛生上の危害の発生を防止するために必要な事項
6. その他，適正使用のために必要と判断する事項

┃お薬手帳の活用

　薬剤服用歴その他の情報を一元的かつ経時的に管理できる手帳（以下「**お薬手帳**」）を所持する場合は，必要に応じ，お薬手帳を活用した情報提供（および指導）が必要とされ，また当該医薬品をお薬手帳へ記録することも重要とされています．なお，要指導医薬品に関しては，お薬手帳を所持しない場合には所持を勧奨することが必要とされています．

❶ 要指導医薬品

　薬局開設者または店舗販売業者は，**要指導医薬品**を販売または授与する場合には，**薬剤師**に，購入者等に対して，**対面で書面を用いた情報提供**および**薬学的知見に基づく指導**を行わせなければなりません**（義務）**．（法第36条の6第1項）

　情報提供の事項のほか，下記事項も必要です．

- 副作用等が発生した場合の対応についての説明
- 必要に応じて，当該要指導医薬品に代えて他の医薬品の使用を勧めさせること

❷ 第一類医薬品

　薬局開設者または店舗販売業者が**第一類医薬品**を販売または授与する場合（配置販売業については第一類医薬品を配置する場合）には，**薬剤師**に，**書面を用いた情報提供**を行わせなければなりません**（義務）**．（法第36条の10第1項）

　情報提供の事項のほか，副作用等が発生した場合の対応についての説明なども必要です．ただし，第一類医薬品の購入者等から説明を要しない旨の意思の表明があった場合，第一類医薬品が適正に使用されると認められる場合に限り，情報提供をしなくてもよいとされています．（法第36条の10第6項）

❸ 第二類医薬品

　薬局開設者または店舗販売業者が**第二類医薬品**を販売または授与する場合（配置販売業については第二類医薬品を配置する場合）には，**薬剤師**または**登録販売者**に，「情報提供を行う前の確認事項」や「情報提供事項」および「お薬手帳の活用」を提供させるよう努めなければなりません（**努力義務**）．（法第36条の10第3項，第4項）

　また，**指定第二類医薬品**を販売または授与する場合には，購入者等が禁忌事項を確認すること，および当該医薬品の使用について薬剤師または登録販売者に相談することを勧める旨を確実に認識できるようにするために，必要な措置を講じなければなりません．（法第9条第1項，規則第15条の7等）

❹ 第三類医薬品

　薬局開設者，店舗販売業者または配置販売業者が，**第三類医薬品**を販売または授与する場合には，**薬剤師**または**登録販売者**に，必要な情報提供をさせることが**望ましい**とされています．

ポイント

第二類医薬品または第三類医薬品についての「情報提供を行う前の確認事項」や「情報提供事項」「お薬手帳の活用」は義務ではありません．
しかし「リスク区分に応じた販売方法」で記載したとおり，第二類医薬品または第三類医薬品においても**相談の応答**や，販売した薬剤師または登録販売者の**氏名**，当該薬局または店舗の**名称**および当該薬局，店舗または配置販売業者の**電話番号**その他連絡先を，購入者に説明する必要はあります．

練習問題
下記問題の正誤を答えよ

（1）要指導医薬品を購入しようとする者から相談があった場合には，情報の提供または指導を行った後に，当該要指導医薬品を販売すること．

（2）要指導医薬品を購入しようとする者に，他の薬局開設者または店舗販売業者からの当該要指導医薬品の購入または譲受けの状況を確認すること．

（3）店舗販売業者が指定第二類医薬品を販売する場合，指定第二類医薬品を購入する者がその医薬品の使用について薬剤師または登録販売者に相談することを勧める旨を確実に認識できるようにするために必要な措置を講じなければならない．

（4）店舗販売業者は，医薬品医療機器等法第 36 条の 10 第 3 項の規定に基づき，第三類医薬品を販売する場合には，薬剤師または登録販売者に，必要な情報提供をさせなければならない．

Lv.
46

解答と解説

（1）○
（2）○
（3）○
（4）✕：第三類医薬品については，情報提供をさせることが望ましいとされている．

リスク区分に応じた医薬品の陳列

① 薬局および店舗販売業での医薬品の陳列

薬局開設者および店舗販売業者は，次のように陳列等しなければなりません．（法第 57 条の 2 等）

- 医薬品を他の物と区別して貯蔵，または陳列しなければならない．
- 医薬品は要指導医薬品，第一類医薬品，第二類医薬品，第三類医薬品ごと混在しないように陳列しなければならない．

- 要指導医薬品または一般用医薬品を販売等しない時間は，要指導医薬品または一般用医薬品を通常陳列し，または交付する場所を**閉鎖**しなければならない.
- 要指導医薬品または第一類医薬品を販売等しない時間は，要指導医薬品陳列区画または第一類医薬品陳列区画を閉鎖しなければならない.
  ただし，**鍵をかけた陳列設備**に要指導医薬品または第一類医薬品を陳列している場合は，この限りではない.

別途リスク区分ごとに次の規定があります.

- **要指導医薬品**（規則第 218 条の 3 第 1 号等）
  要指導医薬品陳列区画の内部の陳列設備に陳列しなければならない. ただし，次の場合を除く.
  ⅰ）**鍵をかけた陳列設備**に陳列する場合
  ⅱ）購入希望者等が**直接手の触れられない陳列設備**に陳列する場合
- **第一類医薬品**（規則第 218 条の 4 第 1 項第 1 号等）
  第一類医薬品陳列区画の内部の陳列設備に陳列しなければならない. ただし，次の場合を除く.
  ⅰ）**鍵をかけた陳列設備**に陳列する場合
  ⅱ）購入希望者等が**直接手の触れられない陳列設備**に陳列する場合
- **指定第二類医薬品**（規則第 218 条の 4 第 1 項第 2 号）
  構造設備規則に規定する「情報提供を行うための設備」から **7m 以内の範囲**に陳列しなければならない. ただし，次の場合を除く.
  ⅰ）**鍵をかけた陳列設備**に陳列する場合
  ⅱ）指定第二類医薬品の陳列設備から **1.2m** の範囲に，購入希望者者等が進入することができないよう必要な措置が取られている場合

❷ 配置販売業での医薬品の陳列

配置販売業者は，**医薬品を他の物と区別して貯蔵**し，または陳列しなければなりません. また一般用医薬品を陳列する場合は第一類医薬品，第二類医薬

品，第三類医薬品の区分ごとに陳列しなければなりません．（法第57条の2第1項，規則第218条の4第2項）

練習問題
下記問題の正誤を答えよ

(1) 要指導医薬品と一般用医薬品は，混在させて陳列してはならない．

(2) 第三類医薬品は，薬局等構造設備規則に規定する「情報提供を行うための設備」から7m以内の範囲に陳列しなければならない．

(3) 要指導医薬品は，要指導医薬品陳列区画の内部の陳列設備，または鍵をかけた陳列設備，または要指導医薬品を購入しようとする者等が直接手の触れられない陳列設備に陳列しなければならない．

解答と解説

(1) ○
(2) ✕：第三類医薬品ではなく，指定第二類医薬品．
(3) ○

薬局または店舗等における掲示

❶ 薬局開設者または店舗販売業者

　当該薬局または店舗を利用するために必要な次の情報を，見やすい位置に掲示板で掲示しなければなりません．（法第9条の5，第29条の4等）

薬局または店舗の管理および運営に関する事項

① 許可の区分
② 開設者等の氏名又は名称，許可証の記載事項
③ 管理者の氏名
④ 勤務する薬剤師又は登録販売者及び従事期間中の登録販売者※別にその氏名及び担当業務

> 勤務する薬剤師等の**登録番号**の記載はいりません．

⑤ 取り扱う要指導医薬品及び一般用医薬品の区分

⑥ 勤務する者の**名札等による区別**に関する説明

⑦ 相談できる時間及び営業時間外で医薬品の購入，譲受けの申込みを受理する時間

⑧ 相談時及び**緊急時の電話番号**その他連絡先

※従事期間中の登録販売者については p.417 を参照.

薬局製造販売医薬品※，要指導医薬品及び一般用医薬品の販売制度に関する事項

① 要指導医薬品,第一類医薬品,第二類医薬品,第三類医薬品の**定義**並びに**解説**

② 要指導医薬品，第一類医薬品，第二類医薬品，第三類医薬品の**表示**に関する解説

③ 要指導医薬品，第一類医薬品，第二類医薬品，第三類医薬品の**情報提供**に関する解説

④ 薬局製造販売医薬品を調剤室以外の場所に陳列する場合にあつては，薬局製造販売医薬品の定義及びこれに関する解説並びに表示，情報の提供及び陳列に関する解説

⑤ **要指導**医薬品の**陳列**に関する解説

⑥ **指定**第二類医薬品の**陳列**等に関する解説

⑦ **指定**第二類医薬品を購入し，又は譲り受けようとする場合は，当該指定第二類医薬品の禁忌を確認すること及び当該指定第二類医薬品の使用について薬剤師又は登録販売者に相談することを勧める旨

⑧ 一般用医薬品の陳列に関する解説

⑨ 医薬品による**健康被害の救済制度**に関する解説

⑩ 個人情報の適正な取り扱いを確保するための措置

⑪ その他必要な事項

※薬局製造販売医薬品とは：薬局開設者が当該薬局の設備や器具をもって製造し，当該薬局において直接一般生活者に販売等する医薬品で，厚生労働大臣の指定する有効成分以外の有効成分を含有しないもの.

❷ 配置販売業者

次の情報を記載した**書面**を添えて配置しなければなりません．（法第31条の4第1項等）

▮ 区域の管理及び運営に関する事項

① **許可の区分**
② **配置販売業者の氏名又は名称**，**営業の区域**その他の許可証の記載事項
③ **区域管理者の氏名**
④ **当該区域に勤務する薬剤師又は登録販売者及び従事期間中の登録販売者別にその氏名**及び担当業務
⑤ 取り扱う一般用医薬品の区分
⑥ 勤務する者の**名札等による区別**に関する説明
⑦ 相談できる時間及び営業時間外で医薬品の購入，譲受けの申込みを受理する時間
⑧ 相談時及び**緊急時の電話番号**その他連絡先

▮ 一般用医薬品の販売制度に関する事項

① 第一類医薬品，第二類医薬品，第三類医薬品の**定義**並びに**解説**
② 第一類医薬品，第二類医薬品，第三類医薬品の**表示**に関する解説
③ 第一類医薬品，第二類医薬品，第三類医薬品の**情報提供**に関する解説
④ **指定第二類医薬品の定義等**に関する解説
⑤ **指定第二類医薬品を購入し，又は譲り受けようとする場合は，当該指定第二類医薬品の禁忌を確認すること及び当該指定第二類医薬品の使用について薬剤師又は登録販売者に相談することを勧める旨**
⑥ 一般用医薬品の陳列に関する解説
⑦ 医薬品による**健康被害の救済制度**に関する解説
⑧ 個人情報の適正な取り扱いを確保するための措置
⑨ その他必要な事項

練習問題
下記問題の正誤を答えよ

(1) 薬局開設者は管理者の氏名を掲示しなければならない．

(2) 薬局開設者は勤務する薬剤師の薬剤師名簿登録番号または登録販売者の販売従事登録番号を掲示しなければならない．

(3) 店舗販売業者は取り扱う要指導医薬品および一般用医薬品の区分を掲示しなければならない．

(4) 店舗販売業者は要指導医薬品を販売しない場合も，要指導医薬品の陳列に関する解説を掲示しなければならない．

 解答と解説

(1) ○　　(2) ✕：登録番号の提示は不要．
(3) ○　　(4) ○

 # 特定販売

「その薬局又は店舗以外の場所にいる者に対する一般用医薬品又は薬局製造販売医薬品（毒薬及び劇薬であるものを除く）の販売又は授与」を「特定販売」といいます．（規則第1条第2項第3号）

薬局開設者または**店舗販売業者**は，特定販売を行う場合には，次に掲げるところにより行わなければなりません．（法第9条第1項，第29条の2第1項等）

- 当該薬局または店舗に**貯蔵し，陳列している**一般用医薬品又は薬局製造販売医薬品を販売し，授与すること．
- 特定販売を行うことについて広告をするときは，**ホームページや当該広告**に，「次に掲げる情報」を見やすく表示すること．
- 広告をするときは，第一類医薬品，指定第二類医薬品，第二類医薬品，第三類医薬品および薬局製造販売医薬品の**区分ごとに**表示すること．

●インターネットを利用して広告をするときは，厚生労働大臣及び都道府県知事（薬局または店舗の所在地が保健所を設置する市または特別区の区域にある場合においては，市長または区長．以下「都道府県知事等」）が容易に閲覧することができるホームページで行うこと．

「次に掲げる情報」とは

特定販売を行うホームページや広告には，薬局または店舗における掲示と同様の記載が必要です．その他に下記の**特定販売に伴う事項**も合わせて，見やすく表示することが必要です．

特定販売に伴う事項

① 薬局または店舗の**主要な外観の写真**
② 薬局製造販売医薬品又は一般用医薬品の**陳列の状況を示す写真**
③ 現在勤務している**薬剤師または登録販売者及び従事期間中の登録販売者別に，その氏名**
④ 開店時間と特定販売を行う時間が異なる場合にあっては，その開店時間および特定販売を行う時間
⑤ 特定販売を行う薬局製造販売医薬品または一般用医薬品の**使用期限**

特定販売での相談応需

特定販売を行う場合でも，一般用医薬品の購入希望者等から**対面または電話による相談応需の希望**があった場合，薬局開設者または店舗販売業者は，従事する薬剤師または登録販売者に**対面または電話により情報提供を行わせなければなりません**．（規則第159条の17第2項）

練習問題

下記問題の正誤を答えよ

(1) 特定販売により一般用医薬品を購入しようとする者から，対面または電話により相談応需の希望があった場合には，薬局開設者は，その薬局において医薬品の販売又は授与に従事する薬剤師又は登録販売者に，対面または電話により情報提供を行わせなければならない．

(2) 特定販売を行う場合は，当該薬局以外の場所に貯蔵し，または陳列している一般用医薬品を販売または授与することができる．

(3) 薬局製造販売医薬品（毒薬および劇薬であるものを除く．）は，特定販売の方法により販売することができない．

(4) 特定販売を行うことについてインターネットを利用して広告するときは，ホームページに医薬品による健康被害の救済制度に関する解説を見やすく表示しなければならない．

解答と解説

(1) ○
(2) ✕：店舗で貯蔵，陳列しているもののみ．
(3) ✕：販売することができる．
(4) ○

練習問題

特定販売を行うことについて広告をするときに当該広告に表示しなければならない情報はどれか

(1) 薬局または店舗の主要な外観の写真

(2) 現在勤務している薬剤師または登録販売者の氏名およびその顔写真

(3) 一般用医薬品の陳列の状況を示す写真

(4) 特定販売を行う一般用医薬品の製造年月日

解答と解説

(1) ○
(2) ✕：顔写真は不要．
(3) ○
(4) ✕：製造年月日ではなく，使用期限．

医薬品の購入等に関する記録

薬局開設者や店舗販売業者等が医薬品を**購入**（または譲受け）したときや，薬局開設者，医薬品の製造販売業者，製造業者もしくは販売業者または病院，診療所もしくは飼育動物診療施設の開設者に**販売**（または授与）したときには，**書面**に記載し，記載日から**3年間保存**しなければなりません．

❶ 薬局での記録

薬局開設者は，医薬品を**購入したとき**および薬局開設者等に**販売したとき**は，次に掲げる事項を書面に記載しなければなりません．（規則第14条）

> ① **品名**
> ② **数量**
> ③ 購入若しくは譲受け又は販売若しくは授与の**年月日**
> ④ 取引相手の**氏名又は名称**，**住所又は所在地**及び**電話番号**その他の連絡先[1,2]
> ⑤ ④の事項を確認するために提示を受けた資料[1,2]
> ⑥ 医薬品の取引の任に当たる自然人が，取引相手と雇用関係にあること又は取引相手から取引の指示を受けたことを示す資料[3]
> ※1 **④氏名又は名称以外の事項及び⑤については取引相手が常時取引関係**にある場合を除く．
> ※2 ⑤住所又は所在地，及び電話番号その他の連絡先の確認には，取引相手の**許可書の写し**その他資料の提示を受けること．
> ※3 ⑥については，取引相手が自然人であり，かつ，取引相手自らが医薬品の取引の任に当たる場合を除く．

また，医療用医薬品（体外診断用医薬品を除く）については，①〜⑥までの事項に加え，**ロット番号**（製造番号，製造記号）および**使用期限**を記載する必要があります．一般用医薬品等についても，偽造医薬品の流通防止に向けた対策の観点から，併せて記載することが望ましいです．

❷ 店舗販売業での記録

　店舗販売業者は，医薬品を**購入したとき**，および薬局開設者等に**販売したと**きは，薬局と同様に**書面に記載**しなければなりません．（規則第146条）

　ただし医療用医薬品は取り扱えないため，その点は異なります．

❸ 配置販売業での記録

　配置販売業者は医薬品を**購入したとき**，薬局と同様に書面に記載しなければなりません．（規則第149条の5）

　ただし医療用医薬品は取り扱えないため，その点は異なります．

❹ 複数の事業所で許可を受けている場合の記録

　法に基づく許可を受けて医薬品を業として販売または授与する者が，複数の事業所について許可を受けていて，事業所間の医薬品の移転があった際は，**移転先**および**移転元**それぞれの事業所で次に掲げる事項を**記録**しなければなりません．

---

　① 品名
　② ロット番号（製造番号又は製造記号）
　③ 使用の期限
　④ 数量
　⑤ 移転先及び移転元の場所並びに移転の年月日

---

　②，③については，医療用医薬品（体外診断用医薬品を除く）に限ります．一般用医薬品等には記載義務はありませんが，偽造医薬品の流通防止に向けた対策の観点から，併せて記載することが望ましいとされています．

❺ 貯蔵設備を設ける区域

　医薬品の貯蔵設備を設ける区域は，他の区域から明確に**区別**されている必要があります．また，薬局開設者および店舗販売業者は，医薬品の貯蔵設備を設ける区域に**立ち入ることができる者**を**特定**しなければなりません．

練習問題

薬局開設者が，医薬品の販売業者から医薬品を購入したときに記載すべき書面とその記載事項に関して下記問題の正誤を答えよ

(1) 薬局開設者と医薬品の販売業者が常時取引関係にある場合は，医薬品販売業者の氏名または名称を記載する必要はない．

(2) 書面に記載する際は，医薬品の販売業者が常時取引関係にある場合を除き，医薬品販売業の許可証の写しその他の資料の提示を受けることにより，医薬品販売業者の住所または所在地，電話番号その他の連絡先を確認しなければならない．

(3) 記載の日から5年間保存しなければならない．

(4) 医療用医薬品（体外診断用医薬品を除く．）については，ロット番号（ロットを構成しない医薬品については製造番号または製造記号）および使用の期限を記載しなければならない．

(5) 販売した者が法人であって，医薬品の取引の任に当たる自然人が販売した者と雇用関係にある場合，当該自然人の職名を記載しなければならない．

解答と解説

(1) ✕：常時取引関係であっても，氏名または名称の記載は必要．

(2) ○

(3) ✕：5年間ではなく，3年間．

(4) ○

(5) ✕：職名ではなく，雇用関係にあることまたは取引の指示を受けたことを示す資料．

遵守事項等

❶ 登録販売者（研修中）

次の期間（従事期間）が過去5年のうち通算して**2年**に満たない登録販売者は，「**登録販売者（研修中）**」などの容易に判別できる表記が必要です．（規則第15条等）

- 一般従事者として薬剤師又は登録販売者の管理及び指導の下に実務に従事した期間
- 登録販売者として業務に従事した期間

❷ 濫用等のおそれのある医薬品

　薬局開設者，店舗販売業者または配置販売業者は，一般用医薬品のうち**濫用等のおそれがあるもの**として**厚生労働大臣**が**指定**するものを販売しまたは授与するときは，次の方法により行わなければなりません．（規則第15条の2等）

① 当該薬局，店舗または区域において医薬品の販売または授与に従事する薬剤師又は登録販売者に，次に掲げる事項を確認させること．
　1．**若年者**である場合は，当該者の**氏名及び年齢**
　2．当該医薬品を購入者および使用者の**他の薬局開設者等からの濫用等のおそれがある医薬品の購入または譲受けの状況**
　3．適正使用に必要な数量を超えて当該医薬品を購入し，または譲り受けようとする場合は，**その理由**
　4．その他当該医薬品の適正使用を目的とする購入または譲受けであることを確認するために必要な事項
② 薬剤師，登録販売者に，①の規定により確認した事項を勘案し，適正使用に必要な数量に限り販売し，または授与させること．

　濫用等のおそれがある医薬品として厚生労働大臣が指定するものは以下のとおりです（下記有効成分およびその水和物や塩類を含む）．

1．エフェドリン
2．コデイン（鎮咳去痰薬に限る）
3．ジヒドロコデイン（鎮咳去痰薬に限る）
4．ブロモバレリル尿素
5．プソイドエフェドリン
6．メチルエフェドリン（鎮咳去痰薬のうち，内用液剤に限る）

❸ その他の禁止事項

- 薬局開設者，店舗販売業者または配置販売業者は，**使用期限を超過した医薬品**を正当な理由なく，販売し，授与し，販売もしくは授与の目的で貯蔵し，もしくは陳列し，または広告してはなりません．（規則第 15 条の 3 等）

- 薬局開設者または店舗販売業者は医薬品を**競売に付してはなりません**．（規則第 15 条の 4 等）

- 薬局開設者，店舗販売業者または配置販売業者は，医薬品について広告するときは**医薬品の使用者による医薬品に関する意見**（いわゆる口コミ），医薬品の**使用が不適正なものとなるおそれのある事項**を表示してはなりません．（規則第 15 条の 5 第 1 項等）

- 医薬品の購入，譲受けの履歴，ホームページの利用の履歴等の情報に基づき，**自動的**に特定の医薬品の購入，譲受けを勧誘する方法などの医薬品の使用が不適正なものとなるおそれがある方法により医薬品を広告してはなりません．（規則第 15 条の 5 第 2 項等）

**Lv.
46**

👿 練習問題

濫用等のおそれのあるものとして厚生労働大臣が指定する医薬品に関して，下記問題を正誤で答えよ

(1) 店舗販売業において当該医薬品を購入し，または譲り受けようとする者が若年者である場合にあっては，当該者の氏名および住所を書面で記録しなければならない．

(2) 店舗販売業において当該医薬品を購入し，または譲り受けようとする者が，適正な使用のために必要と認められる数量を超えて当該医薬品を購入し，または譲り受けようとする場合は，その理由を確認しなければならない．

(3) エフェドリンの水和物およびそれらの塩類を有効成分として含有する製剤は，当該医薬品に指定されている．

解答と解説

(1) ✕：氏名，年齢の確認が必要，書面の記録の規定はない．
(2) ○
(3) ○

◆◆

情報提供や陳列，特定販売，購入等の記録の項目で，
4～5問は出題されています．理解して進みましょう．

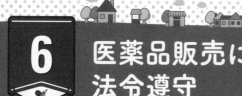
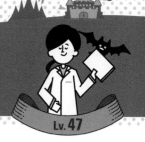

6 医薬品販売に関する法令遵守

⚔️ 適正な販売広告

医薬品等の虚偽・誇大広告や承認前の医薬品等の広告については，次のように禁止されています．（法第66条，法第68条）

- 何人も，医薬品，医薬部外品，化粧品，医療機器又は再生医療等製品の名称，**製造方法**，**効能，効果又は性能**に関して，明示的であると暗示的であるとを問わず，虚偽又は誇大な記事を広告し，記述し，又は流布してはならない．
- 医師その他の者がこれを保証したものと誤解されるおそれがある記事を広告し，記述し，又は流布してはならない．
- 何人も，医薬品，医薬部外品，化粧品，医療機器又は再生医療等製品に関して堕胎を暗示し，又はわいせつにわたる文書又は図画を用いてはならない．
- 何人も未承認の医薬品等の名称，製造方法，効能，効果又は性能に関する広告をしてはならない．

堕胎とは，非合法的に行われる人工妊娠中絶のことです．

これらの違反については広告等の**依頼主**だけでなく，その**広告等に関与するすべての人が対象**となります．また一般用医薬品の販売広告として，**マスメディア**，**チラシやダイレクトメール**，**POP広告**等も該当します．

なお，厚生労働大臣または都道府県知事等は，医薬品等の虚偽・誇大広告や承認前の医薬品等の広告を行った者に対してその行為の中止，再発防止等の措

置命令を行うことができます．（法第72条の5）そのほか，厚生労働大臣が，医薬品等の虚偽・誇大な広告を行った者に対して，違反を行っていた期間中における対象商品の売上額×4.5％の課徴金を納付させる命令を行う**課徴金制度**があります．（法第75条の5の2）

医薬品の広告に該当するか否かについては，次の**いずれの要件も満たす場合**は，広告に該当します．

1. 顧客を誘引する意図が明確であること
2. 特定の医薬品の商品名（販売名）が明らかにされていること
3. 一般人が認知できる状態であること

 練習問題
下記問題の正誤を答えよ

(1) 広告の内容については，あらかじめ厚生労働大臣の許可を受けなければならない．
(2) 顧客を誘引する意図が明確であるだけでは，医薬品の広告に該当しない．
(3) 店舗販売業において，医薬品の販売促進のため用いられるチラシやダイレクトメール（電子メールを含む）は，医薬品の販売広告に含まれない．
(4) 医薬品医療機器等法に基づく虚偽又は誇大な広告に対する規制は，製薬企業等の広告の依頼主だけでなく，その広告に関与するすべての人が対象となる．

解答と解説
(1) ✕：広告に関し，許可を受ける必要はない．
(2) ○
(3) ✕：医薬品の販売広告に含まれる．
(4) ○

❶ 医薬品等適正広告基準

医薬品等適正広告基準とは，広告の適正化を図ることを目的として示されたものです（厚生労働省通知）．この基準においては，購入者等に対し事実に反す

る認識や過度の消費や乱用を助長するおそれがある広告は不適正なものとされています.

事実に反する認識を得させるおそれがある広告

一般の生活者が事実に反する認識を得るおそれがある広告については，**承認の範囲を超える内容**や，**承認された内容に合致しない表現**がなされている場合が多いです.

- **医薬品全般**

  医薬品の有効性または安全性について，それが**確実であることを保証するような表現**の広告は，明示的・暗示的を問わず虚偽または誇大な広告とみなされる．そのため，医薬品の**使用前・使用後にかかわらず，図画・写真**等を掲げる際に，効能効果等の**保証表現**となるものは認められない．

- **一般用医薬品**

  同じ有効成分を含有する**医療用医薬品の効能・効果をそのまま標榜**することも，承認されている内容を正確に反映した広告とはいえない．

- **漢方処方製剤**

  体質等を限定した上で特定の症状等に対する改善を目的として，効能・効果に一定の前提条件（いわゆる「しばり表現」）が付されていることが多いが，**しばり表現を省いて広告することは原則として認められていない**．また生薬成分が相互に作用しているため，**構成生薬の作用を個別に挙げて説明することも不適当である**．

なお，チラシやパンフレット等の同一紙面に，医薬品と医薬品ではない製品を併せて掲載すること自体は問題ありませんが，**医薬品でない製品について医薬品的な効能・効果があるように見せかけること**は不適当です.

過度の消費や乱用を助長するおそれのある広告

価格の表示や特定商品の名称と価格の特記表示をもってただちに不適当とみなされることはありませんが，たとえば，**商品名を連呼する音声広告**や，**不安を煽って購入を促す広告**には必要な監視指導が行われています.

また, 「**天然成分を使用しているので副作用がない**」「**いくら飲んでも副作用がない**」といった事実に反する広告表現は, 過度の**消費や乱用を助長**するだけでなく, **虚偽・誇大な広告**にも該当します. さらに医薬関係者, 医療機関, 公的機関, 団体等が, 公認, 推薦, 選用等している旨の広告については, **仮に事実であったとしても**, 原則として**不適当**とされています.

練習問題
下記問題の正誤を答えよ

(1) 効能・効果に一定の前提条件(いわゆる「しばり表現」)が付されている漢方処方製剤の広告を行う場合, そのしばり表現を省いて広告することは原則として認められていない.

(2) 一般用医薬品について, 同じ有効成分を含有する医療用医薬品の効能・効果をそのまま 標 榜 することは, 承認されている内容を正確に反映した広告とはいえない.

(3) チラシの同一紙面に, 医薬品と医薬品ではない製品を併せて掲載することはできない.

(4) 漢方処方製剤の効能・効果は, 配合されている個々の生薬成分が相互に作用しているため, それらの構成生薬の作用を個別に挙げて説明することは不適当である.

(5) 医薬品の使用前・使用後にかかわらず, 図画・写真等を掲げる際に, 効能・効果等の保証表現となるものは認められない.

(6) 医師が医薬品の効能・効果を保証した旨の記事は, その内容が事実であれば広告することができる.

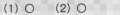

解答と解説

(1) ○　　(2) ○

(3) ✕:同一紙面に掲載することは問題ない.

(4) ○　　(5) ○

(6) ✕:医師その他の者が, 効能・効果等を保証したものと誤解されるおそれのある記事を広告してはならない.

適正な販売方法

医薬品の過度の消費や乱用を助長するおそれがある販売方法も，販売広告と同様に監視指導が行われています．

キャラクターグッズ等の景品類を提供して販売することに関しては，「不当景品類及び不当表示防止法」の限度内であれば**認められますが**，医薬品を懸賞や景品として授与することは，原則として認められていません．

購入者の利便性のため異なる複数の医薬品または他の物品を組み合わせて販売または授与する場合には，**組み合わせた医薬品**について**情報提供を十分に行える程度の範囲内**であって，かつ，**組み合わせることに合理性が認められる**ものでなければなりません．

また，組み合わせ販売のため使用される容器の外から，組み合わせた個々の医薬品等の外箱等に記載された法に基づく記載事項が明瞭に見える必要があります．（法第51条）なお，購入者が医薬品を業として他者に提供することが推定される場合において，購入者の求めるままに医薬品を販売すると，医薬品の無許可販売に便宜を与えることにつながるおそれがあります．

配置販売業においては，医薬品を**先用後利**によらず**現金売り**を行うことは配置販売行為に当たらないため認められません．（法第37条第1項）

配置販売は使用した後に代金をもらう販売方法です．

練習問題
下記問題の正誤を答えよ

(1) 配置販売業において，医薬品を先用後利によらず現金売りを行うことは配置による販売行為に当たらないため認められない．

(2) 医薬品を懸賞や景品として授与することは，原則として認められない．

(3) 医薬品と一緒にキャラクターグッズ等の景品類を提供して販売することはいかなる場合でも認められない．

(4) 効能・効果が重複するような医薬品を組み合わせて販売または授与することは，購入者の利便性を高めるため推奨されている．

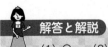

解答と解説

(1) ○　　(2) ○
(3) ✕：不当景品類及び不当表示防止法の限度内であれば可.
(4) ✕：効能・効果の重複は合理性に欠けるため, 不適当である.

行政庁の監視指導, 苦情相談窓口

❶ 行政庁の監視指導

▎薬事監視員

　厚生労働大臣, 都道府県知事, 保健所を設置する市の市長および特別区の区長は, 職員のうちから**薬事監視員**を命じ, **監視指導**を行わせています. （法第76条の3第1項）

▎立入検査等

　都道府県知事等は, 薬局開設者または医薬品の販売業者が, 法の規定・命令を遵守しているか確認が必要であると認めるときは, その薬局開設者または医薬品の販売業者に対して**必要な報告をさせることができます**. また薬事監視員に, 医薬品を業務上取り扱う場所に立ち入り, **構造設備, 帳簿書類等の検査**や, **従業員や関係者に質問**させることができます.

　その際, 無承認無許可医薬品, 不良医薬品または不正表示医薬品等の疑いのある物を, 試験のため必要な**最少分量**に限り収去させることができます. （法第69条第2項, 同条第6項）

▎罰則

　薬局開設者や医薬品の販売業者が**報告を怠ったり, 虚偽の報告**をした場合, また, 薬事監視員による立入検査を**妨害した場合**は罰則が科せられます.

　従業員についても, 薬事監視員に対し, **正当な理由なく答弁しなかったり, 虚偽の答弁**を行った際は罰則の対象となります. （法第87条第13号）

練習問題

下記問題の正誤を答えよ

(1) 厚生労働大臣, 都道府県知事, 保健所を設置する市の市長および特別区の区長は, その職員のうちから薬事監視員を命じ, 薬事監視員が監視指導を行っている.

(2) 都道府県知事は, 薬事監視員に, 当該店舗に立ち入り, 帳簿書類を収去させることができる.

(3) 当該店舗の薬剤師や登録販売者を含む従業員は, 薬事監視員の質問に対して正当な理由なく答弁しなかった場合でも処罰されることはない.

(4) 医薬品の販売業者が, 命ぜられた報告を怠った場合であっても, 薬事監視員による立入検査や収去を拒まない限り, その行為に対する医薬品医療機器等法に基づく罰則を科せられることはない.

解答と解説

(1) ○

(2) ✕ : 帳簿書類は検査のみ, 収去はできない.

(3) ✕ : 従業員も正当な理由なく答弁しなかった場合, 処罰の対象となる.

(4) ✕ : 報告を怠った場合, 罰則の対象となる.

❷ 行政庁による処分

監視指導の結果, 厚生労働大臣, 都道府県知事等が必要があると認めるときには, 以下の処分を命じることができます.

改善命令等

都道府県知事等は, 薬局開設者または医薬品の販売業者 (**配置販売業者を除く**) に対して, **構造設備**が基準に適合せず, またはその構造設備によって不良医薬品を生じるおそれがある場合においては, その**構造設備の改善を命じ**, またはその改善がなされるまでの間, 当該施設の全部もしくは一部の**使用を禁止**させることができます. (法第72条第4項)

その他, 薬局開設者または医薬品の販売業者に対して, 一般用医薬品の販売等を行うための**業務体制**が基準に満たさない場合や, **薬事に関する法令に違反**

する行為があった場合において**保健衛生上改善の必要性がある場合**は，改善を命令することができます．（法第72条の2，法第72条の4第1項）

　また，薬局の**管理者**または店舗管理者もしくは区域**管理者**についても，薬事に関する法令またはこれに基づく処分に違反する行為があったとき，またはその者が管理者として不適当であると認めるときは，その薬局開設者または医薬品の販売業者に対して，その**変更**を命ずることができます．（法第73条）

業務停止命令等

配置販売業

　都道府県知事は，配置販売業の配置員が，その業務に関し，法もしくはこれに基づく命令またはこれらに基づく処分に違反する行為があったときは，その**配置販売業者**に対して，期間を定めてその配置員による**配置販売の業務の停止を命ずる**ことができます．また，必要があるときは，その**配置員**に対しても期間を定めてその**業務の停止を命ずる**ことができます．（法第74条）

薬局開設者または医薬品の販売業者

　都道府県知事等は，薬局開設者または医薬品の販売業者について，薬事に関する法令またはこれに基づく処分に違反する行為があったときや，薬局開設者または医薬品の販売業者が禁錮以上の刑に処せられるなど，その許可の基準として求めている事項に反する状態に該当するに至ったときは，その**許可を取り消し**，または期間を定めてその業務の**全部もしくは一部の停止**を命ずることができます．（法第75条第1項）

　厚生労働大臣は，医薬品による保健衛生上の危害の発生または拡大を防止するため必要があると認めるときは，**薬局開設者**または**医薬品の販売業者**に対して，医薬品の販売または授与を**一時停止**すること，その他保健衛生上の危害の発生または拡大を防止するための**応急措置**を取るべきことを命ずることができます．（法第69条の3）

廃棄・回収命令等

　厚生労働大臣または都道府県知事等は，医薬品を業務上取り扱う者に対し，**不正表示医薬品，不良医薬品，無承認無許可医薬品**等について，**廃棄，回収，**

その他，公衆衛生上の危険の発生を防止するに足りる措置を取るべきことを命ずることができます．（法第70条第1項）

厚生労働大臣，都道府県知事等は，本命令を受けた者がその命令に従わないとき，または緊急の必要があるときは，**薬事監視員**に，不正表示医薬品等を**廃棄，回収，その他の必要な処分**をさせることができます．（法第70条第2項）

また行政庁による**命令がなくても**，医薬品等の製造販売業者等が，その医薬品等の使用によって保健衛生上の危害が発生，拡大するおそれがあることを知ったときは，防止するために廃棄，回収，販売の停止，情報の提供その他，必要な措置を講じなければなりません．（法第68条の9第1項）

薬局開設者または医薬品の販売業者，薬剤師その他の医薬関係者は，製造販売業者等が行う必要な措置の実施に**協力するよう努めなければなりません**．（法第68条の9第2項）

練習問題
下記問題の正誤を答えよ

(1) 都道府県知事は，店舗管理者に薬事に関する法令またはこれに基づく処分に違反する行為があったとき，またはその者が管理者として不適当であると認めるときは，その店舗販売業者に対して，店舗管理者の変更を命ずることができる．

(2) 都道府県知事は，店舗の構造設備によって不良医薬品が生じるおそれがある場合には，店舗販売業者に対して，その構造設備の改善を命ずることができる．

(3) 都道府県知事は，配置販売業の配置員が，その業務に関し，薬事に関する法令またはこれに基づく処分に違反する行為があったときは，その配置販売業者に対して，期間を定めてその配置員による配置販売の業務の停止を命ずることができるが，その配置員に対しては，期間を定めて業務の停止を命ずることはできない．

(4) 厚生労働大臣は，医薬品による保健衛生上の危害の発生または拡大を防止するため必要があると認めるときは，医薬品医療機器等法第69条の3の規定に基づき，都道府県知事等に対して，保健衛生上の危害の発生または拡大を防止するための応急措置を取るべきことを命ずることができる．

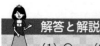

解答と解説

(1) ○ (2) ○
(3) ✕：配置員に対しても，命ずることができる．
(4) ✕：都道府県知事に対してではなく，直接開設者等に対して命ずることができる．

③ 苦情相談窓口

行政庁の薬務主管課，保健所，薬事監視事務所等

薬局や医薬品の販売業の**販売広告**，**販売方法**等に関して，生活者からの苦情や相談が寄せられています．苦情等の内容から，必要に応じ立入検査等により事実確認を行っています．

問題とされた薬局開設者または医薬品の販売業者等に対して，必要な指導，処分等を行っています．

（独）国民生活センター，消費生活センター，消費者団体等の民間団体

生活者へのアドバイスのほか，**行政庁への通報や問題提起**を行っています．

医薬品の販売関係の業界団体・職能団体

一般用医薬品の販売等に関する苦情を含めた相談を購入者等から受け付ける窓口を設置し，業界内における**自主的なチェック**と**自浄的是正**を図っています．

練習問題

下記問題の正誤を答えよ

(1) 消費生活センターでは，医薬品に関する相談は受け付けていない．

(2) 生活者からの苦情等は，消費者団体等の民間団体にも寄せられることがあるが，これらの団体では生活者へのアドバイスは行ってはいけないとされている．

(3) 医薬品の販売関係の業界団体・職能団体においては，一般用医薬品の販売等に関する苦情を含めたさまざまな相談を購入者等から受け付ける窓口を設置し，自主的なチェックを図っている．

(4) 保健所では，生活者からの苦情等の内容から，薬事に関する法令への違反，不遵守につながる情報が見出された場合は，立入検査等によって事実関係を確認のうえ，問題とされた薬局開設者又は医薬品の販売業者等に対して，必要な指導，処分等を行っている．

Lv.
47

解答と解説

(1) ✕：受け付けている．
(2) ✕：アドバイスも行っている．
(3) ○
(4) ○

第4章もこれで終了です．残るは第5章ですね．
あと少しです．がんばりましょう．

医薬品の適正使用・安全対策

医薬品と適正使用情報

　医薬品は，効能・効果，用法・用量，副作用など，その適正な使用のために必要な情報（適正使用情報）を伴って初めて医薬品としての機能を発揮します．

　要指導医薬品または一般用医薬品の場合，リスク区分に応じた販売または授与する者その他の医薬関係者から提供された情報に基づき，**一般の生活者**が購入し，**自己の判断**で使用するものであるため，添付文書や製品表示の**適正使用情報**は，適切な選択，適正な使用を図る上で重要です．

　適正使用情報は一般の生活者に理解しやすい**平易な表現**で記載されており，その内容は**一般的・網羅的**なものとなっています．そのため，医薬品の販売などに従事する専門家は，記載内容を的確に理解した上で，一般の生活者の状況に応じて，積極的な情報提供が必要と思われる事項に焦点を絞り，効果的かつ効率的な説明を実践することが重要です．

練習問題
下記問題の正誤を答えよ

(1) 医薬品は，効能・効果，用法・用量，起こり得る副作用等の適正使用情報を伴わなくても，医薬品としての機能を発揮するものである．

(2) 要指導医薬品または一般用医薬品の添付文書や製品表示の適正使用情報は，医薬品の販売に従事する薬剤師や登録販売者向けの専門的な表現で記載されている．

(3) 医薬品の販売に従事する専門家は，医薬品を購入し，または使用する個々の生活者の状況に応じて適正使用情報を提供する必要はない．

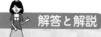

解答と解説

(1) ✕：適正使用情報を伴うことで，医薬品の機能を発揮．
(2) ✕：一般生活者が理解しやすい平易な表現で記載．
(3) ✕：状況に合わせた説明が必要．

添付文書の読み方

Lv.
48

　要指導医薬品，一般用医薬品および薬局製造販売医薬品には，「医薬品，医療機器等の品質，有効性及び安全性の確保等に関する法律」（以下，法と略す）第52条第2項に基づき添付文書またはその容器もしくは被包に，「用法，用量その他使用及び取扱い上の必要な注意」などの記載が義務づけられています．

　一般用医薬品の添付文書は，下記①〜⑫で構成されています．

一般用医薬品の添付文書の構成

① 改訂年月
② 添付文書の必読及び保管に関する事項
③ 販売名，薬効名及びリスク区分（人体に直接使用しない検査薬では「販売名及び使用目的」）
④ 製品の特徴
⑤ 使用上の注意
⑥ 効能又は効果（一般用検査薬では「使用目的」）
⑦ 用法及び用量（一般用検査薬では「使用方法」）
⑧ 成分及び分量（一般用検査薬では「キットの内容及び成分・分量」）
⑨ 病気の予防・症状の改善につながる事項（いわゆる「養生訓」）
⑩ 保管及び取扱い上の注意
⑪ 消費者相談窓口
⑫ 製造販売業者の名称及び所在地

① 改訂年月

　医薬品の添付文書の内容は，有効性・安全性などに係る新たな知見，使用に

係る情報に基づき，必要に応じて随時改訂されます.

　重要な内容が変更された場合には，改訂年月を記載し，改訂箇所を明示することとされており，以前からその医薬品を使用している人が，変更箇所に注意を払うことができるようになっています.

② 添付文書の必読及び保管に関する事項

　添付文書の販売名の上部に，「使用にあたって，この説明文書を必ず読むこと．また，必要なときに読めるよう大切に保存すること．」などの文言が記載されています．添付文書は，必要時にいつでも取り出して読むことができるように保管する必要があります.

　販売時，専門家から情報提供を受けた購入者以外の人（家族など）が，その医薬品を使用するときは，添付文書に目を通し，使用上の注意などに留意して適正使用することが特に重要です．また，医療機関を受診の際も，添付文書を持参のうえ相談することが重要になります.

③ 販売名，薬効名及びリスク区分（人体に直接使用しない検査薬では「販売名及び使用目的」）

> **販売名**：通常の医薬品では，承認を受けた販売名が記載されている.
> **薬効名**：医薬品の薬効または性質が簡潔なわかりやすい表現で示されたもの.
> 販売名に薬効名が含まれているような場合（例：「○○○胃腸薬」など），薬効名の記載は省略されることがある.
> **リスク区分**：第一類医薬品，第二類医薬品，第三類医薬品などが記載されている.

④ 製品の特徴

　製品の概要をわかりやすく説明することを目的として簡潔に記載されます.

練習問題

添付文書に関する下記問題の正誤を答えよ

(1) 販売名の上部に、「使用にあたって、この説明文書を必ず読むこと．また、必要なときに読めるよう大切に保存すること．」等の文言が記載されている。

(2) 内容は、医薬品の有効性・安全性等に係る新たな知見、使用に係る情報に基づき、1年に1回定期的に改訂される．

(3) 薬効名とは、その医薬品の薬効または性質が簡潔なわかりやすい表現で示されたもので、販売名に薬効名が含まれているような場合には、薬効名の記載は省略されることがある．

(4) 重要な内容が変更された場合には、改訂された箇所を明示することとされている．

(5) 添付文書は開封時に一度目を通せば十分である．

解答と解説

(1) ○
(2) ✕：随時改訂．
(3) ○
(4) ○
(5) ✕：必要時に読み返せるよう保管が必要．

⑤ 使用上の注意

「使用上の注意」は「してはいけないこと」、「相談すること」、「その他の注意」の3項目で構成され、適正使用のために重要と考えられる項目が前段に記載されています．

他の記載事項と比べて目立つよう記載されており、「使用上の注意」、「してはいけないこと」、「相談すること」の各項目の見出しには多くの場合、標識的マークが付されています．

⚠ 使用上の注意　 してはいけないこと　 相談すること

してはいけないこと

症状が悪化する事項，副作用または事故などが起こりやすくなる事項について記載されています（具体例は，p.473「**してはいけないこと**」を参照）．

一般用検査薬では，検査結果のみで確定診断はできないので，陽性であれば速やかに医師の診断を受ける旨が記載されています．

1.「次の人は使用（服用）しないこと」

アレルギーの既往歴，症状や状態，基礎疾患，年齢，妊娠の可能性の有無，授乳の有無などからみて重篤な副作用が生じる危険性が特に高いため，使用を避けるべき人について，生活者が自らの判断で認識できるよう記載されています．

重篤な副作用として，ショック，皮膚粘膜眼症候群，中毒性表皮壊死融解症，喘息などが掲げられている医薬品では，「アレルギーの既往歴がある人等は使用しないこと」として記載されています．

小児において特異的な有害事象がある医薬品の場合には通常，「15歳未満の小児」，「6歳未満の小児」などとして記載されています．

2.「次の部位には使用しないこと」

局所に適用する医薬品では，使用を避けるべき患部の状態，適用部位などに分けて，簡潔に記載されています．

3.「本剤を使用（服用）している間は，次の医薬品を使用（服用）しないこと」

併用すると作用の重複や増強，副作用などのリスクの増大が予測されるものについて注意を喚起しています．なお，医療用医薬品との併用については，「相談すること」の項において「医師（又は歯科医師）の治療を受けている人」などとして記載されています．

4. その他「してはいけないこと」

副作用または副作用により誘発される事故の防止を図るため，避けるべき事項が記載されています．小児に使用される医薬品においても，小児では通常該当しない内容も含め，一般的な注意事項として記載されています．

主なものとして次のような記載があります.

- ●「服用後，乗物又は機械類の運転操作をしないこと」
  医薬品成分の作用によって眠気や異常な眩しさなどを引き起こし，重大な事故につながるおそれがある場合.
- ●「授乳中の人は本剤を服用しないか，本剤を服用する場合は授乳を避けること」
  薬剤の一部が乳汁中に移行して，乳児に悪影響を及ぼすおそれがある場合.
- ●「服用前後は飲酒しないこと」
  アルコール摂取によって，医薬品の作用の増強，副作用が生じる危険性の増大が予測される場合.
- ●「長期連用しないこと」
- ●「○日以上（継続して）使用（服用）しないこと」
- ●「症状があるときのみの使用にとどめ，連用しないこと」等
  連用により副作用等が現れやすくなる成分，効果が減弱する成分や作用の強い成分が配合されている場合や，症状が改善したか否かによらず，漫然と使用し続けることは避ける必要がある場合.

Lv. 48

相談すること

相談することでは，使用前や使用後について相談するべきことが記載されています（具体例は，p.490「**相談すること**」を参照）.

✦ 使用前に相談すること

医薬品の使用前に，使用の適否について専門家に相談し，適切な判断をすべき場合として，次のような記載があります.

1.「医師（又は歯科医師）の治療を受けている人」

医師または歯科医師の治療を受けているときは，一般用医薬品などの使用についてはあらかじめ相談して，適否について判断を仰ぐべきです. 特に，医療用医薬品を使用している場合には，薬剤を処方した医師もしくは歯科医師，または調剤を行った薬剤師に相談するよう説明が必要です.

2.「妊婦又は妊娠していると思われる人」

「してはいけないこと」の項で記載されている場合と異なり，必ずしも具体的な悪影響が判明しているものではありません．しかし，医薬品の使用は最低限にとどめ，すでに妊娠が判明している場合には，担当医師に相談するよう説明が必要です．

3.「授乳中の人」

一部乳汁中へ移行する成分がありますが，妊娠の項と同様に，「してはいけないこと」の項に記載するほどではない場合に記載されています．

4.「高齢者」

「高齢者」とは，65 歳以上を目安としています．年齢のみから一概に判断することは難しく，相談が必要な場合に記載されます．

5.「薬などによりアレルギー症状を起こしたことがある人」

医薬品によるアレルギーの既往歴がある人やアレルギー体質の人は，アレルギー性の副作用が生じやすく，医薬品使用の適否について相談が必要な場合に記載されます．

6.「次の症状がある人」

使用により状態の悪化や副作用などを招きやすい症状や，状態によっては医療機関を受診することが適当と考えられる場合について記載されます．

7.「次の診断を受けた人」

現に医師の治療を受けているか否かによらず，その医薬品が使用されると状態の悪化や副作用などを招きやすい基礎疾患などが示されています．

✦ 使用後に相談すること

医薬品の使用後に，副作用の発現や症状の改善がなされない場合，使用を中止した上で適切な対応が図られるよう，次のような記載がなされています．

1. 副作用と考えられる症状を生じた場合に関する記載

ⅰ）「使用（服用）後，次の症状が現れた場合」

⇒ 一般的な副作用について関係部位別に症状を記載

ⅱ）「まれに下記の重篤な症状が現れることがあります．その場合はただちに医師の診療を受けること」

⇒ まれに発生する重篤な副作用について副作用名ごとに症状を記載

副作用については i ）→ ii ）の順番に記載されています．

　一般的な副作用として記載されている症状であっても，発疹や発赤などのように，重篤な副作用の初期症状である可能性があるものも含まれます．また，重篤な副作用については，入院相当以上の健康被害につながることを回避するため，その初期段階において速やかに医師の診療を受ける必要があります．

2. 薬理作用等から発現が予測される軽微な症状がみられた場合に関する記載

　薬理作用などから発現が予測され，容認される軽微な症状（例：抗ヒスタミン薬の眠気など）ですが，症状が持続・増強する場合には使用を中止した上で専門家に相談する旨が記載されています．

3. 一定期間又は一定回数使用したあとに症状の改善が見られない場合に関する記載

　適用範囲でない疾患や合併症を併発している場合，要指導医薬品または一般用医薬品で対処できる範囲を超えている場合は，医師への受診が必要なことがあります．

●漢方処方製剤

　ある程度の期間継続し，効果を発揮するものが多いですが，長期連用する場合には専門家に相談する旨が記載されています（本記載のない漢方処方製剤は，短期の使用に限られます）．

●一般用検査薬

　検査結果が**陰性**であっても何らかの症状がある場合は，**再検査**するか，または**医師に相談**する旨などが記載されています．

その他の注意

　容認される軽微なものについては，「次の症状が現れることがある」として記載されます．

練習問題

添付文書に関する下記問題の正誤を答えよ

(1) 「してはいけないこと」の項目には，守らないと症状が悪化する事項，副作用または事故等が起こりやすくなる事項について記載されている.

(2) 医師または歯科医師の治療を受けている人は，自己判断で一般用医薬品を使用すると，治療の妨げとなることがあるため，添付文書等の「相談すること」の項目には，「医師（又は歯科医師）の治療を受けている人」等として記載されている.

(3) 重篤な副作用としてショック（アナフィラキシー）等が掲げられている医薬品では，「本剤又は本剤の成分によりアレルギー症状を起こしたことがある人は注意して使用すること」と記載されている.

(4) 小児が使用した場合に特異的な有害作用のおそれがある成分を含有する医薬品では，通常，「相談すること」の項目に「6歳未満の小児」等として記載されている.

(5) 使用上の注意の「相談すること」の項に「妊婦又は妊娠していると思われる人」が記載されている場合であっても，妊婦における使用経験に関する科学的データが限られているため安全性の評価が困難とされていることも多い.

解答と解説

(1) ○
(2) ○
(3) ✕：注意して使用ではなく，使用しないこと.
(4) ✕：相談ではなく，「してはいけないこと」に記載.
(5) ○

練習問題

添付文書に関する下記問題の正誤を答えよ

(1) 副作用については，まず一般的な副作用について関係部位別に症状が記載され，そのあとに続けて，まれに発生する重篤な副作用について副作用名ごとに症状が記載されている．

(2) 漢方処方製剤では，ある程度の期間継続して使用されることにより効果が得られるとされているものが多いため，長期連用する場合でも専門家に相談する旨は記載されないことが多い．

(3) 一般的な副作用として記載されている症状であっても，発疹（ほっしん）や発赤などのように，重篤な副作用の初期症状である可能性があるものも含まれる．

(4) 重篤な副作用について，その初期段階においては医師の診療を受ける必要がない．

Lv.
48

解答と解説

(1) ○

(2) ✕：長期使用の際は専門家に相談する旨が記載．

(3) ○

(4) ✕：速やかに医師の診療を受ける必要がある．

⑥ 効能又は効果（一般用検査薬では「使用目的」）

　一般の生活者が自ら判断できる症状，用途などが示されており，「適応症」として記載されている場合もあります．

　効能または効果に関する注意事項がある場合，「効能又は効果」の項目に続けて，これと区別して記載されています．

⑦ 用法及び用量（一般用検査薬では「使用方法」）

　年齢区分，1回用量，1日の使用回数などについて一般の生活者にわかりやすく，表形式で示すなど工夫して記載されています．

　小児の使用が認められていない年齢区分（使用年齢の制限）がある場合は，年齢区分内の小児に使用させない旨が記載されます．その他，正しい使用方法に関する注意や小児に使用させる場合の注意など，用法・用量に関する使用上

の注意事項がある場合，「用法及び用量」の項目に続けて，これと区別して記載されています．

❽ 成分及び分量（一般用検査薬では「キットの内容及び成分・分量」）

有効成分の名称および分量が記載されています（有効成分が不明な場合，その本質および製造方法の要旨）．その他添加物の成分も掲げられています（人体に直接使用しない検査薬などを除く）．

添加物については，現在のところ製薬企業界の自主申し合わせに基づいて記載がされており，「香料」「pH調整剤」「等張化剤」のように用途名で記載されているものもあります．医薬品の添加物によりアレルギーとなる場合もあり，その成分にアレルギーの既往歴がある人では使用を避ける必要があります．

また，配合成分に関する注意事項がある場合には，「成分及び分量」の項目に続けて，これと区別して記載されています．

❾ 病気の予防・症状の改善につながる事項（いわゆる養生訓^{ようじょうくん}）

医薬品の使用のみに頼ることなく，日常生活上，心がける点など，症状の予防・改善につながる事項について記載されていることがあります（必須記載ではない）．

❿ 保管及び取扱い上の注意

1.「直射日光の当たらない（湿気の少ない）涼しい場所に（密栓して）保管すること」などの保管条件に関する注意

医薬品は適切な保管が必要です．特にシロップ剤などは変質しやすいため，開封後は冷蔵庫内に保管することが望ましいとされています．なお，錠剤，カプセル剤，散剤などは温度差で湿気を帯びるおそれがあるため，冷蔵庫内での保管は不適当です．

2.「小児の手の届かないところに保管すること」

小児の誤飲事故を防止するため記載されています．

3.「他の容器に入れ替えないこと（誤用の原因になったり品質が変わる）」

別容器への移し替えにより医薬品の判別がつかず，誤用の原因となる場合や，湿気，汚れにより品質が低下する場合があります.

4.　その他「他の人と共用しないこと」など

- 点眼薬では，複数の使用者間で使い回すことで細菌汚染があった場合に，別の使用者に感染するおそれがあるため記載
- 可燃性ガスのエアゾール製品や消毒用アルコールなど，危険物に該当する製品における消防法に基づく注意事項や，エアゾール製品に対する高圧ガス保安法に基づく注意事項については，容器への表示義務のほか，添付文書の「保管及び取扱い上の注意」としても記載

Lv.
48

⑪ 消費者相談窓口

製造販売業者において購入者等からの相談に応じるための窓口担当部門の名称，電話番号，受付時間などが記載されています.

⑫ 製造販売業者の名称および所在地

製造販売業の許可を受け，製造責任を有する製薬企業の名称および所在地が記載されています.販売を他社に委託している場合には，販売を請け負っている販社などの名称および所在地も併せて記載されることがあります.

練習問題

添付文書の記載内容に関して，下記問題の正誤を答えよ

(1) 消費者相談窓口の項目には，消費生活センターにおいて購入者等からの相談に応じるための窓口担当部門の名称，電話番号，受付時間等が記載されている．

(2) 医薬品医療機器等法で規定されている法定表示事項以外は記載してはならない．

(3) 医薬品の使用のみに頼ることなく，日常生活上，どのようなことに心がけるべきかなどについて，記載されていることがある．

(4) カプセル剤は，冷蔵庫内から取り出したときに湿気を帯びるおそれはなく，冷蔵庫内での保管が適当である．

(5) 医薬品を別の容器へ移し替えると，誤用の原因となるおそれがある．

解答と解説

(1) ✕：消費生活センターではなく，製造販売業者．
(2) ✕：消防法や高圧ガス保安法に基づく内容も記載される．
(3) 〇：いわゆる養生訓．
(4) ✕：湿気を帯びる可能性があり，不適当．
(5) 〇

――――◆◆◆――――

「使用上の注意」は複雑で，出題されやすい項目です．
焦らず，ゆっくり学習を進めましょう．

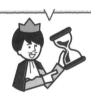

製品表示の読み方

❶ 医薬品の製品表示

　第4章で解説した法定表示事項のほかにも，製品表示として購入者等における適切な医薬品の選択，適正な使用に資するさまざまな情報が記載されています．

　法第52条第2項の規定に基づく「用法，用量その他使用及び取扱い上の必要な注意」などの記載は，添付文書または容器もしくは外箱いずれかに記載があればよく，医薬品によっては，添付文書ではなく，外箱等に記載している場合があります．

外箱等に記載する使用上の注意

　添付文書がある医薬品の場合，通常，添付文書は外箱の中に入っており購入後にしか確認できません．そのため，購入者等が購入前に医薬品の適切な選択ができるよう，添付文書の内容のうち，効能・効果，用法・用量，添加物として配合されている成分などのほか，使用上の注意に記載されている次の事項については，外箱等にも記載されています．

1. **使用上の注意「してはいけないこと」の項**

- 「次の人は使用（服用）しないこと」
- 「次の部位には使用しないこと」
- 「授乳中は本剤を服用しないか本剤を服用する場合は授乳を避けること」
- 「服用後，乗物又は機械類の運転操作をしないこと」など

副作用や事故などが起きる危険性を回避するため記載されています．

これに関連して，1回服用量中0.1mLを超えるアルコールを含有する内服液

剤（滋養強壮を目的とするもの）については，例えば「アルコール含有○○ mL
以下」のように，アルコールを含有する旨と分量が記載されています．

2. 添付文書の必読に関する事項

「使用にあたって添付文書をよく読むこと」など．

医薬品だけが取り出され，添付文書が読まれないといったことのないように
記載されています．

3. 専門家への相談勧奨に関する事項

副作用による危険性が高い場合や医師・歯科医師の治療を受けている人で，
一般使用者の判断のみで使用することが不適当な場合について記載されていま
す．記載スペースが狭小な場合には，「使用が適さない場合があるので，使用前
には必ず医師，歯科医師，薬剤師又は登録販売者に相談してください」などと
記載されています．

4. 医薬品の保管に関する事項

添付文書を見なくても適切な保管がなされるよう，容器や包装にも「保管及
び取扱い上の注意」の項のうち，保管に関する注意事項が記載されています．

使用期限の表示

適切な保存条件の下で製造後3年を超えて安定な医薬品においては，法的な
表示義務はありませんが，流通管理などの便宜上，外箱などに記載されるのが
通常となっています（配置販売される医薬品では，「配置期限」として記載され
ている場合があります）．

「使用期限」は未開封状態で保管された場合に品質が保持される期限であ
り，開封後は記載期日まで品質が保証されない場合があります．

> 添付文書には使用期限を記載する義務はありません．

他の法令に基づいた製品表示

- 可燃性ガスのエアゾール製品や消毒用アルコールなど，危険物に該当する製品に対する消防法に基づく注意事項（「火気厳禁」など）
- エアゾール製品に対する高圧ガス保安法に基づく注意事項（「高温に注意」，使用ガスの名称など）
- 資源の有効な利用の促進に関する法律（平成3年法律第48号）に基づく，容器包装の識別表示（識別マーク）

Lv. 49

😈 練習問題
製品表示に関して，下記問題の正誤を答えよ

(1) エアゾール製品には，医薬品医療機器等法の規定による法定表示事項のほか，高圧ガス保安法に基づく「高温に注意」等の注意事項が表示されている.

(2) 添付文書が外箱の中に封入されていない医薬品に限り，その容器や包装に，「保管及び取扱い上の注意」の項のうち，医薬品の保管に関する事項が記載されている.

(3) 使用期限の表示において，配置販売される医薬品では，「配置期限」として記載されている場合がある.

(4) 使用期限の表示については，適切な保存条件の下で製造後1年を超えて性状および品質が安定であることが確認されている医薬品において法的な表示義務はない.

(5) 1回服用量中0.1mLを超えるアルコールを含有する内服液剤（滋養強壮を目的とするもの）については，アルコールを含有する旨及びその分量が記載されている.

解答と解説

(1) ◯
(2) ✕：添付文書があっても，外箱に記載されている.
(3) ◯
(4) ✕：1年ではなく，3年.
(5) ◯

安全性情報など

医薬品の製造販売業者等は，次のことに努めなければなりません．（法第68条の2の5第1項）

- 有効性および安全性に関する事項，適正な使用のために必要な情報を収集し，検討する．
- 薬局開設者，店舗販売業者，配置販売業者およびそこに従事する薬剤師，登録販売者に情報を提供する．

また広範囲・速やかに医薬関係者へ伝達する必要があるときには，関係機関の協力および行政庁の関与の下，周知が図られています．

その方法として，次の4つの代表的な情報伝達手段があります．

❶ 緊急安全性情報

医薬品，医療機器，再生医療等製品について緊急かつ重大な注意喚起や使用制限に係る対策が必要な状況にある場合に，厚生労働省からの命令，指示や製造販売業者の自主決定などに基づいて作成されます．

A4サイズの黄色地の印刷物で，**イエローレター**とも呼ばれます．

伝達手段
- 製造販売業者および行政当局による報道発表
- （独）医薬品医療機器総合機構（以下「総合機構」）の医薬品医療機器情報配信サービスによる配信
- 製造販売業者から医療機関や薬局などへの直接配布，メール，ファクシミリなどによる情報提供（1ヵ月以内）など

小柴胡湯による間質性肺炎に関する緊急安全性情報のように，一般用医薬品にも関係する緊急安全性情報が発出されたこともあります．

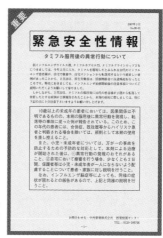

イエローレターの例

（厚生労働省：緊急安全性情報　タミフル
服用後の異常行動について. 2020年3月
より転載）

Lv.
49

② 安全性速報

　医薬品，医療機器または再生医療等製品について一般的な使用上の注意の改訂情報よりも迅速な注意喚起や適正使用のための対応の注意喚起が必要な状況にある場合に，厚生労働省からの命令，指示，製造販売業者の自主決定などに基づいて作成されます．

　A4サイズの青色地の印刷物で，ブルーレターとも呼ばれます．

伝達手段

● 総合機構の医薬品医療機器情報配信サービスによる配信
● 製造販売業者から医療機関や薬局などへの直接配布，メール，ファクシミリなどによる情報提供（1ヵ月以内）など

イエローレターとブルーレターを入れ替えた問題が
出題されやすいです！

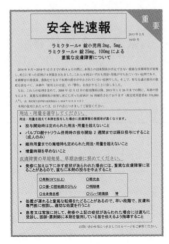

ブルーレターの例
(厚生労働省：安全性速報　ラミクタール®錠小児用 2mg，5mg，ラミクタール®錠 25mg，100mg による重篤な皮膚障害について．2015 年 2 月より転載)

❸ 医薬品・医療機器等安全性情報

　厚生労働省は，医薬品（一般用医薬品を含む），医療機器などによる重要な副作用，不具合などに関する情報を「医薬品・医療機器等安全性情報」として，医薬関係者向けに情報提供を行っています．

内　容
- 医薬品の安全性に関する解説記事
- 使用上の注意の改訂内容
- 主な対象品目，参考文献など

伝達手段
- 各都道府県，保健所設置市および特別区，関係学会などへの冊子の送付
- 厚生労働省ホームページおよび総合機構ホームページへ掲載
- 医学・薬学関係の専門誌などにも転載

❹ 総合機構ホームページ

　総合機構のホームページでは，添付文書情報，「医薬品・医療機器等安全性情報」のほか，次のような情報が掲載されています．

内 容

- 厚生労働省が製造販売業者等に指示した緊急安全性情報,「使用上の注意」の改訂情報
- 製造販売業者や医療機関等から報告された,医薬品による副作用が疑われる症例情報
- 医薬品の承認情報
- 医薬品などの製品回収に関する情報
- 一般用医薬品・要指導医薬品の添付文書情報
- 患者向医薬品ガイド
- その他,厚生労働省が医薬品等の安全性について発表した資料

Lv.
49

総合機構では,重要な情報が発出されたときにホームページのほか,電子メールによりタイムリーに配信する医薬品医療機器情報配信サービス(PMDA メディナビ)を行っています.このサービスは誰でも利用可能であり,最新の情報を入手することができます.

練習問題
下記問題の正誤を答えよ

(1) 緊急安全性情報は,医薬品,医療機器または再生医療等製品について緊急かつ重大な注意喚起や使用制限に係る対策が必要な状況にある場合に,作成される.

(2) 安全性速報は,A4 サイズの黄色地の印刷物で,イエローレターとも呼ばれる.

(3) 厚生労働省は,医薬品,医療機器等による重要な副作用,不具合等に関する情報をとりまとめて,「医薬品・医療機器等安全性情報」として,医薬関係者向けに情報提供を行っている.

(4) 厚生労働省は,医薬品・医療機器の安全性に関する特に重要な情報を電子メールにより配信する医薬品医療機器情報配信サービスを行っている.

(5) 緊急安全性情報は医療用医薬品についての情報伝達である場合が多いが,一般用医薬品にも関係する緊急安全性情報が発出されたこともある.

解答と解説

(1) ○
(2) ✕：安全性速報ではなく，緊急安全性情報．
(3) ○
(4) ✕：厚生労働省ではなく，総合機構．
(5) ○

練習問題

総合機構のホームページに関する次の記述の正誤を答えよ

(1) 一般用医薬品・要指導医薬品の添付文書情報が掲載されている．
(2) 厚生労働省より発行される「医薬品・医療機器等安全性情報」が掲載されている．
(3) 製造販売業者や医療機関等から報告された，医薬品による副作用が疑われる症例情報が掲載されている．
(4) 一般用医薬品・要指導医薬品に関連した，医薬品の承認情報，医薬品の生産量，生産額および製品回収に関する情報が掲載されている．

 解答と解説

(1) ○
(2) ○
(3) ○
(4) ✕：生産量，生産額の記載はない．

🍄 購入者等に対する情報提供への活用

　販売に従事する薬剤師や登録販売者は，医薬品の適正な使用を確保するため製造販売業者等から提供される情報の活用，その他必要な情報の収集，検討および利用を行うことに努めなければなりません．（法第68条の2の5第3項）

添付文書情報の活用

　2021年8月1日から，医療用医薬品への紙の添付文書の同梱は廃止され，その容器または被包に注意事項等情報を入手するために必要な符号（バーコー

ドまたは二次元コード）を記載することが求められています．この符号を読み取ることで，総合機構ホームページの最新の添付文書等の情報にアクセスすることができます．

　一般用医薬品等の消費者が直接購入する製品に関しては，使用時に添付文書情報の内容を直ちに確認できるよう，引き続き紙の添付文書が同梱されています．

　医薬品の販売に従事する専門家においては，総合機構ホームページに掲載されている最新の添付文書情報等を活用して，購入者等に対して情報提供を行うことが可能です．

Lv.
49

② 製品表示情報の活用

　製品表示から読み取れる適正使用情報が有効に活用され，適切な情報提供がなされることも重要です．

　要指導医薬品ならびに一般用医薬品のリスク区分のうち第一類医薬品および第二類医薬品は，その副作用などにより日常生活に支障をきたす程度の健康被害が生じるおそれがあるものであり，これらリスク区分に分類されている旨が製品表示から判別できます．

③ その他の適正使用情報の活用

　添付文書や外箱表示は記載内容が改訂された場合，反映された製品が流通し購入者等の目に触れるまでには一定の期間を要します．

　医薬品の販売などに従事する専門家においては，購入者等に対して常に最新の適切な情報提供を行うため，得られる情報を積極的に収集し，専門家としての資質向上に努めることが求められます．

　一般の生活者が接する医薬品の有効性や安全性などに関する情報は，断片的かつ正確でない情報もあるため，医薬品の販売などに従事する専門家には，購入者等に対して科学的な根拠に基づいた正確なアドバイスを与え，セルフメディケーションを適切に支援することが期待されています．

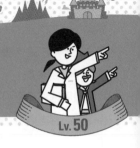

3 医薬品の安全対策

Lv. 50

現在，医薬品の市販後の安全対策として，副作用などの情報を収集・評価し，その措置を講じる体制が整備されています．また，医薬品を適正に使用したにもかかわらず生じた健康被害に対する救済制度などが設けられています．

サリドマイド薬害事件を契機として，世界保健機関（WHO）加盟各国を中心に，各国が自ら医薬品の副作用情報を収集，評価する体制（WHO国際医薬品モニタリング制度）を確立することにつながりました．

副作用情報などの収集

❶ 医薬品・医療機器等安全性情報報告制度

本制度は，WHO加盟国の一員として日本が対応した安全対策に係る制度の一つです．

薬局，医療施設などの開設者や医薬関係者は，医薬品の副作用などによるものと疑われる健康被害の発生を知った場合，保健衛生上の危害の発生または拡大を防止するため必要があると認めるときは，その旨を厚生労働大臣に報告しなければなりません（義務）．（法第68条の10第2項）実務上は報告書を総合機構に提出します．（法第68条の13第3項）

なお，登録販売者も医薬関係者として位置づけられます．

医薬品・医療機器等安全性情報告制度の経過

- 1967年3月：約3,000の医療機関をモニター施設に指定して，厚生省（当時）が直接副作用報告を受ける「医薬品副作用モニター制度」としてスタート.
- 1978年8月：約3,000のモニター薬局で把握した副作用事例などについて，定期的に報告が開始.
- 2002年7月：薬事法が改正され，医薬関係者による副作用などの報告が義務化.
- 2006年6月：薬事法改正による登録販売者制度の導入に伴い，登録販売者も医薬関係者として位置づけられる.

Lv.
50

年号は覚える必要ありません. 流れを把握しましょう.

2 企業からの副作用などの報告制度

　企業責任として，医薬品の市販後においても品質・有効性・安全性に関する情報を収集し，医薬関係者に必要な情報を提供することが，医薬品の適正使用の確保に重要です.

　製造販売業者等には，製造販売をし，または承認を受けた医薬品について，副作用などによるものと疑われる健康被害の発生，使用によるものと疑われる感染症の発生などを知ったときは，定められた期限までに厚生労働大臣に報告することが義務づけられています.（法第68条の10第1項）なお，実務上は報告書を総合機構に提出します.（法第68条の13第3項）

　薬局や医療施設の開設者，医薬品の販売業者，医薬関係者は，製造販売業者等が行う情報収集に協力するよう努めなければなりません.（法第68条の2の5第2項）

　また，生物由来製品においては企業が安全性について評価し，その成果を定期的に国へ報告する制度が導入されています.

報告期間

副作用症例報告			報告期限	
		重篤性	国内事例	外国事例
医薬品によるものと疑われる副作用症例の発生	使用上の注意から予測できないもの	死亡	15日以内	
		重篤（死亡を除く）	15日以内	
		非重篤	定期報告	—
	使用上の注意から予測できるもの	死亡	15日以内	—
		重篤（死亡を除く）：新有効成分含有医薬品として承認後2年以内	15日以内	—
		市販直後調査などによって得られたもの	15日以内	—
		重篤（死亡を除く）：上記以外	30日以内	—
		非重篤	—	—
	発生傾向が使用上の注意等から予測することができないもの	重篤（死亡含む）	15日以内	
	発生傾向の変化が保健衛生上の危害の発生または拡大のおそれを示すもの	重篤（死亡を含む）	15日以内	

感染症症例報告			報告期限	
		重篤性	国内事例	外国事例
医薬品によるものと疑われる感染症症例の発生	使用上の注意から予測できないもの	重篤（死亡含む）	15日以内	
		非重篤	15日以内	—
	使用上の注意から予測できるもの	重篤（死亡含む）	15日以内	
		非重篤	—	—

外国での措置報告	報告期限	
外国における製造，輸入または販売の中止，回収，廃棄その他の保健衛生上の危害の発生または拡大を防止するための措置の実施	—	15日以内

研究報告	報告期限
副作用・感染症により，がんその他の重大な疾病，障害もしくは死亡が発生するおそれがあることを示す研究報告	30日以内
副作用症例・感染症の発生傾向が著しく変化したことを示す研究報告	30日以内
承認を受けた効能もしくは効果を有しないことを示す研究報告	30日以内

ポイント 副作用症例の報告と報告期間について①～③を押さえましょう.
① 国内, 外国の事例を問わず 15 日以内の報告事例
② 30 日以内の報告する事例 (研究報告はすべて 30 日)
③ 定期報告の事例

一般用医薬品の承認後の調査

一般用医薬品に関しても, 承認後の調査が製造販売業者等に求められます.

1. 既存の医薬品と異なる有効成分が配合されたもの

10 年を超えない範囲で厚生労働大臣が承認時に定める一定期間 (おおむね 8 年), 承認後の使用成績などを製造販売業者等が集積し, 厚生労働省へ提出する制度 (再審査制度) が適用されます.

2. 医療用医薬品の有効成分を一般用医薬品で初めて配合したもの

承認条件として承認後の一定期間 (おおむね 3 年), 安全性に関する調査および調査結果の報告が求められます. **要指導医薬品**についても同様に調査結果の報告が求められます.

副作用情報などの評価および措置

副作用などの情報は, 製造販売業者等において評価・検討され, 必要な安全対策が図られます.

そのほか, 各制度により集められた副作用情報については総合機構において専門委員の意見を聴きながら調査検討が行われ, その結果に基づき, 厚生労働大臣は薬事・食品衛生審議会の意見を聴いて, 使用上の注意の改訂の指示や製造・販売の中止, 製品の回収などの安全対策上必要な行政措置を講じています.

補足 **健康危機管理体制の整備**
血液製剤による HIV 感染被害を契機に, 厚生省 (当時) は医薬品, 食中毒, 感染症などに起因する健康被害の発生予防, 拡大防止などの対策を迅速に講じていくための体制を整備しました. 健康危機管理に当たっては科学的・客観的な評価を行うとともに, 情報の収集, 分析の徹底と対応方針の見直しに努め, 国民に対して情報の速やかな提供・公表を行うことを基本としています.

Lv. 50

練習問題
下記問題の正誤を答えよ

(1) 医薬品医療機器等法第68条の2の5第2項の規定により，登録販売者を含む医薬関係者は，製造販売業者等が行う情報収集に協力するよう努めなければならない.

(2) 収集された副作用などの情報は，その医薬品の製造販売業者等において評価・検討され，必要な安全対策が図られる.

(3) 各制度により集められた副作用情報については，厚生労働省において専門委員の意見を聴きながら調査検討が行われる.

(4) 総合機構は，薬事・食品衛生審議会の意見を聴いて，使用上の注意の改訂の指示等を通じた注意喚起のための情報提供や，効能・効果の一部変更，製造・販売の中止，製品回収等の安全対策上必要な行政措置を講じている.

解答と解説

(1) ○
(2) ○
(3) ×：厚生労働省ではなく，総合機構.
(4) ×：総合機構ではなく，厚生労働大臣.

医薬品による副作用などが疑われる場合の報告の仕方

医薬品・医療機器等安全性情報報告制度における副作用等報告では，医薬品との因果関係が必ずしも明確でない場合であっても報告の対象となり得ます.

また，安全対策上必要があると認めるときは，過量使用や誤用などによるものと思われる健康被害についても報告がなされる必要があります．副作用は，使用上の注意に限らず，また，副作用の症状が医薬品の適応症状と見分けがつきにくい場合（例えば，かぜ症状と，かぜ薬による間質性肺炎など）もあります.

医薬部外品または化粧品による健康被害についても，自発的な情報提供をするよう協力が要請されています.

記載方法

- 報告様式は，総合機構ホームページおよび専門誌などから入手できる．
- 報告様式の記入欄すべてに記入がなされる必要はなく，購入者（本人以外の場合でも可）などから把握可能な範囲でよい．
- 複数の専門家が携わっている場合は，当専門家1名から報告書が提出されれば十分である．
- 報告期限は定められていないが，適宜速やかに，郵送，メールなどにより報告書を総合機構に送付することとされている．
- 報告者に対しては，安全性情報受領確認書が交付される．

なお，本報告は，2021年4月から，総合機構ホームの専用サイトに直接入力することで電子的な報告が可能となりました．

練習問題
下記問題の正誤を答えよ

(1) 報告様式は，独立行政法人医薬品医療機器総合機構のホームページや専門誌等から入手できる．

(2) 医薬品の過量使用や誤用等によるものと思われる健康被害については報告する必要がない．

(3) 医薬部外品または化粧品による健康被害についても，自発的な情報提供をするよう協力が要請されている．

(4) 複数の専門家が医薬品の販売等に携わっている場合であっても，健康被害の情報に直接接した専門家1名から報告書が提出されれば十分である．

(5) 情報の正確性を確保するため，定められた報告様式の記入欄は，すべて記入して報告しなければならない．

解答と解説

(1) ○
(2) ✕：安全対策上必要があると認めるときは，過量，誤用等の場合も報告が必要．
(3) ○
(4) ○
(5) ✕：把握可能な範囲でよい．

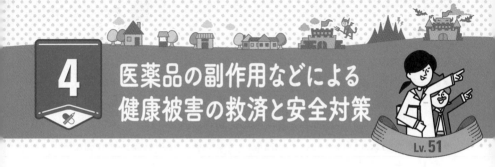

　サリドマイド事件，スモン事件等を踏まえ，医薬品における市販後の安全対策の強化を図るため，医薬品副作用被害救済基金法（現「独立行政法人医薬品医療機器総合機構法」）による救済制度が創設されました．

　医薬品は，予見し得ない副作用の発生や副作用が起こり得ることがわかっていても，医療上の必要性から使用せざるを得ない場合もあります．このため，医薬品を適正に使用したにもかかわらず副作用による一定の健康被害が生じた場合に，医療費等の給付を行い，被害者の迅速な救済を図ろうというのが，医薬品副作用被害救済制度です．

医薬品副作用被害救済制度

　本制度は，製薬企業の社会的責任に基づく公的制度として 1980 年 5 月より運営が開始されました．

> **医薬品副作用被害救済制度の流れ**
> ① 健康被害を受けた本人（または家族）が総合機構へ給付請求．
> ② 総合機構より厚生労働大臣へ判定の申出．
> ③ 「健康被害が医薬品の適正使用による副作用なのか」など，医学的薬学的判断を要する事項について薬事・食品衛生審議会へ諮問．
> ④ 薬事・食品衛生審議会から答申．
> ⑤ 厚生労働大臣が判定し，結果を通知．
> ⑥ 判定結果に基づいて，医療費，障害年金，遺族年金などを各種給付．

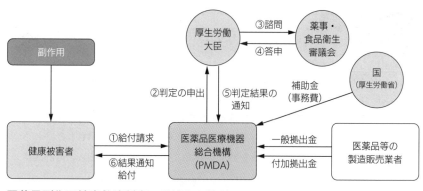

医薬品副作用被害救済制度の手続きの流れ

（独立行政法人医薬品医療機器総合機構：医薬品副作用被害救済制度に関する業務, https://www.pmda. go.jp/relief-services/adr-sufferers/0001.html〔2022年6月29日閲覧〕）

Lv.
51

　救済給付業務に必要な費用のうち，給付費については製造販売業者から年度ごとに納付される拠出金が充てられます．そのほか事務費については2分の1相当額が国庫補助により賄われています．

　この医薬品副作用被害救済制度に加え，適正使用した生物由来製品を介した感染などによる健康被害に対して迅速な救済を図ることを目的とした「生物由来製品感染等被害救済制度」が創設されています．

　その他，総合機構は次の業務を行っています．

- 関係製薬企業または国からの委託を受け，裁判上の和解が成立したスモン患者に対する健康管理手当や介護費用の支払い．
- 友愛福祉財団からの委託を受け，血液製剤によるHIV感染者・発症者に対する健康管理費用の支給．

練習問題

医薬品副作用被害救済制度について下記問題の正誤を答えよ

(1) 医薬品の適正使用の有無にかかわらず，副作用によって一定程度以上の健康被害が生じた場合に，医療費等の諸給付を行うものである．

(2) 健康被害を受けた本人（または家族）の給付請求を受けて，その健康被害が医薬品の副作用によるものかどうか，医薬品が適正に使用されたかどうかなど，医学的薬学的判断を要する事項について独立行政法人医薬品医療機器総合機構の諮問・答申を経て，厚生労働大臣が判定する．

(3) 救済給付業務に必要な費用のうち，給付費については，製造業者が年度ごとに納付する拠出金が充てられる．

 解答と解説

(1) ✕：適正使用した時のみ．
(2) ✕：総合機構ではなく，薬事・食品衛生審議会．
(3) ✕：製造販売業者．製造と製造販売の違いについてはp.372のポイントを参照．

医薬品副作用被害救済制度等への案内，窓口紹介

　要指導医薬品，一般用医薬品の副作用で，健康被害が救済給付の対象となると思われた際に，販売などに従事する専門家には，購入者等に対して救済制度の説明や総合機構の相談窓口などを紹介し，相談を促すなどの対応が期待されます．

❶ 給付の種類と範囲

給付の種類

　給付の種類によっては請求期限があり，期限を過ぎた分については請求ができません．

給付の種類		請求の期限
医療費	医薬品の副作用による疾病の治療※1に要した費用を実費補償するもの（ただし，健康保険等による給付の額を差し引いた自己負担分）	医療費の支給の対象となる費用の支払いが行われたときから5年以内
医療手当	医薬品の副作用による疾病の治療※1に伴う医療費以外の費用の負担に着目して給付されるもの（定額）	請求に係る医療が行われた日の属する月の翌月の初日から5年以内
障害年金	医薬品の副作用により一定程度の障害の状態にある18歳以上の人の生活補償等を目的として給付されるもの（定額）	請求期限なし
障害児養育年金	医薬品の副作用により一定程度の障害の状態にある18歳未満の人を養育する人に対して給付されるもの（定額）	請求期限なし
遺族年金	生計維持者が医薬品の副作用により死亡した場合に，その遺族の生活の立て直し等を目的として給付されるもの（定額）．ただし，最高10年間を限度とする	死亡のときから5年以内※2．遺族年金を受けることができる先順位者が死亡した場合には，その死亡のときから2年以内
遺族一時金	生計維持者以外の人が医薬品の副作用により死亡した場合に，その遺族に対する見舞等を目的として給付されるもの（定額）	遺族年金と同じ
葬祭料	医薬品の副作用により死亡した人の葬祭を行うことに伴う出費に着目して給付されるもの（定額）	遺族年金と同じ

Lv.
51

※1 医療費，医療手当の給付の対象となるのは，副作用による疾病が「入院治療を必要とする程度」の場合である．

※2 死亡前に医療費，医療手当，障害年金または障害児養育年金の支給決定があった場合には，死亡のときから2年以内である．

医薬品副作用被害救済制度の障害年金と障害児養育年金には請求期限がありません．よく問われるので覚えておきましょう．

▶救済給付の支給対象範囲

救済給付の対象

- 用法・用量，使用上の注意に従って使用されていることが基本となる．
  注：医薬品の不適正な使用による健康被害については，救済給付の対象にはなりません．

対象となる健康被害の程度

- 副作用による疾病のため，入院を必要とする程度の医療（必ずしも入院治療に限らない）を受ける場合
- 副作用による重い後遺障害（日常生活に著しい制限を受ける程度以上の障害）が残った場合
  注：特に医療機関での治療を要さずに寛解したような軽度のものについては給付対象に含まれません．

救済制度の対象とならない医薬品

- 要指導医薬品，一般用医薬品では，殺虫剤・殺鼠剤，殺菌消毒剤（人体に直接使用するものを除く），一般用検査薬，一部の日本薬局方収載医薬品（精製水，ワセリンなど）
- 製品不良など，製薬企業に損害賠償責任がある場合
- 無承認無許可医薬品（個人輸入医薬品も含む）

▶救済給付の請求にあたって必要な書類

要指導医薬品または一般用医薬品に関しては，下記証明書などが必要になります．

- 医師の診断書
- 要した医療費を証明する書類（受診証明書など）
- 医薬品を販売などした薬局開設者，医薬品の販売業者が作成した販売証明書

❷ 医薬品 PL センター

医薬品副作用被害救済制度の対象とならないケースのうち，製品不良など，

製薬企業に損害賠償責任がある場合には，「医薬品PLセンター」への相談が推奨されます．医薬品PLセンターは，1995年7月，製造物責任法（PL法）の施行と同時に，日本製薬団体連合会において開設されました．

　医薬品または医薬部外品に関する苦情（健康被害以外の損害も含まれる）について，製造販売元の企業と交渉するに当たって公平・中立な立場で受け付け，交渉の仲介や調整を行い，裁判によらない迅速な解決に導くことを目的としています．

Lv.
51

> 化粧品は救済給付の対象外です．注意しましょう！

練習問題
下記問題の正誤を答えよ

(1) 医療手当は，請求に係る医療が行われた日の属する月の翌月の初日から5年以内に請求を行う必要がある．

(2) 医療費の給付は，医薬品の副作用による疾病の治療に要した費用を定額補償するものである．

(3) 遺族年金の給付は，給付期間に制限がある．

(4) 障害年金は，医薬品の副作用により一定程度の障害の状態にある20歳以上の人の生活補償等を目的として給付される．

(5) 一般用医薬品の殺虫剤を使用して，入院治療が必要と認められる程度の健康被害が生じた場合は救済制度が認められる．

解答と解説
(1) ○
(2) ×：医療費の給付は実費補償．
(3) ○
(4) ×：18歳以上が対象．
(5) ×：殺虫剤は対象外．

一般用医薬品に関する主な安全対策

▍アンプル剤形のかぜ薬

次に出てくる年号を
問われることはありません.

対象成分：解熱鎮痛成分のアミノピリン，スルピリン（ピリン系）

背景：アミノピリン，スルピリンのアンプル剤形のかぜ薬の使用による重篤な副作用（ショック）で，1959 年から 1965 年までの間に計 38 名の死亡例が発生した.

対応：アンプル剤は他の剤形に比べて吸収が速く，血中濃度が急速に高値に達するため，通常用量でも副作用を生じやすいことが確認されたことから，厚生省（当時）より関係製薬企業に対し，アンプル剤形のかぜ薬製品の回収が要請された.

　その後，アンプル剤以外の一般用かぜ薬についても承認基準が制定され，成分・分量，効能・効果などが見直された.

▍小柴胡湯による間質性肺炎

対象成分：小柴胡湯

背景：小柴胡湯による間質性肺炎については，1991 年 4 月以降，使用上の注意に記載されていたが，小柴胡湯とインターフェロン製剤の併用例による間質性肺炎が報告されたことから，1994 年 1 月，インターフェロン製剤との併用を禁忌とする旨の使用上の注意の改訂がなされた.

　その後も慢性肝炎患者が小柴胡湯を使用して間質性肺炎を発症し，死亡を含む重篤な転帰に至った例も発生した.

対応：1996 年 3 月，厚生省（当時）より関係製薬企業に対して緊急安全性情報の配布が指示された.

一般用かぜ薬による間質性肺炎

対象成分：一般用かぜ薬

背景：2003 年 5 月までに，一般用かぜ薬の使用によると疑われる**間質性肺炎**の発生事例が計 26 例報告された．

対応：厚生労働省は，下記 2 点を踏まえ，一般用かぜ薬全般につき**使用上の注意の改訂**を指示することとした．

- 一般用かぜ薬は，消費者が自らの選択により購入して使用するものであること．
- 間質性肺炎は重篤な副作用であり，その初期症状はかぜの諸症状と区別が難しく，症状が悪化した場合には注意が必要なこと．

使用上の注意の改訂内容：「5～6 回服用しても症状が良くならない場合には服用を中止して，専門家に相談する」に加え，下記内容が追加された．

「まれに間質性肺炎の重篤な症状が起きることがあり，その症状は，かぜの諸症状と区別が難しいため，症状が悪化した場合には服用を中止して医師の診療を受ける」

塩酸フェニルプロパノールアミン含有医薬品

対象成分：塩酸フェニルプロパノールアミン（PPA）

背景：PPA は，鼻充血や結膜充血を除去し，鼻づまりなどの緩和を目的として，鼻炎用内服薬，鎮咳去痰薬，かぜ薬などに配合されていた．

2000 年 5 月，米国において，女性が食欲抑制剤（日本の PPA 含有医薬品より高用量）として PPA を使用した場合，出血性脳卒中の発生リスクとの関連性が高いとの報告がなされ，米国食品医薬品庁から，米国内における PPA 含有医薬品の自主的な販売中止が要請された．

日本では食欲抑制剤として承認されていないことなどから，直ちに販売中止をせず，心臓病の人や脳出血の既往がある人等は使用しないよう注意喚起が行われていた．

しかし，2003 年 8 月までに，PPA 含有一般用医薬品による脳出血などの副作用症例が複数報告され，それらの多くが用法・用量の範囲を超えた使用または禁忌とされている高血圧症患者の使用によるものであった．

対応：厚生労働省から関係製薬企業などに対して，使用上の注意の改訂，情報提供の徹底などを行うとともに，代替成分としてプソイドエフェドリン塩酸塩（PSE）などへの切替え指示がなされた．

練習問題
下記問題の正誤を答えよ

(1) 一般用かぜ薬の使用上の注意においては，「まれに間質性肺炎の重篤な症状が起きることがあり，その症状は，かぜの諸症状と区別が難しいため，症状が悪化した場合には服用を中止して医師の診療を受ける」旨の注意喚起がなされている．

(2) インターフェロン製剤を使用している患者や慢性肝炎患者が小柴胡湯（しょうさいことう）を使用することによる間質性肺炎の発症が報告されている．

(3) プソイドエフェドリン塩酸塩（PSE）は，鼻づまり等の症状の緩和を目的として，鼻炎用内服薬，鎮咳去痰薬（ちんがいきょたんやく），かぜ薬などに配合されていたが，出血性脳卒中の発生リスクとの関連性が高いことから，塩酸フェニルプロパノールアミン（PPA）等への切り替えが行われた．

(4) アンプル剤は他の剤形（錠剤，散剤など）に比べて吸収が遅く，血中濃度がゆっくりと高値に達するため，通常用量でも副作用が生じやすいことが確認されたことから，1965年，厚生省（当時）より関係製薬企業に対し，アンプル剤形のかぜ薬製品の回収が要請された．

解答と解説

(1) ○

(2) ○

(3) ×：PPA から PSE 等への切り替えが行われた．

(4) ×：アンプル剤は吸収が早く，血中濃度が急速に高まる．

医薬品の適正使用のための啓発活動

登録販売者には，医薬関係者（専門家）として，適切なセルフメディケーションの普及定着，適正使用の推進のための活動へ積極的に参加，協力することが期待されています．

① 啓蒙活動

薬と健康の週間

期間：毎年 10 月 17 日〜23 日の 1 週間
実施目的：医薬品の特質および使用・取り扱いなどについて正しい知識を広く生活者に浸透させ，保健衛生の維持向上に貢献することを目的とし，国，自治体，関係団体等による広報活動やイベントなどが実施されています．

「ダメ．ゼッタイ．」普及運動

期間：毎年 6 月 20 日〜7 月 19 日までの 1 ヵ月間
実施目的：「6・26 国際麻薬乱用撲滅デー」を普及させ薬物乱用防止を一層推進するため，国，自治体，関係団体等により実施されています．
薬物乱用や薬物依存は違法薬物だけでなく，一般用医薬品によっても生じ得ます．
薬物乱用は自身の健康被害のほか，社会的弊害を生じるおそれが大きいものです．特に青少年では薬物乱用による危険性の理解が必ずしも十分でなく，好奇心から身近に入手できる薬物を興味本位で乱用することがあります．医薬品の適正使用の重要性などに関して，小中学生のうちからの啓発が重要です．

Lv.
51

練習問題
下記問題の正誤を答えよ

(1) 保健衛生の維持向上に貢献することを目的とし，毎年10月17日からの1週間を，「薬と健康の週間」として，広報活動やイベント等が実施されている．

(2) 薬物乱用防止を一層推進するため，毎年6月20日からの1ヵ月間，「ダメ．ゼッタイ．」普及運動が実施されている．

(3) 医薬品の適正使用の重要性等に関しては，認識や理解が必ずしも十分とはいえない小中学生には積極的に啓発すべきではない．

(4) 薬物乱用は，社会的な弊害は生じないが，乱用者自身の健康を害する．

解答と解説

(1) ○
(2) ○
(3) ✕：小中学生のうちから啓発が重要．
(4) ✕：自身の健康被害とともに，社会的弊害も生じる．

⚔️ 「次の人は使用（服用）しないこと」

「本剤によるアレルギー症状を起こしたことがある人」

かぜ薬，解熱鎮痛薬	理由：アレルギー症状の既往歴のある人が再度使用した場合，ショック（アナフィラキシー），皮膚粘膜眼症候群（スティーブンス・ジョンソン症候群），中毒性表皮壊死融解症（ライエル症候群）等の重篤なアレルギー性の副作用を生じる危険性が高まるため．
デキストロメトルファン臭化水素酸塩水和物，デキストロメトルファンフェノールフタリン酸塩	
クエン酸チペビジン，チペピジンヒベンズ酸塩	
アミノフィリン水和物，テオフィリン	
リドカイン，リドカイン塩酸塩	
クロルフェニラミンマレイン酸塩，ベラドンナ総アルカロイド・プソイドエフェドリン塩酸塩・カフェイン又はクロルフェニラミンマレイン酸塩・ベラドンナ総アルカロイド・プソイドエフェドリン硫酸塩・カフェインを含有する鼻炎用内服薬	
ヨードチンキを含有するみずむし・たむし用薬	
ポビドンヨードが配合された含嗽薬，口腔咽喉薬，殺菌消毒薬	
ブチルスコポラミン臭化物	
ロペラミド塩酸塩	
メキタジン	
リドカイン，リドカイン塩酸塩，アミノ安息香酸エチル，塩酸パラブチルアミノ安息香酸ジエチルアミノエチル，ジブカイン塩酸塩が配合された外用痔疾用薬（坐薬，注入軟膏）	

| インドメタシン，フェルビナク，ケトプロフェン，ピロキシカムが配合された外用鎮痛消炎薬 | ▶ | 理由：アレルギー症状の既往歴のある人が再度使用した場合，ショック（アナフィラキシー），皮膚粘膜眼症候群（スティーブンス・ジョンソン症候群），中毒性表皮壊死融解症（ライエル症候群）等の重篤なアレルギー性の副作用を生じる危険性が高まるため． |

「喘息を起こしたことがある人」

| インドメタシン，フェルビナク，ケトプロフェン，ピロキシカムが配合された外用鎮痛消炎薬 | ▶ | 理由：喘息発作を誘発するおそれがあるため． |

「本剤又は他のかぜ薬，解熱鎮痛薬を使用（服用）して喘息を起こしたことがある人」

| アセトアミノフェン，アスピリン，イブプロフェン，イソプロピルアンチピリン等の解熱鎮痛成分 | ▶ | 理由：アスピリン喘息を誘発するおそれがあるため． |

「次の医薬品によるアレルギー症状（発疹・発赤，かゆみ，かぶれ等）を起こしたことがある人：チアプロフェン酸含有の解熱鎮痛薬，スプロフェン含有の外用鎮痛消炎薬，フェノフィブラート含有の高脂血症治療薬」

| ケトプロフェンが配合された外用鎮痛消炎薬 | ▶ | 理由：接触皮膚炎，光線過敏症を誘発するおそれがあるため． |

「次の添加物によるアレルギー症状（発疹・発赤，かゆみ，かぶれ等）を起こしたことがある人：オキシベンゾン，オクトクリレンを含有する製品」

| ケトプロフェンが配合された外用鎮痛消炎薬 | ▶ | 理由：接触皮膚炎を誘発するおそれがあるため． |

「本剤又は牛乳によるアレルギー症状を起こしたことがある人」

| タンニン酸アルブミン，カゼイン等（添加物） | ▶ | 理由：タンニン酸アルブミンは，乳製カゼインを由来としているため．カゼインは牛乳タンパクの主成分であり，牛乳アレルギーのアレルゲンとなる可能性があるため． |

「透析療法を受けている人」

| スクラルファート，水酸化アルミニウムゲル，ケイ酸アルミン酸マグネシウム，ケイ酸アルミニウム，合成ヒドロタルサイト，アルジオキサ等のアルミニウムを含む成分が配合された胃腸薬，胃腸鎮痛鎮痙薬（い ちょうちんつう ちんけいやく） | ▶ | 理由：長期間服用した場合に，アルミニウム脳症およびアルミニウム骨症を発症したとの報告があるため． |

「口の中に傷やひどいただれのある人」

| クロルヘキシジングルコン酸塩が配合された製剤（口腔内（こうくうない）への適応を有する場合） | ▶ | 理由：傷やただれの状態を悪化させるおそれがあるため． |

 練習問題

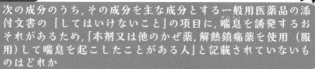
次の成分のうち，その成分を主な成分とする一般用医薬品の添付文書の「してはいけないこと」の項目に，喘息を誘発するおそれがあるため，「本剤又は他のかぜ薬，解熱鎮痛薬を使用（服用）して喘息を起こしたことがある人」と記載されていないものはどれか

(1) アスピリン
(2) アセトアミノフェン
(3) アミノ安息香酸エチル
(4) イソプロピルアンチピリン
(5) イブプロフェン

 解答と解説

正解は（3）
アスピリン喘息（ぜんそく）を誘発するため，アスピリンやアセトアミノフェン，ピリン系等の解熱鎮痛成分には記載されている．

「次の症状がある人は使用（服用）しないこと」

胃酸過多

| カフェインを主薬とする眠気防止薬 | ▶ | 理由：カフェインが胃液の分泌を亢進し，症状を悪化させるおそれがあるため． |

前立腺肥大による排尿困難

| プソイドエフェドリン塩酸塩 | ▶ | 理由：交感神経刺激作用により，尿の貯留・尿閉が生じるおそれがあるため． |

激しい腹痛又は吐き気・嘔吐

| ヒマシ油が配合された瀉下薬 | ▶ | 理由：急性腹症（腸管の狭窄，閉塞，腹腔内器官の炎症等）の症状である可能性があるため． |

「患部が化膿している人」「次の部位には使用しないこと：水痘（水ぼうそう），みずむし・たむし等又は化膿している患部」

| ステロイド性抗炎症成分が配合された外用薬 | ▶ | 理由：細菌等の感染に対する抵抗力を弱めて，感染を増悪させる可能性があるため． |
| インドメタシン，フェルビナク，ケトプロフェン，ピロキシカムが配合された外用薬 | ▶ | 理由：感染に対する効果はなく，逆に感染の悪化が自覚されにくくなるおそれがあるため． |

「次の診断を受けた人は使用（服用）しないこと」

心臓病

プソイドエフェドリン塩酸塩 芍薬甘草湯（しゃくやくかんぞうとう） カフェインを主薬とする眠気防止薬	▶ 理由：徐脈または頻脈を引き起こし，心臓病の症状を悪化させるおそれがあるため．

胃潰瘍

カフェインを主薬とする眠気防止薬	▶ 理由：胃液の分泌が亢進（こうしん）し，胃潰瘍の症状を悪化させるおそれがあるため．

高血圧

プソイドエフェドリン塩酸塩	▶ 理由：交感神経興奮作用により血圧を上昇させ，高血圧を悪化させるおそれがあるため．

甲状腺機能障害

プソイドエフェドリン塩酸塩	▶ 理由：甲状腺機能亢進症（こうじょうせんきのうこうしんしょう）の主症状は，交感神経系の緊張等によってもたらされており，交感神経系を興奮させる成分は，症状を悪化させるおそれがあるため．

糖尿病

プソイドエフェドリン塩酸塩	▶ 理由：肝臓でグリコーゲンを分解して血糖値を上昇させる作用があり，糖尿病を悪化させるおそれがあるため．

Lv. 52

「日常的に不眠の人，不眠症の診断を受けた人」

| 抗ヒスタミン成分を主薬とする催眠鎮静薬（睡眠改善薬） | ▶ | 理由：睡眠改善薬は，慢性的な不眠症状に用いる医薬品でないため，医療機関において不眠症の治療を受けている場合には，その治療を妨げるおそれがあるため． |

 練習問題

次の医薬品成分のうち，それを含有することにより内服用の一般用医薬品の添付文書等において，「次の人は服用しないこと」の項目中に，「次の症状がある人」として「前立腺肥大による排尿困難」と記載することとされている成分はどれか

(1) ビサコジル
(2) タンニン酸アルブミン
(3) チアミン塩化物塩酸塩
(4) イブプロフェン
(5) プソイドエフェドリン塩酸塩

解答と解説

正解は（5）
プソイドエフェドリン塩酸塩を使用することで，交感神経刺激作用により，尿の貯留・尿閉を生じるおそれがあるため．

「次の小児は使用(服用)しないこと」

「15歳未満の小児」

アスピリン,アスピリンアルミニウム,サザピリン,プロメタジンメチレンジサリチル酸塩,サリチル酸ナトリウム	▶ 理由:外国において,ライ症候群の発症との関連性が示唆されているため.
プロメタジン塩酸塩等のプロメタジンを含む成分	▶ 理由:外国において,乳児突然死症候群,乳児睡眠時無呼吸発作のような致命的な呼吸抑制が現れたとの報告があるため.
イブプロフェン	▶ 理由:一般用医薬品では,小児向けの製品はないため.
抗ヒスタミン成分を主薬とする催眠鎮静薬(睡眠改善薬)	▶ 理由:小児では,神経過敏,興奮を起こすおそれが大きいため.
オキセサゼイン	▶ 理由:一般用医薬品では,小児向けの製品はないため.
ロペラミド	▶ 理由:外国で乳幼児が過量摂取した場合に,中枢神経系障害,呼吸抑制,腸管壊死に至る麻痺性イレウスを起こしたとの報告があるため.

「6歳未満の小児」

アミノ安息香酸エチル	▶ 理由:メトヘモグロビン血症を起こすおそれがあるため.

「3歳未満の小児」

ヒマシ油類	▶ 理由:強い瀉下作用のため.

Lv.
52

練習問題

メトヘモグロビン血症を起こすおそれがあるため，添付文書の「次の人は使用（服用）しないこと」欄に「6歳未満の小児」と記載されるものとして，正しいものを一つ選びなさい

(1) イブプロフェン
(2) サリチル酸ナトリウム
(3) ジフェンヒドラミン塩酸塩
(4) アミノ安息香酸エチル
(5) エチニルエストラジオール

解答と解説

正解は（4）
イブプロフェン，サリチル酸ナトリウム，ジフェンヒドラミン塩酸塩は15歳未満の小児に使用制限がかかります．エチニルエストラジオールは妊婦への使用制限がかかります．

「次の妊婦，授乳婦等は使用（服用）しないこと」

「妊婦又は妊娠していると思われる人」

ヒマシ油類	▶ 理由：腸の急激な動きに刺激されて流産・早産を誘発するおそれがあるため．
ジフェンヒドラミン塩酸塩を主薬とする催眠鎮静薬（睡眠改善薬）	▶ 理由：妊娠に伴う不眠は，睡眠改善薬の適用症状でないため．
エチニルエストラジオール，エストラジオール	▶ 理由：妊娠中の女性ホルモン成分の摂取によって，胎児の先天性異常の発生が報告されているため．
オキセサゼイン	▶ 理由：妊娠中における安全性は確立されていないため．

「出産予定日 12 週以内の妊婦」

アスピリン, アスピリンアルミニウム, イブプロフェン	▶	理由：妊娠期間の延長, 胎児の動脈管の収縮・早期閉鎖, 子宮収縮の抑制, 分娩時出血の増加のおそれがあるため.

「授乳中の人は本剤を服用しないか, 本剤を服用する場合は授乳を避けること」

Lv.
52

ジフェンヒドラミンが配合された内服薬, 点鼻薬, 坐薬, 注入軟膏	▶	理由：乳児に昏睡を起こすおそれがあるため.
アミノフィリン水和物, テオフィリンが配合された鎮咳去痰薬, 鎮暈薬	▶	理由：乳児に神経過敏を起こすことがあるため.
ロートエキスが配合された内服薬, 外用痔疾用薬 (坐薬, 注入軟膏)	▶	理由：乳児に頻脈を起こすおそれがあるため (なお, 授乳婦の乳汁分泌が抑制されることがある).
センノシド, センナ, ダイオウ, カサントラノールが配合された内服薬, ヒマシ油類	▶	理由：乳児に下痢を起こすおそれがあるため.
コデインリン酸塩水和物, ジヒドロコデインリン酸塩	▶	理由：母乳への移行により, 乳児でモルヒネ中毒が生じたとの報告があるため.

練習問題

一般用医薬品の添付文書の「してはいけないこと」の項において, 「次の人は使用 (服用) しないこと」の項目欄に「出産予定日12週以内の妊婦」と記載することとされている成分はどれか

(1) ブチルスコポラミン臭化物
(2) ウルソデオキシコール酸
(3) ピレンゼピン塩酸塩
(4) スクラルファート
(5) イブプロフェン

解答

正解は（5）

 「服用後，乗物又は機械類の運転操作をしないこと」

かぜ薬，催眠鎮静薬，乗物酔い防止薬，鎮咳去痰薬，口腔咽喉薬，鼻炎用内服薬，アレルギー用薬，内服痔疾用薬

ジフェンヒドラミン塩酸塩，クロルフェニラミンマレイン酸塩等の抗ヒスタミン成分	▶ 懸念される症状：眠気等

かぜ薬，鎮咳去痰薬

コデインリン酸塩水和物，ジヒドロコデインリン酸塩	▶ 懸念される症状：眠気等

解熱鎮痛薬，催眠鎮静薬

ブロモバレリル尿素，アリルイソプロピルアセチル尿素	▶ 懸念される症状：眠気等

止瀉薬

ロペラミド塩酸塩，ロートエキス	▶ 懸念される症状：眠気等

胃腸鎮痛鎮痙薬，乗物酔い防止薬

スコポラミン臭化水素酸塩水和物，メチルオクタトロピン臭化物	▶ 懸念される症状：眠気，目のかすみ，異常なまぶしさを生じることがあるため．

胃腸薬

| ピレンゼピン塩酸塩水和物 | ▶ | 懸念される症状：目のかすみ，異常なまぶしさを生じることがあるため． |

かぜ薬，胃腸鎮痛鎮痙薬，鼻炎用内服薬，乗物酔い防止薬

| スコポラミン臭化水素酸塩水和物，メチルオクタトロピン臭化物以外の抗コリン成分 | ▶ | 懸念される症状：目のかすみ，異常なまぶしさを生じることがあるため． |

Lv.
52

「連用に関する注意」

かぜ薬，解熱鎮痛薬，抗菌性点眼薬，鼻炎用内服薬，鎮静薬，アレルギー用薬
「長期連用しないこと」

| 当該薬効群のすべて | ▶ | 理由：一定期間または一定回数使用しても症状の改善がみられない場合は，ほかに原因がある可能性があるため． |

外用鎮痛消炎薬「長期連用しないこと」

| インドメタシン，フェルビナク，ケトプロフェン，ピロキシカム | ▶ | 理由：一定期間または一定回数使用しても症状の改善がみられない場合は，ほかに原因がある可能性があるため． |

瀉下薬「連用しないこと」

| ヒマシ油 | ▶ | 理由：一定期間または一定回数使用しても症状の改善がみられない場合は，ほかに原因がある可能性があるため． |

鼻炎用点鼻薬「長期連用しないこと」

| 当該薬効群のすべて | ▶ | 理由：二次充血，鼻づまり等を生じるおそれがある． |

眠気防止薬「短期間の服用にとどめ，連用しないこと」

カフェインを含む成分	▶	理由：眠気防止薬は，一時的な居眠りを防止する目的で使用されるものであり，短期間の使用にとどめ，適切な睡眠を取る必要があるため．

●短期間の服用に限られる漢方生薬製剤「短期間の服用にとどめ，連用しないこと」
●外用痔疾用薬「長期連用しないこと」
●漢方生薬製剤以外の鎮咳去痰薬，瀉下薬，婦人薬「長期連用しないこと」
●胃腸薬，胃腸鎮痛鎮痙薬「長期連用しないこと」

グリチルリチン酸二カリウム，グリチルレチン酸，カンゾウ等のグリチルリチン酸を含む成分（1日用量がグリチルリチン酸として40mg以上，又はカンゾウとして1g以上を含有する場合）	▶	理由：偽アルドステロン症を生じるおそれがあるため．

胃腸薬，胃腸鎮痛鎮痙薬「長期連用しないこと」

スクラルファート，水酸化アルミニウムゲル，ケイ酸アルミン酸マグネシウム，ケイ酸アルミニウム合成ヒドロタルサイト，アルジオキサ等，アルミニウムを含む成分が配合された胃腸薬，胃腸鎮痛鎮痙薬	▶	理由：長期連用により，アルミニウム脳症およびアルミニウム骨症が生じるおそれがあるため．

外用痔疾用薬，化膿性皮膚疾患用薬，鎮痒消炎薬，しもやけ・あかぎれ用薬「長期連用しないこと」

ステロイド性抗炎症成分（コルチゾン換算で1g又は1mLあたり0.025mg以上を含有する場合．ただし，坐薬および注入軟膏では，含量によらず記載）	▶	理由：副腎皮質の機能低下が生じるおそれがあるため．

漢方製剤「症状があるときのみの服用にとどめ，連用しないこと」

芍薬甘草湯	▶	理由：うっ血性心不全，心室頻拍の副作用が現れることがあるため．

止瀉薬「1週間以上継続して服用しないこと」

| ビスマスを含む成分 | ▶ | 理由：海外において，長期連用した場合に精神神経症状が現れたとの報告があるため． |

浣腸薬「連用しないこと」

| 当該薬効群 | ▶ | 理由：感受性の低下が生じて，習慣的に使用される傾向があるため． |

Lv.
52

駆虫薬「○○以上続けて服用しないこと」（承認内容により，回数，日数を記載）

| 当該薬効群 | ▶ | 理由：虫卵には駆虫作用が及ばず，成虫になるのを待つため．1ヵ月以上の間隔を置く必要があるため． |

 練習問題

長期連用によりアルミニウム脳症およびアルミニウム骨症を生じるおそれがあるため，一般用医薬品の添付文書の「してはいけないこと」の項に，「長期連用しないこと」と記載されている成分はどれか

(1) ブチルスコポラミン臭化物
(2) アルジオキサ
(3) 次硝酸ビスマス
(4) タンニン酸アルブミン

解答と解説

正解は（2）
アルミニウム製剤は「長期連用」のほか，「透析療法を受けている人」でも出題されます．

「大量に使用（服用）しないこと」

センナ，センノシド，ダイオウ，カサントラノール，ビサコジル，ピコスルファートナトリウム等の刺激性瀉下剤	理由：腸管粘膜への刺激が大きくなり，腸管粘膜に炎症が生じるおそれがあるため．

 ## 「乱用に関する注意」

「過量服用・長期連用しないこと」

コデインリン酸塩水和物，ジヒドロコデインリン酸塩が配合された鎮咳去痰薬（内服液剤）	理由：倦怠感や虚脱感等が現れることがあるため．依存性・習慣性があり，乱用事例が報告されているため．

 ## 「食品との相互作用に関する注意」

「服用前後は飲酒しないこと」

かぜ薬，解熱鎮痛薬	懸念される相互作用：肝機能障害，胃腸障害が生じるおそれがあるため．
ビスマスを含む成分	懸念される相互作用：吸収増大による精神神経系障害が生じるおそれがあるため．
ブロモバレリル尿素アリルイソプロピルアセチル尿素が配合された解熱鎮痛薬，催眠鎮静薬，乗物酔い防止薬 / 抗ヒスタミン成分を主薬とする催眠鎮静薬	懸念される相互作用：鎮静作用の増強が生じるおそれがあるため．

「コーヒーやお茶等のカフェインを含有する飲料と同時に服用しないこと」

カフェインを主薬とする眠気防止薬	懸念される相互作用：カフェインが過量摂取となり，中枢神経系，循環器系等に作用が強く現れるおそれがあるため．

「併用薬に関する注意」

「本剤を使用している間は，次の医薬品を使用しないこと」他の瀉下薬（下剤）

| ダイオウを含む下記漢方^{※1}，瀉下成分が配合された駆虫薬 | ▶ | 懸念される相互作用：激しい腹痛を伴う下痢等の副作用が現れやすくなるため． |

「本剤を使用している間は，次の医薬品を使用しないこと」ヒマシ油

| 駆虫薬（瀉下成分が配合されていない場合） | ▶ | 懸念される相互作用：駆虫成分が腸管内にとどまらず吸収されやすくなるため． |

「本剤を使用している間は，次の医薬品を使用しないこと」駆虫薬

| ヒマシ油 | ▶ | 懸念される相互作用：駆虫成分が腸管内にとどまらず吸収されやすくなるため． |

※1　ダイオウを含む下記漢方：
茵陳蒿湯，大黄甘草湯，大黄牡丹皮湯，麻子仁丸，桃核承気湯，防風通聖散，三黄瀉心湯，大柴胡湯，乙字湯

 ## 「その他：副作用等を避けるために必要な注意」

「次の部位には使用しないこと」目や目の周囲，粘膜

| みずむし・たむし用薬 | ▶ | 理由：皮膚刺激成分により，強い刺激や痛みが生じるおそれがあるため． |

「次の部位には使用しないこと」目の周囲，粘膜等

| 外用鎮痒消炎薬（エアゾール剤に限る） | ▶ | 理由：目などに薬剤が入るおそれがあるため． |

Lv.
52

「次の部位には使用しないこと」目の周囲，粘膜等，湿疹，かぶれ，傷口

| 外用鎮痛消炎薬 | ▶ | 理由：皮膚刺激成分により，強い刺激や痛みが生じるおそれがあるため． |

「次の部位には使用しないこと」陰のう，外陰部等

| みずむし・たむし用薬 | ▶ | 理由：角質層が薄いため白癬菌は寄生しにくく，いんきん・たむしではなく陰のう湿疹等，他の病気である可能性があるため．
皮膚刺激成分により，強い刺激や痛みが生じるおそれがあるため． |

「次の部位には使用しないこと」湿疹

| みずむし・たむし用薬 | ▶ | 理由：湿疹に対する効果はなく，誤って使用すると悪化させるおそれがあるため． |

「次の部位には使用しないこと」湿潤，ただれ，亀裂や外傷のひどい患部

| みずむし・たむし用薬
（液剤，軟膏剤，エアゾール剤の場合） | ▶ | 理由：刺激成分により，強い刺激や痛みが現れることがあるため． |

「次の部位には使用しないこと」目の周囲，粘膜，やわらかな皮膚面，顔面等

| うおのめ・いぼ・たこ用薬 | ▶ | 理由：角質溶解作用の強い薬剤であり，誤って目に入ると障害を与える危険性があるため．粘膜や首の回り等の柔らかい皮膚面，顔面等に対しては作用が強すぎるため． |

「次の部位には使用しないこと」炎症又は傷のある患部

| うおのめ・いぼ・たこ用薬 | ▶ | 理由：刺激が強く，症状を悪化させるおそれがあるため． |

「次の部位には使用しないこと」ただれ，化膿（かのう）している患部

| 殺菌消毒薬（液体絆創膏）（えきたいばんそうこう） | ▶ | 理由：湿潤した患部に用いると，分泌液が貯留して症状を悪化させることがあるため． |

「次の部位には使用しないこと」湿潤，ただれのひどい患部，深い傷，ひどいやけどの患部

| バシトラシンが配合された化膿性皮膚疾患用薬（かのうせいひふしっかんようやく） | ▶ | 理由：刺激が強く，症状を悪化させるおそれがあるため． |

「本剤の使用中は，天候にかかわらず，戸外活動を避けるとともに，日常の外出時も本剤の塗布部を衣服，サポーター等で覆い，紫外線に当てないこと．なお，塗布後も当分の間，同様の注意をすること」

| ケトプロフェンが配合された外用鎮痛消炎薬 | ▶ | 理由：使用中，使用後しばらくしてから重篤な光線過敏症が現れることがあるため． |

ここにきてヘビーな量ですが，次の「相談すること」一覧と合わせて，毎回 5〜6 問は出題されています！！

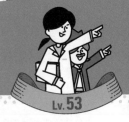
「相談すること」一覧

 「妊婦又は妊娠していると思われる人」

アスピリン，アスピリンアルミニウム，サザピリン，エテンザミド，サリチルアミド，イブプロフェン，イソプロピルアンチピリン，アセトアミノフェンが配合されたかぜ薬，解熱鎮痛薬	理由：妊娠末期のラットに投与した実験において，胎児に動脈管の収縮がみられたとの報告があるため．アスピリンについては，動物実験で催奇形性が現れたとの報告があるため．イソプロピルアンチピリンについては，他のピリン系解熱鎮痛成分において，動物実験で催奇形性が報告されているため．
ブロモバレリル尿素が配合されたかぜ薬，解熱鎮痛薬，催眠鎮静薬，乗物酔い防止薬	理由：胎児障害の可能性があり，使用を避けることが望ましいため．
ベタネコール塩化物，ウルソデオキシコール酸	
副腎皮質ホルモンが配合された外用痔疾用薬，鎮痒消炎薬	
コデインリン酸塩水和物，ジヒドロコデインリン酸塩が配合されたかぜ薬，鎮咳去痰薬	理由：麻薬性鎮咳成分であり，吸収された成分の一部が血液胎盤関門を通過して胎児へ移行することが知られているため．コデインリン酸塩水和物については，動物実験で催奇形性が報告されているため．

| 瀉下薬（しゃげやく）
（カルボキシメチルセルロースカルシウム，カルボシキメチルセルロースナトリウム，ジオクチルソジウムスルホサクシネート又はプランタゴ・オバタ種皮のみからなる場合を除く）

浣腸薬（かんちょうやく），外用痔疾用薬（がいようじしつようやく）（坐薬（ざやく），注入軟膏（ちゅうにゅうなんこう）） | ▶ | 理由：腸の急激な動きに刺激されて流産・早産を誘発するおそれがあるため． |

「妊娠3ヵ月以内の妊婦，妊娠していると思われる人又は妊娠を希望する人」

| ビタミンA
ビタミンAD製剤 | ▶ | 理由：ビタミンAを妊娠3ヵ月前から妊娠3ヵ月までの間に栄養補助剤から1日10,000国際単位以上を継続的に摂取した婦人から生まれた児に，先天異常の発生率の増加が認められたとの研究報告があるため． |

 ## 「授乳中の人」

かぜ薬，解熱鎮痛薬，鎮咳去痰薬（ちんがいきょたんやく），鼻炎用内服薬，アレルギー用薬	▶	乳汁中に移行する可能性がある主な成分：メチルエフェドリン塩酸塩 メチルエフェドリンサッカリン塩 トリプロリジン塩酸塩水和物 プソイドエフェドリン塩酸塩 ペントキシベリンクエン酸塩 アスピリン，アスピリンアルミニウム イブプロフェン
かぜ薬，解熱鎮痛薬，眠気防止薬，乗物酔い防止薬，鎮咳去痰薬（カフェインとして1回分量100mg以上を含有する場合）	▶	乳汁中に移行する可能性がある主な成分：カフェインを含む成分
胃腸鎮痛鎮痙薬（いちょうちんつうちんけいやく），乗物酔い防止薬	▶	乳汁中に移行する可能性がある主な成分：メチルオクタトロピン臭化物，メチキセン塩酸塩，ジサイクロミン塩酸塩

外用痔疾用薬（坐薬，注入軟膏）	▶	乳汁中に移行する可能性がある主な成分：メチルエフェドリン塩酸塩，メチルエフェドリンサッカリン塩
止瀉薬	▶	乳汁中に移行する可能性がある主な成分：ロペラミド塩酸塩
婦人薬	▶	乳汁中に移行する可能性がある主な成分：エチニルエストラジオール，エストラジオール

 ## 「高齢者」

解熱鎮痛薬，鼻炎用内服薬 グリセリンが配合された浣腸薬	▶	理由：効き目が強すぎたり，副作用が現れやすいため．
メチルエフェドリン塩酸塩，メチルエフェドリンサッカリン塩，プソイドエフェドリン塩酸塩，トリメトキノール塩酸塩水和物，メトキシフェナミン塩酸塩等のアドレナリン作動成分，マオウが配合された内服薬，外用痔疾用薬（坐薬，注入軟膏）	▶	理由：心悸亢進，血圧上昇，糖代謝促進を起こしやすいため．
グリチルリチン酸二カリウム，グリチルレチン酸，カンゾウが配合された内服薬，外用痔疾用薬（坐薬，注入軟膏）（1日用量がグリチルリチン酸として40mg以上，又はカンゾウとして1g以上を含有する場合）	▶	理由：偽アルドステロン症が生じやすいため．
スコポラミン臭化水素酸塩水和物，メチルオクタトロピン臭化物，イソプロパミドヨウ化物等の抗コリン成分又はロートエキスが配合された内服薬，外用痔疾用薬（坐薬，注入軟膏）	▶	理由：緑内障の悪化，口渇，排尿困難または便秘の副作用が現れやすいため．

Lv. 53

 練習問題

「使用上の注意」において，緑内障の悪化や排尿困難又は便秘の副作用が現れやすいため，高齢者の場合は相談することとされている成分を含む医薬品はどれか

（1）マオウが配合された内服薬
（2）カンゾウが配合された内服薬
（3）グリセリンが配合された浣腸薬（かんちょうやく）
（4）メトキシフェナミン塩酸塩が配合された内服薬
（5）スコポラミン臭化水素酸塩水和物が配合された内服薬

解答と解説

正解は（5）
抗コリン成分は高齢者に使用した際，緑内障の悪化，口渇，排尿困難，便秘の副作用が現れやすいため．

 # 「小児に対する注意」

発熱している小児，けいれんを起こしたことがある小児

テオフィリン アミノフィリン水和物	▶	理由：けいれんを誘発するおそれがあるため．

「水痘（すいとう）（水ぼうそう）もしくはインフルエンザにかかっている又はその疑いのある乳・幼・小児（15歳未満）」

サリチルアミド エテンザミド	▶	理由：構造が類似しているアスピリンにおいて，ライ症候群の発症との関連性が示唆されており，原則として使用を避ける必要があるため．

1ヵ月未満の乳児（新生児）

マルツエキス	▶	理由：身体が非常に未熟であり，安易に瀉下薬（しゃげやく）を使用すると脱水症状を引き起こすおそれがあるため．

「アレルギーの既往歴」

「薬によりアレルギー症状や喘息を起こしたことがある人」

| 黄色4号（タートラジン）
（添加物） | ▶ | 理由：喘息誘発のおそれがあるため． |

| ガジュツ末・真昆布末を含む製剤 | ▶ | 理由：まれにアナフィラキシーを起こすことがあるため． |

「特定の症状・状態」

高熱

| かぜ薬，鎮咳去痰薬，鼻炎用内服薬，小児五疳薬 | ▶ | 理由：かぜ以外のウイルス性の感染症その他の重篤な疾患の可能性があるため． |

けいれん

| ピペラジンリン酸塩水和物等のピペラジンを含む成分 | ▶ | 理由：痙攣を起こしたことがある人では，発作を誘発する可能性があるため． |

むくみ

| グリチルリチン酸二カリウム，グリチルレチン酸，カンゾウ等のグリチルリチン酸を含む成分（1日用量がグリチルリチン酸として40mg以上，又はカンゾウとして1g以上を含有する場合） | ▶ | 理由：偽アルドステロン症の発症のおそれが特にあるため． |

下痢

| 緩下作用のある成分が配合された内服痔疾用薬 | ▶ | 理由：下痢症状を助長するおそれがあるため． |

はげしい下痢

| 小児五疳薬 | ▶ | 理由：大腸炎等の可能性があるため． |

急性のはげしい下痢，腹痛・腹部膨満感・吐き気等の症状を伴う下痢

| タンニン酸アルブミン，ビスマス等の収斂成分を主体とする止瀉薬 | ▶ | 理由：下痢を止めるとかえって症状を悪化させることがあるため． |
| ロペラミド塩酸塩 | | |

発熱を伴う下痢，血便または粘液便の続く人

| ロペラミド塩酸塩 | ▶ | 理由：下痢を止めるとかえって症状を悪化させることがあるため． |

便秘を避けなければならない肛門疾患

| ロペラミド塩酸塩 | ▶ | 理由：便秘が引き起こされることがあるため． |

はげしい腹痛，吐き気・嘔吐

| 瀉下薬（ヒマシ油，マルツエキスを除く），浣腸薬，ビサコジルを主薬とする坐薬 | ▶ | 理由：急性腹症（腸管の狭窄，閉塞，腹腔内器官の炎症等）の可能性があり，瀉下薬や浣腸薬の配合成分の刺激によって，その症状を悪化させるおそれがあるため． |

痔出血

| グリセリンが配合された浣腸薬 | ▶ | 理由：腸管，肛門に損傷があると，傷口からグリセリンが血管内に入って溶血を起こすことや，腎不全を起こすおそれがあるため． |

排尿困難

ジフェンヒドラミン塩酸塩 クロルフェニラミンマレイン酸塩等の抗ヒスタミン成分	理由：排尿筋の弛緩と括約筋の収縮が起こり，尿の貯留を来すおそれがあるため．特に，前立腺肥大症を伴っている場合には，尿閉を引き起こすおそれがあるため．
ジフェニドール塩酸塩	
マオウを含む漢方処方製剤	
スコポラミン臭化水素酸塩水和物 メチルオクタトロピン臭化物 イソプロパミドヨウ化物等の抗コリン成分	
ロートエキス	

口内のひどいただれ

含嗽薬（がんそうやく）	理由：粘膜刺激を起こすおそれのある成分が配合されている場合があるため．

はげしい目の痛み

眼科用薬	理由：急性緑内障，角膜潰瘍または外傷等の可能性が考えられるため．特に，急性緑内障の場合には，専門医の処置によって早急に眼圧を下げないと失明の危険性があり，角膜潰瘍の場合も，専門医による適切な処置を施さないと視力障害等を来すことがあるため．

「基礎疾患等」

てんかん

| ジプロフィリン | ▶ | 理由：中枢神経系の興奮作用により，てんかんの発作を引き起こすおそれがあるため． |

胃・十二指腸潰瘍

| アスピリン
アスピリンアルミニウム
エテンザミド
イソプロピルアンチピリン
アセトアミノフェン
サリチルアミド | ▶ | 理由：胃・十二指腸潰瘍を悪化させるおそれがあるため． |

| ビスマスを含む成分 | ▶ | 理由：ビスマスの吸収が高まり，ビスマスによる精神神経障害等が発現するおそれがあるため． |

肝臓病

| 小柴胡湯 | ▶ | 理由：間質性肺炎の副作用が現れやすいため． |

| アスピリン
アスピリンアルミニウム
エテンザミド
イブプロフェン
イソプロピルアンチピリン
アセトアミノフェン
サントニン | ▶ | 理由：肝機能障害を悪化させるおそれがあるため． |

| ピペラジンリン酸塩等のピペラジンを含む成分 | ▶ | 理由：肝臓における代謝が円滑に行われず，体内への蓄積によって副作用が現れやすくなるため． |

Lv. 53

| ガジュツ末・真昆布末を含む製剤 | ▶ | 理由：肝機能障害を起こすことがあるため. |

甲状腺疾患

| ポビドンヨード，ヨウ化カリウム，ヨウ素等のヨウ素系殺菌消毒成分が配合された口腔咽喉薬，含嗽薬 | ▶ | 理由：ヨウ素の体内摂取が増える可能性があり，甲状腺疾患の治療に影響を及ぼすおそれがあるため. |

甲状腺機能障害，甲状腺機能亢進症

アドレナリン作動成分配合の鼻炎用点鼻薬 アドレナリン作動成分 マオウ	▶	理由：甲状腺機能亢進症の主症状は，交感神経系の緊張等によってもたらされており，交感神経系を興奮させる成分は，症状を悪化させるおそれがあるため.
ジプロフィリン	▶	理由：中枢神経系の興奮作用により，症状の悪化を招くおそれがあるため.
水酸化アルミニウム・炭酸マグネシウム・炭酸カルシウム共沈生成物 沈降炭酸カルシウム 無水リン酸水素カルシウム リン酸水素カルシウム水和物 乳酸カルシウム水和物	▶	理由：甲状腺ホルモンの吸収を阻害するおそれがあるため.

高血圧

| アドレナリン作動成分配合の鼻炎用点鼻薬
アドレナリン作動成分
マオウ | ▶ | 理由：交感神経興奮作用により血圧を上昇させ，高血圧を悪化させるおそれがあるため. |

グリチルリチン酸二カリウム，グリチルレチン酸，カンゾウ等のグリチルリチン酸を含む成分（1 日用量がグリチルリチン酸として 40mg 以上，又はカンゾウとして 1g 以上を含有する場合）	▶ 理由：大量に使用するとナトリウム貯留，カリウム排泄促進が起こり，むくみ等の症状が現れ，高血圧を悪化させるおそれがあるため．

心臓病

アドレナリン作動成分配合の鼻炎用点鼻薬 アドレナリン作動成分 マオウ スコポラミン臭化水素酸塩水和物，メチルオクタトロピン臭化物，イソプロパミドヨウ化物等の抗コリン成分 ロートエキス	▶ 理由：心臓に負担をかけ，心臓病を悪化させるおそれがあるため．
アスピリン アスピリンアルミニウム エテンザミド イブプロフェン アセトアミノフェン	▶ 理由：むくみ，循環体液量の増加が起こり，心臓の仕事量が増加し，心臓病を悪化させるおそれがあるため．
グリチルリチン酸の塩類，カンゾウ又はそのエキス（1 日用量がグリチルリチン酸として 40mg 以上，又はカンゾウとして 1g 以上を含有する場合）	▶ 理由：大量に使用するとナトリウム貯留，カリウム排泄促進が起こり，むくみ等の症状が現れ，心臓病を悪化させるおそれがあるため．
硫酸ナトリウム	▶ 理由：血液中の電解質のバランスが損なわれ，心臓の負担が増加し，心臓病を悪化させるおそれがあるため．
グリセリンが配合された浣腸薬	▶ 理由：排便直後に，急激な血圧低下等が現れることがあり，心臓病を悪化させるおそれがあるため．

腎臓病

アスピリン アスピリンアルミニウム エテンザミド イブプロフェン アセトアミノフェン	▶ 理由：むくみ，循環体液量の増加が起こり，腎臓病を悪化させるおそれがあるため．
グリチルリチン酸二カリウム，グリチルレチン酸，カンゾウ（1日用量がグリチルリチン酸として40mg以上，又はカンゾウとして1g以上を含有する場合）	▶ 理由：大量に使用するとナトリウム貯留，カリウム排泄促進が起こり，むくみ等の症状が現れ，腎臓病を悪化させるおそれがあるため．
スクラルファート，水酸化アルミニウムゲル，ケイ酸アルミン酸マグネシウム，ケイ酸アルミニウム，合成ヒドロタルサイト，アルジオキサ等のアルミニウムを含む成分が配合された胃腸薬，胃腸鎮痛鎮痙薬	▶ 理由：過剰のアルミニウムイオンが体内に貯留し，アルミニウム脳症，アルミニウム骨症が生じるおそれがあるため．使用する場合には，医療機関において定期的に血中アルミニウム，リン，カルシウム，アルカリフォスファターゼ等の測定を行う必要があるため．
制酸成分を主体とする胃腸薬 酸化マグネシウム 水酸化マグネシウム 硫酸マグネシウム 上記マグネシウムを含む成分，硫酸ナトリウムが配合された瀉下薬	▶ 理由：ナトリウム，カルシウム，マグネシウム等の無機塩類の排泄が遅れたり，体内貯留が現れやすいため．
ピペラジンリン酸塩等のピペラジンを含む成分，プソイドエフェドリン塩酸塩	▶ 理由：腎臓における排泄が円滑に行われず，副作用が現れやすくなるため．

糖尿病

アドレナリン作動成分配合の鼻炎用点鼻薬 アドレナリン作動成分 マオウ	▶ 理由：肝臓でグリコーゲンを分解して血糖値を上昇させる作用があり，糖尿病の症状を悪化させるおそれがあるため．

緑内障

眼科用薬	▶	理由：緑内障による目のかすみには効果が期待できず，また，充血除去作用成分が配合されている場合には，眼圧が上昇し，緑内障を悪化させるおそれがあるため．
パパベリン塩酸塩	▶	理由：眼圧が上昇し，緑内障を悪化させるおそれがあるため．
抗コリン成分配合の鼻炎用内服薬や鼻炎用点鼻薬 ペントキシベリンクエン酸塩 スコポラミン臭化水素酸塩水和物，メチルオクタトロピン臭化物，イソプロパミドヨウ化物等の抗コリン成分 ロートエキス ジフェニドール塩酸塩 ジフェンヒドラミン塩酸塩，クロルフェニラミンマレイン酸塩等の抗ヒスタミン成分	▶	理由：抗コリン作用によって房水流出路（房水通路）が狭くなり，眼圧が上昇し，緑内障を悪化させるおそれがあるため．

Lv. 53

血栓のある人，血栓症を起こすおそれのある人

トラネキサム酸（内服） セトラキサート塩酸塩	▶	理由：生じた血栓が分解されにくくなるため．

貧血

ピペラジンリン酸塩等のピペラジンを含む成分	▶	理由：貧血の症状を悪化させるおそれがあるため．

全身性エリテマトーデス，混合性結合組織病

イブプロフェン	▶	理由：無菌性髄膜炎の副作用を起こしやすいため．

練習問題

「相談すること」の項目中に, 「次の診断を受けた人」と記載することとされているものの正誤を答えよ

医薬品成分	記載することとされているもの
(1) 合成ヒドロタルサイト	腎臓病
(2) ジフェニドール塩酸塩	緑内障
(3) ジプロフィリン	胃・十二指腸潰瘍
(4) アスピリン	甲状腺疾患
(5) サントニン	肝臓病

解答と解説

(1) ○
(2) ○
(3) ×：胃・十二指腸潰瘍ではなく, てんかん, 甲状腺機能障害等.
(4) ×：甲状腺疾患ではなく, 胃・十二指腸潰瘍, 肝臓病, 心臓病, 腎臓病.
(5) ○

「次の病気にかかったことのある人」

胃・十二指腸潰瘍, 潰瘍性大腸炎, クローン病

イブプロフェン	▶	理由：プロスタグランジン産生抑制作用によって消化管粘膜の防御機能が低下し, 胃・十二指腸潰瘍, 潰瘍性大腸炎, クローン病が再発するおそれがあるため.

「併用薬等」

「次の医薬品を使用（服用）している人」瀉下薬（下剤）

さい こ か りゅうこつ ぼ れいとう
柴胡加 竜 骨牡蛎湯
きょうせい は てきがん
響 声破笛丸

▶ 理由：腹痛，激しい腹痛を伴う下痢が現れやすくなるため．

Lv.
53

「モノアミン酸化酵素阻害剤（セレギリン塩酸塩等）で治療を受けている人」

プソイドエフェドリン塩酸塩

▶ 理由：モノアミン酸化酵素阻害剤との相互作用によって，血圧を上昇させるおそれがあるため．

「インターフェロン製剤で治療を受けている人」

しょうさいこ とう
小 柴胡湯

▶ 理由：インターフェロン製剤との相互作用によって，間質性肺炎を起こしやすくなるため．

 練習問題

「相談すること」の項において，「モノアミン酸化酵素阻害剤（セレギリン塩酸塩等）で治療を受けている人」と記載する成分はどれか

(1) プソイドエフェドリン塩酸塩
(2) ピコスルファートナトリウム
(3) トリメトキノール塩酸塩
(4) フェルビナク
(5) アルジオキサ

 解答と解説

正解は（1）
モノアミン酸化酵素阻害剤との相互作用により，血圧を上昇させるおそれがあるため．

お疲れさまでした. 記憶が曖昧な方もいるかと思いますが, 見返すと学習したことを思い出せると思います. もう全体の骨組みが頭の中に入っている証拠です. 繰り返し, 学習を進めましょう.

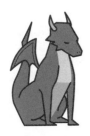

索　引

著者紹介

吉川泰紀（よしかわ・やすき）

薬剤師．メディカルライフデザイン（https://medical-lifedesign.net/）を運営．
1984年 東京都生まれ．2007年 九州保健福祉大学薬学部卒業．2015年 順天堂大学大学院医科学修士課程修了．

大学卒業後は順天堂大学附属順天堂医院にて，臨床の薬剤師として勤務．調剤，抗がん剤・注射剤の調製，病棟における服薬管理指導など包括的な薬剤師業務のほか，新人薬剤師への教育を担当．その傍らで，同大学院の医科学修士課程にて医学知識を深める．

大学院卒業後，主にICU・手術室における薬剤師業務とともにリスクマネージメント業務を担当し，その後退職．

現在，「登録販売者試験対策サイト メディカルライフデザイン」を立ち上げ，ホームページ上で登録販売者試験の内容や試験問題を解説するほか，臨時の薬剤師として在宅医療に従事．

○本書内容や学習方法等についてのお問い合わせは受け付けておりません．
○誤字脱字等につきましては，お手数ですが弊社ホームページ（https://nanzando.com）の「お問い合わせ」よりお知らせください．なお，電話でのお問い合わせは一切お受けしておりません．

ゼロから完全攻略！登録販売者　独学テキスト

2020年9月1日　1版1刷	ⓒ2022
2022年8月1日　2版1刷	

編　者
よしかわやすき
吉川泰紀

発行者
株式会社 南山堂　代表者 鈴木幹太
〒113-0034　東京都文京区湯島 4-1-11
TEL 代表 03-5689-7850　www.nanzando.com

ISBN 978-4-525-70732-3

A7073210201-A

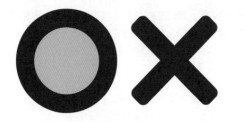
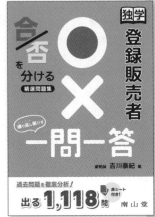